皮膚科外来グリーンノート

宮地良樹 編著
京都大学名誉教授

中外医学社

■執筆者 (執筆順)

田　中　　勝	東京女子医科大学東医療センター皮膚科 教授／部長
立　花　隆　夫	大阪赤十字病院皮膚科 部長
伊　藤　明　子	ながたクリニック 副院長
五　十　棲　　健	東京警察病院皮膚科 部長
森　脇　真　一	大阪医科大学皮膚科 教授
大　谷　道　輝	杏雲堂病院診療技術部 部長
益　田　浩　司	京都府立医科大学大学院医学研究科皮膚科学 准教授
渡　辺　大　輔	愛知医科大学皮膚科 教授
菊　地　克　子	東北大学病院皮膚科 講師
森　田　明　理	名古屋市立大学大学院医学系研究科加齢・環境皮膚科 教授／部長
石　地　尚　興	東京慈恵会医科大学皮膚科 教授
中　川　浩　一	大阪府済生会富田林病院皮膚科 部長
佐　伯　秀　久	日本医科大学大学院皮膚粘膜病態学 教授
矢　上　晶　子	藤田保健衛生大学坂文種報徳會病院総合アレルギー科 教授
中　村　健　一	Dr. KEN Clinic 院長
宮　地　良　樹	京都大学名誉教授
森　田　栄　伸	島根大学医学部皮膚科学 教授
千　貫　祐　子	島根大学医学部皮膚科学 講師
佐　藤　貴　浩	防衛医科大学校皮膚科 教授
安　部　正　敏	札幌皮膚科クリニック 院長
天　野　博　雄	岩手医科大学医学部皮膚科学講座 教授
濱　　菜　摘	新潟大学大学院医歯学総合研究科分子細胞医学専攻 細胞機能講座皮膚科学分野
阿部理一郎	新潟大学大学院医歯学総合研究科分子細胞医学専攻 細胞機能講座皮膚科学分野 教授
川　上　民　裕	聖マリアンナ医科大学皮膚科 准教授
陳　　科　榮	目黒陳皮膚科クリニック 院長
是　枝　　哲	これえだ皮フ科医院 院長
土　田　哲　也	埼玉医科大学皮膚科 教授

長谷川　稔	福井大学医学部感覚運動医学講座皮膚科学 教授
藤 本　　学	筑波大学医学医療系皮膚科学 教授
片 山 一 朗	大阪大学名誉教授
吉 川 勝 宇	滋賀県立総合病院形成外科 科長
門 野 岳 史	聖マリアンナ医科大学皮膚科学 教授
川 田　 暁	近畿大学医学部皮膚科学教室 教授
立 石 千 晴	大阪市立大学大学院医学研究科皮膚病態学 講師
鶴 田 大 輔	大阪市立大学大学院医学研究科皮膚病態学 教授
石 井 文 人	久留米大学医学部皮膚科学教室 准教授
名嘉眞武国	久留米大学医学部皮膚科学教室 教授
野 村 尚 史	京都大学医学部附属病院皮膚科 特定講師
山 本 明 美	旭川医科大学皮膚科学講座 教授
高 橋 健 造	琉球大学大学院医学研究科皮膚病態制御学講座 教授
多 田 弥 生	帝京大学医学部皮膚科学講座 主任教授
桐 生 博 愛	桐生皮膚科医院 院長
桐 生 美 麿	福岡皮膚病理診断研究所
遠 藤 幸 紀	岩手医科大学皮膚科学講座 講師
谷 岡 未 樹	谷岡皮フ科クリニック 院長
葛西健一郎	葛西形成外科 院長
末 木 博 彦	昭和大学医学部皮膚科学講座 主任教授
中 野　 創	弘前大学大学院医学研究科皮膚科学講座 准教授／診療教授
岡 本 祐 之	関西医科大学皮膚科学講座 教授
清島真理子	岐阜大学皮膚科 教授
横 関 博 雄	東京医科歯科大学大学院医歯学総合研究科医歯学系専攻 生体環境応答学講座皮膚科学 教授
林　 伸 和	虎の門病院皮膚科 部長
中 村 元 信	産業医科大学皮膚科 教授
田 村 敦 志	伊勢崎市民病院皮膚科 医療副部長／主任診療部長

安田正人	群馬大学医学部附属病院皮膚科 講師
岩崎泰政	岩崎皮ふ科・形成外科 院長
金田眞理	大阪大学大学院医学系研究科内科系臨床医学専攻 情報統合医学講座皮膚科学 講師／病院教授
柴田真一	SSクリニック 院長
倉持 朗	埼玉医科大学皮膚科 教授
竹之内辰也	新潟県立がんセンター新潟病院 副院長
浅井 純	京都府立医科大学大学院医学研究科皮膚科学 講師
安齋眞一	日本医科大学医学部皮膚科学分野 教授／武蔵小杉病院皮膚科 部長
宇原 久	札幌医科大学医学部皮膚科学講座 教授
神人正寿	和歌山県立医科大学皮膚科 教授
今福信一	福岡大学医学部皮膚科学教室 教授
浅田秀夫	奈良県立医科大学皮膚科学教室 教授
馬場直子	神奈川県立こども医療センター皮膚科 部長
白濱茂穂	聖隷三方原病院皮膚科 院長補佐／部長
池田政身	高松赤十字病院 副院長
遠藤雄一郎	京都大学大学院医学研究科皮膚科学
常深祐一郎	東京女子医科大学皮膚科 准教授
原田和俊	東京医科大学皮膚科学分野 准教授
田邉 洋	天理よろづ相談所病院皮膚科 部長
竹中 基	長崎大学大学院医歯薬学総合研究科皮膚病態学分野 准教授
石井則久	国立療養所多磨全生園 園長
松尾光馬	中野皮膚科クリニック 院長
夏秋 優	兵庫医科大学皮膚科学 准教授

序　文

　本書は中外医学社刊行グリーンノートシリーズの皮膚科版で，当初は主に皮膚科の初期研修医・修練医あるいは皮膚科診療に携わる一般医を対象に，外来で遭遇する common diseases を中心に簡潔明快に解説する実践書として企画されました．したがって稀少疾患や入院の対象となる重症皮膚科疾患は除外されていますが，皮膚科標榜医の外来診療に必須の最新知識は整然と記載されています．

　ところが，実際に入稿された力作の原稿をゲラで読むうちに，「この本は皮膚科専門医が最新の知識をアップデートして整理しながら再履修するのにも最適である」ことに気づかされました．皮膚科専門医歴 35 年になろうとする私にとっても日進月歩の皮膚科学の全領域を網羅的にフォローするのは容易ではありません．そのためどうしても不得手な領域の知識がビハインドになりがちです．今回，すべての原稿を読了してみて，こういうコンパクトな教書を完読することで皮膚科学の最新の進歩を要領よく取り入れることが可能なのだと実感しました．各項目では，冒頭に POINT として要点をまとめ，すべての記載は箇条書きにしていただきましたので，肩の力を抜いてどこからでも読むことができます．もちろん日常診療でふと疑問に思ったときにポケットやデスクから取りだして当該項目を読むという手法も可能ですが，編者としてはぜひ本書を完読し，皮膚科最前線の地平を見渡していただきたいと思います．きっと，初期研修医・修練医にあってはハンディーなクイックリファレンスとして役立つと思いますし，皮膚科専門医であっても知識が renewal されて一段上の皮膚科学の高台に登った気分になると思います．

　ぜひ，本書を手に取られたあなたの座右の書として，白衣のポケットに忍ばせたり，診察室の机の上に置かれて少しでも日常皮膚科診療のお役に立てれば編者としてこれにまさる喜びはありません．

　　　平成 30 年 7 月

京都大学名誉教授　宮地良樹

目　次

Essence　皮膚科診療で必須のスキル・アイテム・ツール

Ⅰ．検査スキル
1. ダーモスコピー ……………………………〈田中　勝〉　2
2. 皮膚生検 ……………………………………〈立花隆夫〉　8
3. パッチテスト ………………………………〈伊藤明子〉　11
4. 直接鏡検（KOH 法）………………………〈五十棲　健〉　17
5. 光線試験 ……………………………………〈森脇真一〉　22

Ⅱ．使いこなす薬剤アイテム
1. ステロイド外用薬 …………………………〈大谷道輝〉　24
2. 抗ヒスタミン薬 ……………………………〈益田浩司〉　32
3. 抗真菌薬 ……………………………………〈五十棲　健〉　36
4. 抗ヘルペスウイルス薬と帯状疱疹ワクチン
 ………………………………………〈渡辺大輔〉　44
5. 保湿剤 ………………………………………〈菊地克子〉　52

Ⅲ．治療ツール
1. 光線療法 ……………………………………〈森田明理〉　56
2. 凍結療法 ……………………………………〈石地尚興〉　60
3. 炭酸ガスレーザー …………………………〈中川浩一〉　63

Practice　皮膚科診療で必ず遭遇する Common Diseases

Ⅰ．湿疹・皮膚炎・蕁麻疹・痒疹・瘙痒症
1. アトピー性皮膚炎 …………………………〈佐伯秀久〉　68
2. 接触皮膚炎 …………………………………〈矢上晶子〉　77
3. 脂漏性皮膚炎 ………………………………〈中村健一〉　84
4. 皮脂欠乏性湿疹 ……………………………〈宮地良樹〉　87
5. 特発性蕁麻疹 ………………………………〈森田栄伸〉　89
6. 特殊な蕁麻疹 ………………………………〈千貫祐子〉　93
 1）コリン性蕁麻疹 ……………………………………　93
 2）食物依存性運動誘発アナフィラキシー ……　95
 3）血管性浮腫 …………………………………………　96
7. 痒疹 …………………………………………〈佐藤貴浩〉　98

Ⅱ. 紅斑症・紅皮症・薬疹

1. 多形紅斑 〈安部正敏〉100
2. 紅皮症 〈天野博雄〉104
3. 薬疹 〈濱 菜摘，阿部理一郎〉107

Ⅲ. 血管炎・紫斑・脈管疾患・膠原病・類縁疾患

1. 皮膚の血管炎 〈川上民裕〉113
2. 紫斑 〈陳 科榮〉118
3. 脈管疾患 〈是枝 哲〉121
   1) 末梢動脈疾患 121
   2) 糖尿病性壊疽 122
   3) コレステロール結晶塞栓症 122
   4) 下肢静脈瘤 122
   5) 血栓性静脈炎 123
4. エリテマトーデス 〈土田哲也〉125
5. 強皮症 〈長谷川 稔〉130
6. 皮膚筋炎 〈藤本 学〉134
7. その他の膠原病・類縁疾患 〈片山一朗〉138
   1) シェーグレン(Sjögren)症候群 138
   2) 抗リン脂質抗体症候群 139
   3) ベーチェット(Behçet)病 141
   4) 成人 Still 病 142
   5) 壊疽性膿皮症 144

Ⅳ. 物理化学的皮膚障害

1. 熱傷 〈吉川勝宇〉146
2. 褥瘡 〈門野岳史〉152
3. 光線過敏症 〈川田 暁〉158

Ⅴ. 水疱症・膿疱症

1. 自己免疫性水疱症 〈立石千晴，鶴田大輔〉163
   1) 天疱瘡 163
   2) 水疱性類天疱瘡・後天性表皮水疱症 167
2. その他の水疱症 〈石井文人，名嘉眞武国〉173
3. 膿疱症 〈野村尚史〉175
   1) 掌蹠膿疱症 175
   2) 好酸球性膿疱性毛包炎 176

目 次

Ⅵ. 角化症

1. **遺伝性角化症** ……………………………〈山本明美〉179
   1) 魚鱗癬 ………………………………………… 179
   2) 掌蹠角化症 …………………………………… 182
   3) その他の遺伝性角化症 ……………………… 184
2. **後天性角化症** ……………………………〈高橋健造〉186
   1) 胼胝・鶏眼 …………………………………… 186
   2) その他，実地医家が知るべき
      後天性角化症 ………………………………… 187

Ⅶ. 炎症性角化症

1. **乾癬** ……………………………………〈多田弥生〉192
2. **ジベル薔薇色粃糠疹**
   ………………………………〈桐生博愛，桐生美麿〉201
3. **その他の炎症性角化症** …………………〈遠藤幸紀〉203
   1) 扁平苔癬 ……………………………………… 203
   2) 類乾癬 ………………………………………… 204

Ⅷ. 色素異常症

1. **尋常性白斑** ………………………………〈谷岡未樹〉207
2. **シミ** ……………………………………〈葛西健一郎〉212
   1) 雀卵斑 ………………………………………… 212
   2) 老人性色素斑 ………………………………… 212
   3) ADM(後天性真皮メラノサイトーシス)…… 214
   4) 肝斑 …………………………………………… 214
   5) PIH(炎症性色素沈着) ……………………… 216

Ⅸ. 代謝異常症

1. **糖尿病性皮膚疾患** ………………………〈末木博彦〉218
2. **その他の代謝異常症** ……………………〈中野　創〉224

Ⅹ. 真皮・皮下疾患

1. **肉芽腫性疾患** ……………………………〈岡本祐之〉233
   1) サルコイドーシス …………………………… 233
   2) 環状肉芽腫 …………………………………… 236
2. **脂肪織炎・筋膜炎** ………………………〈清島真理子〉239
   1) 結節性紅斑 …………………………………… 239
   2) 硬結性紅斑 …………………………………… 240
   3) 硬化性脂肪織炎 ……………………………… 242
   4) 好酸球性筋膜炎 ……………………………… 243

XI. 付属器疾患

1. **汗疹・多汗症・無汗症** ················〈横関博雄〉245
   1) 汗疹 ················ 245
   2) 多汗症 ················ 246
   3) 無(減)汗症 ················ 248
2. **尋常性痤瘡・酒皶** ················〈林　伸和〉250
3. **毛髪疾患** ················〈中村元信〉254
4. **爪疾患** ················〈田村敦志〉258
   1) 陥入爪, 巻き爪 ················ 258
   2) 爪甲剥離症・爪甲点状凹窩 ················ 259
   3) 内科疾患による爪変化 ················ 261

XII. 母斑・母斑症

1. **メラノサイト系母斑** ················〈安田正人〉263
2. **その他の母斑** ················〈岩崎泰政〉267
   1) 表皮母斑 ················ 267
   2) 脂腺母斑 ················ 268
   3) 扁平母斑・ベッカー母斑・
      カフェオレ斑 ················ 270
3. **母斑症** ················〈金田眞理〉273
   1) 結節性硬化症 ················ 273
   2) 神経線維腫症Ⅰ型 ················ 275
   3) 伊藤白斑 ················ 277

XIII. しばしば遭遇する良性腫瘍・囊腫

1. **良性腫瘍・囊腫** ················〈中川浩一〉279
   1) 脂漏性角化症 ················ 279
   2) 表皮囊腫 ················ 281
   3) 皮膚線維腫 ················ 284
   4) 粘液囊腫 ················ 285
   5) 脂肪腫 ················ 287
   6) 毛母腫 ················ 288
2. **美容的に気になる良性腫瘍** ·········〈柴田真一〉291
   1) スキンタッグ ················ 291
   2) 稗粒腫 ················ 292
   3) 脂腺増殖症 ················ 292
   4) 眼瞼黄色腫 ················ 293
   5) 汗管腫 ················ 294

目 次

3. **良性脈管性腫瘍・脈管形成異常**
　　　　　　　　　　　　　〈倉持　朗〉296
　　1）乳児血管腫 ･････････････････････ 296
　　2）房状血管腫 ･････････････････････ 297
　　3）毛細血管奇形 ･･････････････････ 298
　　4）静脈奇形 ･･･････････････････････ 299
　　5）グロムス静脈奇形 ･･････････････ 300
　　6）動静脈奇形 ･････････････････････ 301
　　7）Milroy 病 ･･･････････････････････ 302
　　8）リンパ管奇形 ･･････････････････ 303

XIV. しばしば遭遇する悪性腫瘍

1. **基底細胞癌** ･･････････〈竹之内辰也〉305
2. **日光角化症** ･･････････････〈浅井　純〉309
3. **有棘細胞癌** ･･････････････〈安齋眞一〉312
4. **悪性黒色腫** ･･････････････〈宇原　久〉319
5. **見逃してはいけない悪性腫瘍** ･･････〈神人正寿〉325
　　1）乳房外パジェット病 ･･････････ 325
　　2）血管肉腫 ･････････････････････ 326
　　3）皮膚悪性リンパ腫 ･･････････････ 328

XV. ウイルス感染症

1. **単純ヘルペス感染症** ･･･････････〈今福信一〉331
2. **帯状疱疹** ･･････････････････〈浅田秀夫〉334
3. **ウイルス性急性発疹症** ･･････〈馬場直子〉338
　　1）麻疹 ･･･････････････････････････ 338
　　2）風疹 ･･･････････････････････････ 340
　　3）水痘 ･･･････････････････････････ 342
　　4）突発性発疹 ･･･････････････････ 344
　　5）伝染性紅斑 ･･･････････････････ 346
　　6）手足口病（HFMD） ･･･････････ 348
4. **疣贅** ･････････････････････〈石地尚興〉351

XVI. 細菌感染症

1. **浅在性単純性皮膚感染症** ･･････〈白濱茂穂〉356
　　1）伝染性膿痂疹 ･･････････････････ 356
　　2）毛包炎 ･･･････････････････････ 361
2. **深在性単純性皮膚感染症** ･････････〈池田政身〉363
　　1）癤，癤腫症，癰 ･･･････････････ 363

2）丹毒・蜂窩織炎 364
　　3）リンパ管炎，皮膚潰瘍二次感染 366
　3. 複雑性皮膚・軟部組織感染症
　　...〈遠藤雄一郎〉368
　　1）炎症性粉瘤 368
　　2）化膿性汗腺炎・慢性膿皮症 369
　　3）壊死性筋膜炎 370

XⅦ. 真菌感染症
　1. 白癬 ....〈常深祐一郎〉373
　2. カンジダ症 ....〈原田和俊〉383
　3. 皮膚マラセチア症 ....〈田邉　洋〉386
　4. 深在性真菌症 ....〈竹中　基〉389

XⅧ. 抗酸菌感染症
　1. 皮膚結核 ....〈石井則久〉392
　2. 非結核性抗酸菌症 ....〈石井則久〉394
　3. ハンセン病 ....〈石井則久〉396

XⅨ. 性感染症
　1. 梅毒 ....〈松尾光馬〉398
　2. HIV 感染症 ....〈松尾光馬〉402

XX. 虫による皮膚疾患
　1. 虫刺症・毛虫皮膚炎・線状皮膚炎
　　.................................〈夏秋　優〉405
　2. 疥癬 ....〈夏秋　優〉408
　3. マダニ刺症・ライム病 ....〈夏秋　優〉411
　4. 日本紅斑熱・つつが虫病 ....〈夏秋　優〉413

索引 415

Essence

皮膚科診療で必須の
スキル・アイテム・ツール

1 ▶ ダーモスコピー

■POINT
- メラニン色素は表皮内なら茶色，真皮内にあれば彩度が下がって青灰色にみえる．
- 血腫は赤黒色で不規則なかたち，血管腫は青赤色の類円形のかたち．
- 疥癬虫は手足の疥癬トンネル（5 mm ぐらいの線状の鱗屑）の先にいる．

▶ ダーモスコピーとルーペの違い

- 倍率が同じでも観察の深さがまったく異なる．
- ルーペは表面角層の凹凸での反射光をみる 図1 ．
- ダーモスコピーでは表面反射が減り，表皮内から真皮浅層の反射光を観察 図1 ．
- ジェルタイプと偏光タイプがある．
- ジェルタイプの原理はさざなみのないプールの底がみえるのと同じ 図1 ．
- 偏光タイプは，直交する2枚の偏光フィルターを用いる．表面で反射した光は直交するフィルターでカットされるが，生体内に入った光は少しずつ回旋することで，振動方向が横の成分が増え，直交する偏光フィルターを通り抜ける 図2 ．

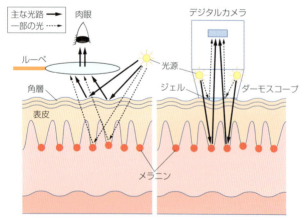

図1 ジェルタイプのダーモスコピーとルーペの違い
波立っている水面をみると内部の魚や水草はほとんどみえない．しかし，波がなくなると魚や水草がみえるようになる．すなわち，ルーペでは表面の凹凸による模様は明瞭に観察できるが，内部はみえない．皮膚表面にジェルを用いると，光学的に均質な状態となり，表面反射が抑えられた結果，表皮内や真皮浅層の色素構造がよくみえるようになる．

I 検査スキル

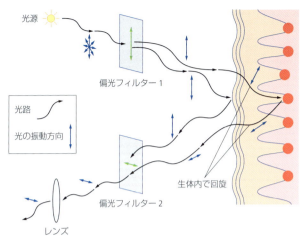

図2 偏光タイプのダーモスコピーの原理
光源から出た光は全方向に振動する光波であるが，偏光フィルター1を通ると，縦方向だけに振動する光成分のみが通過し，角層で反射してもその振動方向は変わらないため，偏光フィルター2を通過できない．しかし，生体内部（水）に入った光は少しずつ回旋し，振動方向が横の成分をもつようになるため，偏光フィルター2を通過できるようになる．

▶ ダーモスコープがないときはどうする？

- ためしに，自分のほくろをみてみよう！
- 用意するのは，顕微鏡の接眼レンズ（または10倍程度のルーペ），スライドグラス，超音波用のジェルだけ 図3 ．
- ほくろにジェルを付け，スライドグラスを載せる 図4a ．あとはルーペで観察するだけ！ 図4b
- 暗い場合は横からペンライトなどで照らしてもらおう．
- 手足のほくろなら，きれいな皮溝平行パターンがみえてくる！ 図5

▶ メラニン色素が茶色にみえるのは表皮内だけ

- メラニン色素はある程度の量が集まっていると色素細胞母斑が茶色にみえる理由であるが，境界部型母斑のように，主に表皮内に色素細胞がみられるときのみ茶色となり，真皮型母斑や青色母斑では，茶色が鮮やかさを失い（彩度が低下），青灰色の色調となる 図6 ．
- 表皮基底層および真皮内に母斑細胞がある複合型の掌蹠母斑はメラニンの位置に対応して，茶色の皮溝平行パターンと青灰色の均一パターンが合わさった所見となる 図7 ．
- 同様に血管腫においても，被角血管腫や老人性血管腫のように真皮乳頭部で主に血管腔が増え，表皮が菲薄化する場合は紅色の小湖がみられるが，真皮

Essence 皮膚科診療で必須のスキル・アイテム・ツール　Practice 皮膚科診療で必ず遭遇する Common Diseases

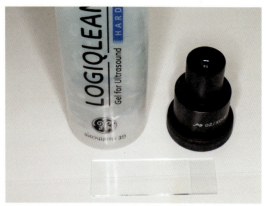

図3　0円ダーモスコピーの材料
エコージェル（KY®ゼリー，キシロカイン®ゼリーなどで代用可），スライドグラス，顕微鏡の接眼レンズ（約10倍のルーペで代用可）だけでよい．

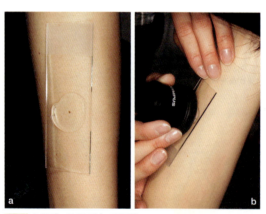

図4　0円ダーモスコピーの実際
病変部にジェルを付け，スライドグラスで平坦化してから（a），逆さにした接眼レンズで観察する（b）．暗い場合は横からペンライトなどで照らす．

のやや深いところに生じると青みがかった赤や青灰色となる　図6．
- 血管腫のダーモスコピー像では，小湖とよばれる赤みを帯びた類円形の構造が特徴的である　図8．
- 血管腔が浅ければ小湖は赤みを帯び，深ければ青灰色を呈する　図8．
- 血腫は深部では青灰色，次第に浅くなると赤褐色の無構造領域を示す　図9．

I 検査スキル

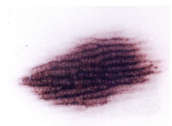

図5 5歳男児の足底母斑
指紋の溝に色素が目立つ皮溝平行パターンを呈する．白く点状にみえるのが皮丘中央に規則的に配列するエクリン汗孔である．

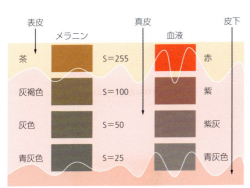

図6 メラニン色素や血液の存在の深さと色の彩度
表在にあるほど色素性構造物（メラニンや血液）の色は鮮やかであるが，深部にいくほどくすんだ色になる．なぜなら彩度（saturation, S）が減ると，色は灰色に近づくからである．さらに，真皮内にあると，周囲からの散乱光が混じるために青みを帯びると考えられる．一例として，皮下静脈も青灰色にみえる．

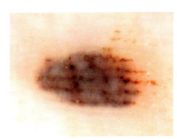

図7 複合型の足底母斑
表皮基底層のメラノサイト（母斑細胞）がもつメラニンは茶色（高彩度）で皮溝平行パターンを示し，真皮内のメラノサイトのメラニンは青灰色（低彩度）で均一パターンを呈している．

▶ 疥癬の診断はダーモスコピーで

- 疥癬虫は85％が手掌でみつかる．
- 手掌，足底，腋窩，外陰部の順にダーモスコピーで検索し，これらのいずれにも疥癬トンネルがなければ疥癬は否定的である．

| Essence 皮膚科診療で必須のスキル・アイテム・ツール | Practice 皮膚科診療で必ず遭遇する Common Diseases |

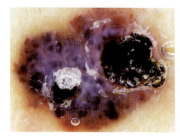

図8 血管腫のダーモスコピー像
類円形で赤みを帯びた構造(小湖)が特徴的である。真皮の浅いところにあれば赤みが強く(辺縁部)、真皮のやや深いところにあると青みを増す(中央部)。3時方向の赤黒い塊は真皮乳頭部に生じた血腫が経表皮排泄されたものである。

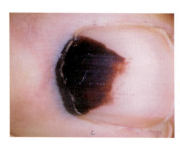

図9 爪母に生じた血腫
爪母に生じた血腫は、近位端の爪母部では深いため青灰色にみえるが、次第に爪内に取り込まれて排泄されるため、遠位では浅くなって赤褐色となる。

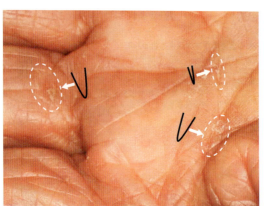

図10 疥癬トンネルの水尾徴候
手掌などの鱗屑がY字型、V字型、人型のところ(水尾徴候)を探す。疥癬虫はその先端部にいるので、ダーモスコピーで確認する。

- 腋窩や外陰部では結節の上にトンネルがある。
- 疥癬トンネルは水尾徴候[1] (Y字型、人型の鱗屑、涙型「●」の鱗屑) を手がかりに発見する 図10 。
- 疥癬虫はトンネルの先端(奥)にいる 図11 。

I 検査スキル

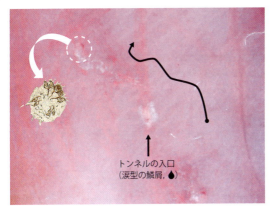

トンネルの入口
（涙型の鱗屑, ●）

図11 疥癬のダーモスコピー像
Y字型の鱗屑などを手がかりに疥癬トンネルをみつける．トンネルは蛇行し，長さ5mmほどである．トンネルの入口には涙型の鱗屑がみられる．疥癬虫は角層内を蛇行しながら進み，卵を生む．疥癬虫の顎体部に相当する褐色部がダーモスコピーでは背の低い褐色の二等辺三角形としてみつかる．

- ダーモスコピーで確認すると背の低い褐色の二等辺三角形がみつかり，慣れればこれにより確定診断できる 図11．

文献
1) 吉住順子, 田中 勝. 疥癬. Visual Dermatol. 2007; 6: 262-3.

〈田中　勝〉

Essence 皮膚科診療で必須のスキル・アイテム・ツール　　Practice 皮膚科診療で必ず遭遇する Common Diseases

2 ▶ 皮膚生検

■POINT

- 施行前に考えうる臨床診断ないし鑑別診断をあげるとともに，生検に適した部位や方法を十分に吟味する.
- パンチ生検では，剪刀を八の字に開き下床に向け圧することで，鑷子による組織損傷を避ける.
- メス生検では，辺縁の正常皮膚を 1/3 程度含めた紡錘型の部分切除生検とする.

▶ 生検の前に

- 臨床写真は全体像，拡大像を撮りながら，その間に生検すべき皮膚病変を決める．二次的な変化や掻破痕を伴っていない新しい皮疹を，種々の時期のものがみられるなら十分成熟した皮疹を，多彩な皮疹であればできるだけそのすべてを採取するよう心がけるが，同時に美容的配慮を払うことも大切である．また，生検前に既往歴，合併症，アレルギー歴（局麻薬アレルギーも含めて），および，内服薬の有無を確認しておく.
- 局麻薬の使用に関しては，採取しようとする部位に麻酔液が直接入って浮腫などの人工的な変化が生じないよう注意し，少し離して周囲から環状に浸潤させる．なお，高血圧患者や指趾の伝達麻酔などにはエピネフリン添加でないものを用いる.

▶ 皮膚生検の実際

- 炎症性病変の診断には簡便なパンチ生検でも十分こと足りるが，腫瘍性病変や水疱症などでは，病変部だけではなく正常部からの移行もわかるように辺縁の正常皮膚を 1/3 程度含めたメスによる紡錘型の部分切除生検 (incisional biopsy) のほうがよい．また，生検標本には表皮，真皮，皮下組織を含むように，さらには，大きさや深さも躊躇せず十分に採ったほうがよい．同様に，軟部組織や脂肪織の病変などでも病変組織のみを摘出するのではなく，表皮，真皮とともに切除して相互の関係を明らかにする．なお，必要ならメスで分割し，光顕組織検査のみならず免疫組織検査や電顕組織検査などにも利用する.
- パンチ生検は，通常 3 もしくは 4 mm のトレパンを用いて脂肪織まで一息にくりぬく．その後は（曲）剪刀を八の字に開き生検周囲を下床に向けて圧すると，中央の検体は 'ところてん' のごとく自然に飛び出てくるため，鑷子でつかむことによる無駄な組織損傷を生じることなく標本が採取できる **図 1a**.
- メス生検では，検体が皮下組織に向かって細い楔型とならないよう垂直に深く切り込んだ後，辺縁正常部を鑷子で軽くつかんで検体を持ち上げながら下床を剪刀で切離すれば，病巣部の組織損傷を回避できる **図 1b**．その際，皮

I 検査スキル

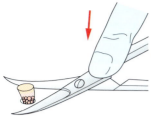

図 1a パンチ生検のコツ
トレパンで脂肪織までくりぬいた後，(曲)剪刀を八の字に開き生検周囲を下床に向け圧すると，中央の検体は自然に飛び出てくる．次に，ゆっくり剪刀を閉じると，検体は脂肪織のレベルで切離できる[1]．

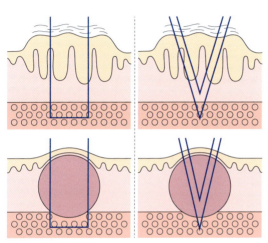

図 1b メス生検の皮切
皮切が楔型とならないよう，また，浅すぎないように注意し，末広がりの台形となるような気持ちで切り込むとよい（左段に正しい皮切，右段に誤った皮切を示す）[1]．

切の長軸をできるだけ皮膚割線もしくは張力の少ない方向に合わせ，また，真皮縫合を加え創を閉鎖するほうが，瘢痕はより目立たない．
- 生検創からの出血は，しばらくガーゼで圧迫することによりあるいは縫合によっても止まるため，血管結紮までは必要はない．なお，ガーゼに吸収された血液が血餅となって初めて止血効果を発揮するため，ガーゼは新しいものに替えずそのままの状態で圧迫する．顔面では，トレパンにより生じた円型創を縫合せず開放創のままにしておいても，1週間程度で上皮化するし，後に残る瘢痕は'ニキビの跡'様となって顔面に馴染み見た目にも自然である．他部位でも同様ではあるが，縫合後に生じる瘢痕は顔面ほど気にならず，また，ウイージングが続くため，全層縫合による閉鎖を原則とする．

> **One Point Advice**
>
> 皮膚疾患の診断に際し，病理組織検査（二次元）が中心的な役割をはたしていることはいうまでもないが，あくまで検査のひとつにすぎないことを念頭におき，診断に際しては他の検査所見や臨床像（三次元）および臨床経過（四次元）を把握，加味した上で総合的に行う．

文献

1) 立花隆夫．生検　その手技と注意点．In: 宮地良樹，編．一人医長のための皮膚外科診療．東京: 先端医学社; 1999．p.55-65.
2) 立花隆夫．ワンポイント・アドバイス　生検のコツ．In: 宮地良樹，瀧川雅浩，編．皮膚科診療プラクティス　3. 皮膚病変を読む．東京: 文光堂; 1998. p.296.
3) 立花隆夫．生検の実際．In: 宮地良樹，古川福実，編．皮膚疾患診療実践ガイド 第 2 版．東京: 文光堂; 2009，p.147-51.
4) 立花隆夫．皮膚生検法．In: 宮地良樹，編．定番皮膚科外来検査のすべて．東京: 文光堂; 2015. p.92-7.

〈立花隆夫〉

3 ▶ パッチテスト

■ POINT

- Japanese standard allergens（JSA）を活用する.
- 刺激反応と陽性反応を区別して判定する.
- テスト後に症状の経過を観察して陽性反応を呈したアレルゲンと因果関係を確認する.

▶ アレルゲン

- 本邦で保険収載されている試薬には ready to use タイプのパッチテストパネル®S（図1a，佐藤製薬）および 34 品目が発売されているパッチテスト試薬®（図1b，図1c，鳥居薬品）がある.
- そのほか，海外より輸入して使用する試薬 図1d，患者が使用していた日用品，化粧品や医薬品などを用いる.

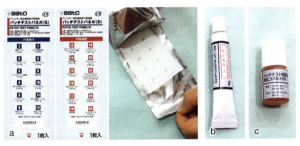

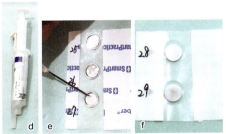

図1 さまざまなパッチテストアレルゲンとパッチテストユニット
パッチテストパネル S（a，佐藤製薬）は試薬がパッチテストユニットに載っており，包装の袋より出してそのまま貼布できる．パッチテスト試薬（b, c，鳥居薬品）や海外より入手した試薬（d: AllergEAZE シリーズ，Smartpractice 社）は，パッチテストユニット（e: Finn Chamber® on Scampor® tape, f: パッチテストートリイ®）に試薬を載せる．Finn Chamber on Scampor tape のアルミのチャンバーに水溶液を載せる場合は，付属の濾紙をつけてから滴下する．

Essence 皮膚科診療で必須のスキル・アイテム・ツール　　　Practice 皮膚科診療で必ず遭遇する Common Diseases

▶ パッチテストパネル S

- 本邦において 2015 年に発売されたパッチテストパネル S 図1a は 22 種のアレルゲンと 2 つのコントロールのあわせて 24 種が 2 枚のテープに載っている．アレルゲンをユニットに載せる手間がなく簡便かつ正確に貼布できる．

- 海外で使用されてきた T.R.U.E. TEST® (Smartpractice, Phoenix, AZ, USA) のうち，JSA に含まれるアレルゲンを中心に選択して組み直し，本邦で発売された．

- T.R.U.E. TEST は，欧米で実施された臨床試験において Finn Chamber 法により貼布される国際接触皮膚炎研究班 (International Contact Dermatitis Research Group: ICDRG) のスタンダードアレルゲンと同程度の反応と安全性が認められている ready to use タイプのアレルゲンである．日本人にとって身近なアレルゲンであるウルシオールは含まれていない．ゴムや香料などのミックスアレルゲンの成分も一部異なる．

- 本邦において職業性の手荒れや消費者に接触皮膚炎を生じ問題となっている染毛剤成分のパラフェニレンジアミン (PPD) が含まれている．PPD は海外からの輸入も規制され，国内でも試薬が発売されていないことから，これまで一般の皮膚科医は貼布できなかった．

- パッチテストパネル S を使用するようになり，金チオ硫酸ナトリウムの陽性率がこれまで使用されてきた軟膏基剤の試薬に比して高く，1 週間以降に反応を生じる例が多く観察され，テストによる感作が危惧された．

- パッチテストパネル S の単位面積あたりの金チオ硫酸ナトリウムの貼布量は 0.075 mg/cm^2 で，JSA2008 で使用していた軟膏基剤の金チオ硫酸ナトリウム (Brial, 0.5%pet.) の試薬 20 mg を径 8 mm の Finn Chamber に載せた場合 (0.2 mg/cm^2) に比べて少ないが，反応の程度は欧州で貼布されている 2%pet. の試薬に相当し，判定には貼布から 3 週程度を要するアレルゲンとして知られており，これまで陽性反応を十分に拾えなかった可能性も考えられている．

▶ パッチテストユニット

- さまざまなパッチテストユニットがあるが，Finn Chamber on Scampor (図1e, Smartpractice, Phoenix, AZ, USA) やパッチテスター「トリイ」(図1f, 鳥居薬品) などを使用することが多い．

▶ Japanese standard allergens (JSA) 2015

- 化粧品や日用品，医薬品などを貼布する場合，できる限り JSA も貼布する．

- JSA は日本人の接触皮膚炎の原因となりやすいアレルゲンを厳選して作成されたアレルゲンシリーズである．

- 日本皮膚免疫アレルギー学会は過去 20 年以上にわたり JSA の陽性率を全国集計しており，陽性率が 1% 以上を呈するアレルゲンを中心に適宜内容を

I 検査スキル

表1 Japanese standard allergens 2015

種類	アレルゲンの名称
金属	塩化コバルト，硫酸ニッケル，塩化第2水銀，重クロム酸カリウム，金チオ硫酸ナトリウム
化粧品	香料ミックス，ペルーバルサム，ラノリンアルコール，パラフェニレンジアミン
植物	ウルシオール
ゴム	チウラムミックス，ジチオカーバメートミックス，メルカプトミックス，メルカプトベンゾチアゾール，黒色ゴムミックス
樹脂	ロジン，エポキシレジン，*p-tert*-ブチルフェノールホルムアルデヒド樹脂
外用剤	カインミックス，硫酸フラジオマイシン
防腐剤	パラベンミックス，ホルムアルデヒド，イソチアゾリノンミックス，チメロサール

改訂してきた．最新のシリーズは JSA2015 である **表1**．
- 金属，樹脂，化粧品，ゴム，防腐剤，医薬品，植物の7つのカテゴリーに分類され，パッチテストパネルSの22種のアレルゲンにウルシオールと塩化第2水銀（いずれも鳥居薬品より発売されているパッチテスト試薬）を加えた24種のアレルゲンで構成されている．
- JSA は原因アレルゲンの確認に有用なだけではなく，製品パッチテストの偽陰性を補う[1]．JSA のうち陽性反応を示したアレルゲンをもとに患者の生活歴を問診しなおすことで予測外の原因を明らかにできる．

▶ **患者への説明と同意**

- 検査の目的，スケジュール，どのような反応が生じうるか，感作の可能性，検査中に注意することなどを説明し同意を得る．

▶ **方法**

■ **アレルゲンの準備**

a）パッチテストパネルS（佐藤製薬）

　アルミの袋より試薬を取り出してそのまま貼布できる．（**図1a**，**図2a**）

b）パッチテストユニットに試薬を載せる

　Finn Chamber on Scampor tape の場合は軟膏基剤の試薬であれば20 mg，水溶液の試薬は 15 μL を載せる **図1e**．パッチテスタートリイには点眼液の試薬1滴分，軟膏基剤の試薬については皮膚に貼布する際にテープ上の不織布からはみ出ない程度の量を載せる **図1f**．少なすぎれば偽陰性を呈しうるので注意する．

c）患者が使用していた製品の調整

　化粧品，日用品や医薬品など，原因と推測される製品を貼布する場合は，各々の製品の種類や使用方法により調整する[2]．

- リンスオフ製品（シャンプー，洗顔料，ボディソープなど洗い流す製品）は

原則として1%水溶液に調整.
- リーブオン製品（化粧水, 乳液, ファンデーション, アイシャドウ, 頬紅, 口紅, コンシーラなど）は希釈せずそのまま貼布するが, パウダータイプのものは少量のワセリンで練る.
- 外用剤は基本的に希釈しない. ゲルタイプの製品は刺激を生じる可能性がありオープンテストや連続塗布試験（repeated open application test）も同時に行う.
- 樹脂製品はメス刃で削り, その屑をワセリンで練る[1].
- 手袋や衣類などは細かく刻んでチャンバーに詰め込むか, 小さくカットしてテストユニットに貼る.
- パーマ液, ヘアカラー製品など感作の恐れがあるものや, 工業製品のように刺激性や感作性が不明で貼布の経験のないものは閉鎖貼布しない. 単純塗布試験（オープンテスト）を行い30分後, 48時間後に紅斑や丘疹, 水疱, かゆみの有無などを観察する.
- 植物は, 花弁, 茎, 葉などに分けて乳鉢ですりつぶす, または細かく刻んで

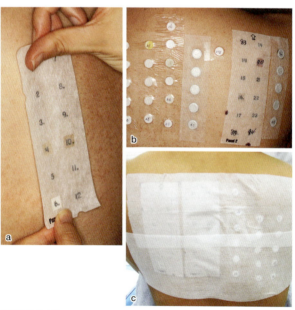

図2 貼布する
上背部や上腕外側など, 貼布したテープがずれにくい健常皮膚に貼る. a: パッチテストパネルSをアルミネートの袋より出して貼る. b: さまざまなユニットを貼布した様子. c: 貼布したユニットがずれないようにさらに上から医療用テープで固定する.

チャンバーに詰めるか，小さくカットして表面にメス刃で傷をつけてテープに載せるが，棘のある葉や球根は刺激を生じやすく，よくすりつぶす．プリムラのように感作性の高いものはそのまま貼布せず抽出液を用いる．

■貼布
- テープがずれにくい上背部の傍脊柱管領域や上腕外側の健常皮膚に貼布する **図 2c**．

■ユニット除去と判定
- 判定は ICDRG の基準に従う **図 3**．貼布から 48 時間後にユニットを除去し，判定終了後まで貼布部位がわかるようにマーキングをする．ユニットを除去後およそ 30 分から 2 時間後に初回判定をする．
- 2 回目の判定はユニット除去の翌日（貼布から 72 時間後）または翌々日（貼布から 96 時間後）に，最終判定は貼布より 1 週間目に行う．ただしアレルゲンによっては 2〜3 週間前後で反応を生じるものもある．
- なかでも金や PPD，ステロイド外用薬などは 1 週間もしくはそれ以降に反応を生じることが知られている．
- 刺激反応と陽性反応を区別し，不要な生活制限をかけないことが重要である．

+ Reactions
Weak positive reaction
貼布部位に紅斑と浸潤が生じる
（少数の丘疹が生じうる）．

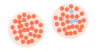

++ Reactions
Strong positive reaction
貼布部位に紅斑，浸潤，丘疹が生じる
（少数の小水疱が生じうる）．

IR: Irritation
大水疱
鱗屑
膿疱
びらん
紫斑
ちりめん皺様反応
など

+++ Reactions
Extreme positive reaction
強い紅斑＋浸潤＋多数の小水疱が生じる．
またはそれらが癒合した水疱になる．

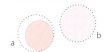

?+ Reactions
紅斑または浸潤が貼布部位の一部のみにしかみられない．

例：紅斑と浸潤はみられるが貼布部位全体にない(a)．
紅斑は全体にあっても浸潤がない(b)．

図 3 ICDRG 判定基準
(2017 Patch Test Training Workshop テキスト．p.382-3 より改変)

▶ 結果説明と結果と症状の因果関係の確認

- 結果について説明し，患者の生活歴や皮疹の経過を併せて陽性となったアレルゲンや製品と症状の因果関係の有無を検討する．

文献

1) 伊藤明子, 増井由紀子. ジャパニーズスタンダードアレルゲン（JSA）を接触皮膚炎診療に役立てる. J Environ Dermatol Cutan Allergol. 2016; 10: 88-96.
2) 高山かおる, 横関博雄, 松永佳世子, 他. 接触皮膚炎ガイドライン. 日皮会誌. 2009; 119: 1757-93.

〈伊藤明子〉

I 検査スキル

4 ▶ 直接鏡検（KOH 法）

■POINT

● 皮膚真菌症の診断に用いられることが多いが，疥癬，伝染性軟属腫，脂漏性皮膚炎（パーカー KOH 法）など，他疾患へも応用される.

● 患者，医師双方にとって，肉眼的に認識し得ない微生物などを客観視するための基本検査手技である.

● 基本手技ではあるが，先入観により「偽陽性」，「偽陰性」などの誤判定をきたしやすく，材料の採取方法，判定方法に熟練を要する手法であるため，注意が必要である.

● 検査を省いて見落とすことで，病変の拡大，重症化，院内感染などに結びつくため，疑問に思えば検査を実施するのがよい.

▶ 直接鏡検（KOH 法）

　直接鏡検，特に KOH（苛性カリ）法は皮膚真菌症を中心に皮膚科領域における最も基本的な検査法のひとつである. 顕微鏡による微生物の観察は 1674 年オランダの Antonie van Leeuwenhoek（1632〜1723）にまでさかのぼるが，実際に病原真菌が人体に疾患をもたらすということが理解できたのは 1839 年, Johann Lukas Schönlein (1793〜1864) の黄癬 Favus の記載まで待たなければならなかった. KOH 法が単に「足白癬を証明するだけ」という程度の理解では到底医学の歴史の深みに触れることはできないであろう. 古今東西いつの時代にも「偏見や先入観をもって見れば目の前にあるものも見落とす」し，「あるに違いないと思って見れば実際にはないものまで見えてしまう」という事例は後をたたないのである. したがって，実際に顕微鏡で観察して目の前にあるものが何なのか客観的に観察し，「結果を決めつけて見る」よりは「本当に真菌なのか？」，「隠れている微生物を見落としていないか？」といった「観察者の目線」を維持しながら検査することが推奨される. また，「微生物は目に見えない」ことを肝に銘じ，少しでも疑問に思ったら検査を厭わない心がけをもつことが肝要である.

　なお，皮膚真菌症への応用が最も一般的であるが，疥癬などの病原生物感染症，伝染性軟属腫やヘルペスなどのウイルス感染症（Tzanck test），脂漏性皮膚炎，細菌感染症，爪の物理的傷害などへも応用可能である.

▶ 検査材料の採取

　皮膚表在性真菌症の検体は，落屑，角質，爪，毛，粘膜スメアなどから，鑷子，メス，剪刀，爪切り，粘着テープ（スコッチテープ），毛抜き，綿棒などによって採取する. 部位や皮膚の状態により，最適な道具と材料採取法は異なるので，なるべくしっかりと角質など検査意義の高い材料が採取できる方法を検討する. テープなど侵襲の少ない方法でも十分な角質が採取できればよいが，そうでなければメス刃で擦過するなど，しっかり落屑，角質を採取

できる方法を検討すべきである．検査の有用性，信頼性というものは，適切に材料を採取できるか，すなわち病変のどこからどの深さまで検体を採取すべきか[1]，という基本的な判断に強く依存しているので注意を要する．

▶ 直接検査法 direct examination

■苛性カリ法（KOH 法）

① KOH 液の調整：20％苛性カリ液を基本とする．さらに界面活性剤 DMSO（dimethyl sulfoxide）を 20％の割合で添加すると角質の融解時間を短縮可能である．調整され，販売されている溶液（ズーム®）を用いるのが簡便である．

② 検体をスライドグラスにとり，20％ KOH 液を 1〜2 滴，あるいは適量，滴下し，カバーグラスをかける．爪などの厚みのある検体では，さらに KOH 液を補充すべきこともある．ただし，KOH により角質が溶解してくると，検体が薄くなり，KOH 溶液があふれだすことがあるので，最初やや少なめに滴下し，不足していれば後にカバーグラス脇から補充するとよい．

③ 沸騰させない程度の温度に設定可能なホットプレートにて加熱，角質を融解させる．過熱時間が長すぎると検体が干上がってしまうことに注意する．適切なホットプレートがない場合にはアルコールランプなどで代用するが，この場合は特に，過熱により KOH 液が煮沸しないよう注意する．

④ 顕微鏡下に観察する．当初弱拡で観察し，菌要素かどうか，確認すべき部分は拡大率をあげて，詳細に観察することが必要である．明るさとコントラストのバランスをとるため，絞りとコンデンサーの位置を調節し，最適な条件で観察する．また，直接鏡検の信頼性に影響することがらとして，レンズの清潔維持が必要であり，さらに，適時光学機器の光軸，レンズなどの調整・メインテナンスに心がけるべきである．

⑤ 明瞭な真菌の菌要素を観察し得た場合のみ，陽性とする．明確な分節胞子の連続 図1 は皮膚糸状菌（白癬菌）の特徴であり，この所見だけで白癬と診断可能である．一方カンジダは基本的には酵母であるため，菌糸様にみえる所見 図2 は「仮性菌糸」と記載するのがよい．また，黒色真菌症

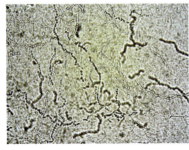

図1 皮膚糸状菌分節胞子

I 検査スキル

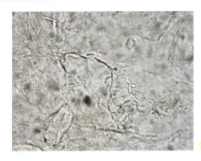

図2 カンジダ仮性菌糸

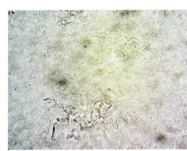

図3 菌様モザイク

においてsclerotic cellを認めることがある．ただし，通常は黒色真菌症，スポロトリコーシスなどの皮膚深在性真菌症では病理検査が必須であり，前者はsclerotic cell，後者はasteroid bodyなどを確認するのがよい．病変が真皮以下に及ぶことが想定される場合には生検による病理検査が必須であり，直接鏡検は参考程度にとどめるのがよい．

⑥ 疑わしい場合は陰性としておき，当日他の部位または後日同一部位などで再検査を検討する．以下にあげるような真菌の菌要素とまぎらわしい所見についても習熟しておくことが望ましい．

- 細胞隔壁：角化細胞どうしの隔壁は，比較的規則正しく配列する．まぎらわしい場合はしかるべき時間を置いて，スライドグラス上で検体を圧出してみると，細胞隔壁は変形ないし消褪するが，一方，菌糸は明瞭化することが多い．
- 菌様モザイク（またはモザイク菌）：本態の詳細はなお不明であるが，真の「菌」ではなく，角質細胞間脂質などの貯留物質がモザイク状に観察されるものと推定されている 図3．KOHを滴下して長時間経って観察すれば消失し得るとされている．
- 混入した人工・天然線維類，弾力線維，膠原線維：真菌とは大きさ，太さ，人工的な形態などにより鑑別可能．
- 油滴：通常数が多く，大小不同．マラセチアとの鑑別にやや熟練を要する．

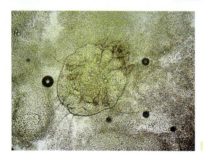

図4 疥癬・空気

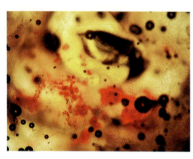

図5 外傷性厚硬爪甲・空気

- 空気：完全な球形，ときに瓢箪のような形態を成し，大小不同で，壁が厚く，厚さが均一で，黒色調に見える 図4 ，図5 ．
- 疥癬虫，虫卵：疥癬の確定診断に有用である 図4 ．
- 爪の外傷，出血：爪などの外傷性の傷および出血 図5 を認めることがあり，この場合は外傷性厚硬爪甲または外傷性爪甲剝離の所見である．
- 伝染性軟属腫は光沢ある丘疹中央部からいわゆる molluscum body を摘除して鏡顕すれば，ウイルスに罹患した円型の角化細胞の集簇を認める．

　上記鑑別のためには，実際に培養された真菌を観察したり，真菌アトラスを参照したりすることにより，典型的な菌要素の形態を理解しておくのが望ましい．

▶ 応用：塗抹染色法

　上述のごとく，疾患頻度の高い皮膚糸状菌（白癬菌）またはカンジダの観察では直接鏡検用の KOH 液を使用することで，通常は十分な目的を達し得る．しかしながら，マラセチアのように，菌によっては，染色を施さなければ観察が困難なこともある．以下のような染色法がある．

- パーカー KOH 法，メチレンブルー染色：マラセチア（癜風菌），特に酵母形を呈する場合には，パーカー KOH 液（要調整またはズームブルー®で代用），メチレンブルー染色を用いて観察するのが最適である 図6 ．

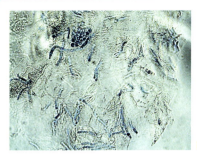

図6 癜風: マラセチア（癜風菌）

- 簡易ギムザ染色（Tzanck test）: 比較的初期または他疾患と鑑別すべき単純疱疹, 帯状疱疹, 水痘の診断に有用である.
- 墨汁法 india ink method: 染色液で染まりにくい菌に対し, 直接染めずに, 菌体が排除する部分を観察する方法. 陰性染色法（negative stain method）ともよばれる. 真菌としては, クリプトコッカスの莢膜の観察に使用されることが多い.
- ラクトフェノールコットンブルー染色: スライドカルチャーによる微細な構造を観察する場合に使用されることが多い.
- グラム染色: 細菌感染症
- チールニールセン染色: 抗酸菌感染症
- 想定される鑑別疾患や必要に応じて上記染色法を追加するのがよい.

文献
1) 渡辺晋一, 望月 隆, 五十棲 健, 他. 皮膚真菌症診断・治療ガイドライン. 日皮会誌. 2009; 119: 851-62.

〈五十棲　健〉

5 ▶ 光線試験

■ POINT

- 問診，皮疹の分布などから光線過敏症を疑った場合には，確定診断のための各種光線試験の実施を検討する．
- まず光線過敏かどうかのスクリーニングとして，人工光源を用いて中波長紫外線（UVB），長波長紫外線（UVA），可視光照射後（直後，24時間後）の反応をみる．
- 光線過敏症の原因として外因（薬剤など）が疑われれば，光パッチテストを行い外因の同定を試みる．

▶ 光線過敏症

- 光線過敏症とは紫外線あるいは可視光線の作用より，健常人では生じない異常が皮膚に出現する疾患群であり，外因性，内因性，遺伝性，代謝性，感染性などさまざまな原因で発症する種々の疾患が含まれる．日常診療において「外出したあとに露出部に日焼けのような皮疹が生じた」，「日焼けをしやすくなった」，「顔面など露光部皮膚に色素斑が増えてきた」などの主訴で来院した患者を経験した場合には，年齢にかかわらず光線関連の皮膚疾患を念頭におき，正しい診断のための下記光線試験を適宜実施する必要がある．

▶ 光線照射試験

- 人工光源を用いた紫外線（UVB, UVA），可視光線の照射試験を行い，各波長領域に対する過敏性の有無を最少紅斑量（minimal erythema dose: MED），UVA紅斑（minimal response dose: MRD），蕁麻疹の出現を指標に判定する．本試験により光線過敏の程度，おおまかな作用波長領域を知ることができる 図1 ．
- 光線照射直後〜1時間後にUVB, UVA，可視光線に対する即時反応（蕁麻疹，紅斑，そう痒，疼痛など）出現の有無を確認し，照射翌日（約24時間後）にUVBに対する過敏性はMEDで，UVAに対する過敏性は紅斑反応の

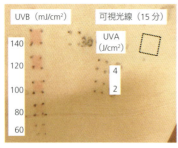

図1 光線照射試験

デルマレイ（東芝メディカル）に装着した人工光源（UVB, UVA），スライドプロジェクターを用いて紫外線，可視光線照射を行い，照射60分以内の即時反応の有無，照射24時間後の紅斑の有無を確認する．本症例ではMEDは80 mJ/cm²，UVA紅斑出現なし，可視光線照射で異常所見（直後，24時間後）なく正常と判定した．

有無(有の場合は MRD で評価)で判定する．MED の基準値：50〜100 mJ/cm^2 であり，それ以下であれば UVB に対して過敏性ありと判断する．UVA 紅斑は 10 J/cm^2 以下の照射量で出現すれば異常所見と判定する（MRD の基準値：10 J/cm^2 <である）．光源の安定性を確認するため，UVA，UVB の紫外線強度は各々測定用プローブ（UVA-365，UVB-305）を装着した UV-radiometer（UVR-3036/S2，クリニカルサプライ）を用いて定期的に測定する．

- 薬剤性光線過敏症では一般的には UVA に過敏（MRD が低下）となる．慢性光線性皮膚炎では MED が低下し，さらに UVA，ときに可視光線にも過敏となる．可視光線（あるいは UVA）照射後の即時反応（照射中，あるいは照射直後から数時間以内）で膨疹が出現すれば日光蕁麻疹の診断が確定する．

▶ 光パッチテスト

- 被疑物質（被疑薬）を背部に一対貼布し 24〜48 時間後に剥がして光線非関連の接触皮膚炎の有無をみる 図2 ．その後片側のみ UVA（健常人では紅斑が生じない 2〜5 J/cm^2）を照射して 24〜48 時間後に判定する．照射部のみ陽性，あるいは非照射部より照射部で紅斑反応が強ければ光パッチテスト陽性と判定し，光線過敏症が当該被疑物質＋UVA の関与で生じたものと判断する．光アレルギーで生じる光接触皮膚炎，薬剤性光線過敏症の診断に有用である．

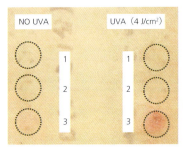

図2 光パッチテスト
試料 3 が陽性である．すなわち本症例では試料 3 による光アレルギーにより光線過敏症が生じたと判断できる．

▶ 皮疹誘発試験

- UVB，UVA を各々背部の同一部位（〜径 5 cm）に 1 日 1 回，1 週間（あるいは皮疹が誘発されるまで）までの 1 回〜連続照射により紅斑，丘疹，水疱，かゆみなどが出現するかどうかをチェックする．内因性光線過敏症である多形日光疹，種痘様水疱症の確定診断に役立つ．可能な限り入院の上，少量連続照射（UVB：1 MED，UVA：3〜5 J/cm^2）あるいは大量単回照射（UVB：3〜5 MED，UVA：5〜10 J/cm^2）を行う．

〈森脇真一〉

Essence 皮膚科診療で必須のスキル・アイテム・ツール　　Practice 皮膚科診療で必ず遭遇する Common Diseases

1 ▶ ステロイド外用薬

■POINT

- ●ステロイド外用薬は基剤の特徴を理解して選択する．一般にクリームは軟膏に比べ皮膚透過性に優れるが，かぶれの発現頻度が高い．
- ●ステロイドの軟膏に保湿剤のクリームを混合すると，ステロイドの透過量は増加するが，保湿剤の効果は大幅に減弱する．
- ●ステロイドの軟膏をワセリンで数倍程度に希釈しても，皮膚透過に関係している基剤中に溶けているステロイド濃度は変わらないために，効果は減弱されない．

▶ ステロイドの化学構造

- ・ステロイドはエステル化，アセトニド化，脱水酸基化，メチル基や水酸基およびハロゲンの導入など化学構造の改変により作用を増強させ，1979 年にプロピオン酸クロベタゾールが「デルモベート®」として発売され，現在の5 段階ランクのステロイド外用薬が揃った．その後，副作用を考慮して局所のみ作用を示し，血液中に入ると代謝により不活性化される「アンテドラッグ」が作られた．
- ・日本では酪酸プロピオン酸ヒドロコルチゾン（パンデル®）が最初に発売され,吉草酸酢酸プレドニゾロン（リドメックス®）やジフルプレドナート（マイザー®）などが続いて開発された．アンテベートは名称から誤解を受けやすいが「アンテドラッグ」ではないが，最後に開発されたステロイドで作用と副作用がある程度乖離している．
- ・ただし，ステロイドはレセプターを介して作用を発現するため，作用と副作用の完全な乖離はできていない．
- ・ステロイド外用薬のランクは統一されているが，これまでにプロピオン酸デキサメタゾン（メサデルム®）がベリーストロングからストロングへ，吉草酸酢酸プレドニゾロン（リドメックス）がストロングからミディアムへ降格し,酪酸プロピオン酸ヒドロコルチゾン（パンデル）がストロングからベリーストロングに昇格して現在に至っている[1] **表1** ．

▶ 基剤

- ・皮膚外用薬は多くの基剤が揃っているが，基剤によっては透過性が異なる．
- ・一般的にクリームは軟膏に比べて透過性が良い[2]．これはクリームが軟膏と異なり，①乳化をしている，②主薬の溶解性に優れるからである．外用薬は溶けている主薬が皮膚を透過する．**表2** に示すように同じ主薬でも基剤により主薬の溶解性が異なり，透過量はクリームが軟膏の油脂性基剤の約 300倍になっている[3]．
- ・水性ゲルも溶解性は優れるが,透過量はクリームに比べ大きく劣っている.これは乳化していないことが一因である．

24

JCOPY 498-06364

II 使いこなす薬剤アイテム

表1 ステロイド外用薬のランク

ストロンゲスト
0.05% クロベタゾールプロピオン酸エステル（デルモベート®）
0.05% ジフロラゾン酢酸エステル（ジフラール®, ダイアコート®）

ベリーストロング
0.1% モメタゾンフランカルボン酸エステル（フルメタ®）
0.05% 酪酸プロピオン酸ベタメタゾン（アンテベート®）
0.05% フルオシノニド（トプシム®）
0.064% ベタメタゾンジプロピオン酸エステル（リンデロンDP®）
0.05% ジフルプレドナート（マイザー®）
0.1% アムシノニド（ビスダーム®）
0.1% 吉草酸ジフルコルトロン（テクスメテン®, ネリゾナ®）
0.1% 酪酸プロピオン酸ヒドロコルチゾン（パンデル®）

ストロング
0.3% デプロドンプロピオン酸エステル（エクラー®）
0.1% プロピオン酸デキサメタゾン（メサデルム®）
0.12% デキサメタゾン吉草酸エステル（ボアラ®, ザルックス®）
0.12% ベタメタゾン吉草酸エステル（ベトネベート®, リンデロンV®）
0.025% フルオシノロンアセトニド（フルコート®）

ミディアム
0.3% 吉草酸酢酸プレドニゾロン（リドメックス®）
0.1% トリアムシノロンアセトニド（レダコート®）
0.1% アルクロメタゾンプロピオン酸エステル（アルメタ®）
0.05% クロベタゾン酪酸エステル（キンダベート®）
0.1% ヒドロコルチゾン酪酸エステル（ロコイド®）
0.1% デキサメタゾン（グリメサゾン®, オイラゾン®）

ウィーク
0.5% プレドニゾロン（プレドニゾロン®）

※2015年9月現在
※米国のガイドラインではステロイドを7つのランク（I. very high potency, II. high potency, III-IV. medium potency, V. lower-medium potency, VI. low potency, VII. lowest potency）に，ヨーロッパでは4つのランク（very potent, potent, moderately, mild）に分けている．海外の臨床試験データを参考にする場合には，日本とはステロイド外用薬のランクの分類が違うことに注意する必要がある．
（加藤則人, 他. 日皮会誌. 2016; 126: 121-55[1]より. ©日本皮膚科学会）

表2 ステロイド外用薬の基剤別の主薬溶解度と透過

基剤	溶解度 （μg/mL）	透過速度 （μg/cm²h）	透過量 （μg/πcm²）
水中油型（O/W）	2,110	130	1,750
油中水型（W/O）	2,370	133	1,420
水性ゲル（W）	1,774	2	33
油脂性基剤（O）	562	0.4	6

※透過量は8時間の累積透過量を示す．
（Fini A, et al. AAPS Pharm Sci Tech. 2008; 9: 762-8[3]）

- 一方，ステロイド外用薬の基剤と臨床効果の関係では，必ずしもクリームが軟膏に比べ優れてはいない．デルモベートやジフラール®などのように軟膏とクリームの効果が同じものや，フルメタ®，リンデロン DP・V®などのように軟膏の方がクリームより優れるものがある．
  これらの原因については解明されていない．
- 基剤を変更する場合には，変更後の効果および副作用について患者に注意するように説明することを忘れてはならない．
- クリームは大部分を占める水が外相で中に油を含む水中油型（O/W 型）と，ヒルドイド®ソフト軟膏などの油が外相で中に水を含む油中水型（W/O 型）に分類される．
- W/O 型は油が外相なのでステロイドの軟膏と混合が可能である．W/O 型は軟膏に近い性質をもち，O/W 型より刺激が少なく，湿潤面でも乾燥面でも使用可能である．
- ステロイド外用薬ではネリゾナユニバーサルクリーム®，テクスメテンユニバーサルクリーム®およびメサデルムクルーム®が W/O 型である．ネリゾナユニバーサルクリームとテクスメテンユニバーサルクリームは感作物質であるパラベン類などの防腐剤を含有していないため，接触皮膚炎に対しても有用である．

▶ 塗り方

　ステロイド皮膚外用薬の塗り方は大きく分けて単純塗布，重層療法および密封療法（ODT）の 3 つがある．すり込む単純塗擦は行わない．
- 単純塗布：単純塗布は患部に刺激を与えるとかゆみが発現するので，優しく撫でるように塗る．病変が広い場合には，病変部のみに塗布するように説明する．
- 重層療法：ステロイド外用薬を単純塗布した上から亜鉛華軟膏などをリント布に 1〜3 mm の厚さに延ばしたものを貼付する塗布方法である．吸収が高まることにより，単純塗布よりも治療効果は高い．患部の搔破による悪化を防止できる利点がある．亜鉛華軟膏をリント布に延ばした「ボチシート」も市販されているが，塗布されている亜鉛華軟膏が厚すぎるとの意見もある．
- 重ね塗り：2 種類の軟膏などを重ね塗りする場合も広義で重層療法とよばれる．この場合塗る順序が問題となる．ステロイド軟膏と保湿剤の塗布順序と皮膚透過性の関係は，ラマン分光光度計によりボアラ軟膏とヒルドイドソフト軟膏で検討されており，臨床使用では関係がないと考察されている．プロトピック軟膏とヒルドイドソフト軟膏でも同じ結果となっている[4,5]．
　ステロイド軟膏と保湿剤の塗布順序と局所・全身性副作用の関係は，デルモベート軟膏とヒルドイドソフト軟膏あるいはパスタリンソフト軟膏を用いてヘアレスラットで検討されており，図1 に示すようにどちらが先でも体重や臓器重量に差がないことが示されている．図には示さないが，皮膚の厚さにも差は認めておらず，局所・全身性副作用に塗布順序は影響しないことが示唆されている[6]．図1 に示すように混合した場合も同等の体重や臓器

II 使いこなす薬剤アイテム

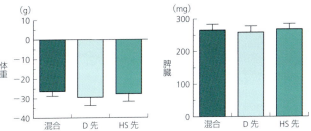

図1 デルモベート軟膏とヒルドイドソフト軟膏併用における塗布順序と体重・脾臓重量への影響
混合: デルモベート軟膏とヒルドイドソフト軟膏 1:1. D先: デルモベート軟膏塗布後, ヒルドイドソフト軟膏塗布. HS先: ヒルドイドソフト軟膏塗布後, デルモベート軟膏塗布

重量を示したことから,重ね塗りは皮膚の上で混合されることにより,混合と差が出ないことが示唆された.

外用薬は塗布量や併用薬数が増えるとアドヒアランスが低下するため,患者のアドヒアランスにより塗布方法を考慮する.ステロイド外用薬と保湿剤の併用の場合,

1) アドヒアランスが良好: 保湿剤を塗擦後,炎症部位のみにステロイド外用薬を塗布
2) アドヒアランスが不良: ステロイド外用薬を炎症部位に塗布後に保湿剤を塗布,あるいはステロイド外用薬と保湿剤を混合後塗布

のようにアドヒアランスに応じて塗布順序を考慮するとよい.

- 密封療法(Occulusive Dressing Technique: ODT): ステロイド外用薬を 0.5〜1 mm に塗布した後,ポリエチレンフィルムで被い密封する療法である.密封により角層が水分を増加し,ステロイドの吸収が高まる.日本では湿度が高く汗疹や悪臭を考慮して夜間のみ〜1 日が多い.基剤は日本では軟膏が使われることも多いが,吸収に優れ,水の配合量が多い O/W 型基剤の使用が基本となる.

▶ 塗る量

- ステロイド外用薬を塗る量の単位として,人さし指の先から第1関節までの指腹側に軟膏を載せた量を finger-tip-unit (FTU) という単位にして,図2に示すように体の各部分を塗るのに必要な量を算定する方法が普及している[7].この方法で1週間連用した結果では全身に必要な量は約 20 g である[8].この方法は日本皮膚科学会アトピー性皮膚炎治療ガイドラインにも記載されている.1 FTU は正確には口径 5 mm のチューブから絞り出した量であり,チューブの口径により,1 FTU の重量は異なってくる.日本では 5 g や 10 g チューブが主流で,口径は 2〜3 mm であり,5 g チューブから

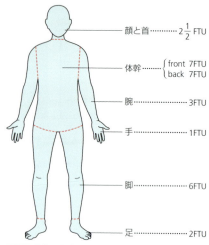

図2 成人に軟膏剤を塗布するのに必要な FTU 数

(Long CC, et al. Clin Exp Dermatol. 1991; 16: 444-7[8]) より改変)

絞り出した1FTUは約0.2gと半分に過ぎない．そのため，塗布後にティッシュペーパーがしっかりと付く位の量と説明した方が患者にわかりやすい．
- ステロイド外用薬が十分な治療効果が得られる必要量を調べた中山ら[9]の報告では，リドメックス軟膏とパンデル軟膏は片腕にはいずれも1.2gであり，1FTUの1.5gよりも20％少ない．

▶ ステロイド外用薬の混合

- 日本臨床皮膚科医学会の医師へのアンケート調査[10]ではステロイド外用薬と他外用薬との混合を行っている医師の占める割合は85％に達している．皮膚外用薬の混合について混合を行う理由としては「コンプライアンスの向上」が最も多く32％を占めている．これらステロイド外用薬をはじめとした皮膚外用薬の混合では主薬濃度の変化だけでなく，基剤による皮膚透過への影響を無視することはできない．特に，軟膏に透過の優れるクリームを混合した場合，軟膏の主薬の透過が亢進する．リドメックス軟膏やアンテベート軟膏に保湿剤のパスタロンソフト軟膏（W/O）あるいはヒルドイドソフト軟膏（W/O）を1：1で混合した後のヘアレスマウスの皮膚透過比は[2, 11] 図3 および 図4 に示すように単独に比べて，2～4倍程度亢進した．
- これらの混合後の皮膚透過の亢進の程度は組み合わせにより異なり，推測は困難であるが，軟膏にクリームを混合すると軟膏中の主薬の透過性が亢進するので，注意する．逆にクリームに軟膏を混合すると，クリームの効果が減弱することがある．保湿剤のヒルドイドソフト軟膏を白色ワセリン（プロペ

II 使いこなす薬剤アイテム

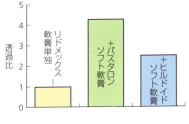

図3 リドメックス軟膏と保湿剤1:1の混合におけるステロイド透過比

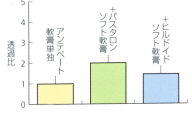

図4 アンテベート軟膏と保湿剤1:1の混合におけるステロイド透過比

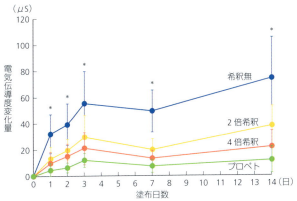

図5 ヒルドイドソフト軟膏をワセリン（プロペト）で希釈した場合のヒトでの保湿効果
※ n=10, mean+SD, *$p<0.05$（＊: vs 2.4倍希釈）

ト®）で希釈すると 図5 に示すようにヒトでの保湿縮効果が低下する[12]. そのため，ステロイドの軟膏と保湿剤のクリームを混合すると，ステロイドの効果は維持あるいは亢進するものの，保湿効果が減弱するため，混合後1日1回の用法では保湿効果に注意が必要である．

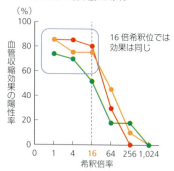

図6 軟膏

(川島 眞. 日獨医報. 1993; 38: 13-20)

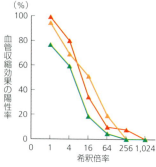

図7 クリーム

(川島 眞. 日獨医報. 1993; 38: 13-20)

▶ ステロイド外用薬の希釈

- 効果や副作用の減弱を目的として,ステロイドの軟膏をワセリンで数倍に希釈することがある.ステロイドの軟膏は **表2** で説明したように,基剤に主薬が飽和しており大部分が結晶で存在している.アンテベート軟膏では 1/16,デルモベート軟膏では 1/50 しか溶けていない[13].そのため,希釈しても基剤に結晶が存在している限りは,溶けている主薬の濃度は同じであ

II 使いこなす薬剤アイテム

り，透過も変わらない．ステロイド外用薬を希釈した場合のヒトにおける血管収縮効果を調べた結果では，図6 に示すようにアンテベート軟膏では16 倍に希釈しても効果は同等である[14]．これに対し，アンテベートクリームをはじめとしたクリームは希釈により効果が減弱している 図7．これは表2 で示したようにクリームは主薬の溶解性が優れるからであり，基剤中に主薬が溶けているためである．軟膏でもアルメタ軟膏，フルメタ軟膏およびパンデル軟膏は主薬が基剤に溶解しているため，希釈により効果や副作用は減弱することが予想される．なお，後発医薬品は基剤の組成が異なるため減弱しないこともある[13]．

文献

1) 加藤則人，佐伯秀久，中原剛士，他．日本皮膚科学会アトピー性皮膚炎治療ガイドライン 2016 年版．日皮会誌．2016; 126: 121-55.

2) 大谷道輝，佐久間博文，高山和郎，他．市販軟膏およびクリーム剤の混合製剤の物理的安定性と配合薬物の in vitro での皮膚透過性の検討．病院薬学．1997; 23: 11-8.

3) Fini A, Bergamante V, Ceschel GC, et al. Control of transdermal permeation of hydrocortisone acetate from hydrophilic and lipophilic formulations. AAPS Phar Sci Tech. 2008; 9: 762-8.

4) 大井一弥，三井宣靖．ステロイド外用薬と保湿剤の併用タイミングによるステロイド角層内取り込みへの影響に関する研究．西日皮膚．2011; 73: 248-52.

5) 大井一弥，横山 聡，阿波勇樹，他．タクロリムス軟膏とヘパリン類似物質製剤併用時の塗布順序と皮膚中タクロリムス濃度に関する研究．西日皮膚．2014; 76: 127-30.

6) 大谷道輝，松元美香，野澤 茜，他．ステロイド軟膏と保湿剤の併用による塗布順序が及ぼす局所および全身性副作用への影響．日皮会誌．2013; 123: 3117-22.

7) Finlay AY, Edwards PH, Harding KG. 'Fingertip unit' in dermatology. Lancet. 1989; 11: 115.

8) Long CC, Finlay AY. The finger-tip unit-a new practical measure. Clin Exp Dermatol. 1991; 16: 444-7.

9) 中山秀夫，宗像 醇，戸田 浄，他．広範囲皮膚炎におけるステロイド外用剤必要量の研究．皮膚科紀要．1987; 82: 75-88.

10) 江藤隆史．ステロイド外用剤の使い方―混合の是非．臨床皮膚科．2001; 55: 96-101.

11) 大谷道輝．ステロイド軟膏剤の混合による臨床効果と副作用への影響の評価．医療薬学．2003; 29: 1-10.

12) 眞部遥香，野澤 茜，松元美香，他．ヘパリン類似物質製剤の希釈に関する保湿効果の検討．薬学雑誌．2017; 137: 763-6.

13) 大谷道輝，松元美香，山村喜一，他．基剤中に溶解している主薬濃度および皮膚透過性を指標としたステロイド外用薬の先発および後発医薬品の同等性.日皮会誌．2011; 121: 2257-64.

14) 川島 眞．血管収縮試験．日獨医報．1993; 38: 13-20.

〈大谷道輝〉

Essence 皮膚科診療で必須のスキル・アイテム・ツール　　Practice 皮膚科診療で必ず遭遇する Common Diseases

2 ▶ 抗ヒスタミン薬

■POINT

- かゆみを伴う疾患，特に蕁麻疹に対して有効である．
- 薬剤により投与回数や薬物動態が異なる．
- 薬物動態の特性を生かし，患者の症状や生活習慣にあわせて使い分けることが重要である．

▶ 概要

- 抗ヒスタミン薬は 1950 年代から長らく使用されている薬剤で，皮膚科領域では「かゆみ止め」として使われることが多い．
- 皮膚で H_1 受容体が刺激されると，血管透過性亢進・血管拡張・一次性求心性神経線維終末の感作による瘙痒が生じる．H_1 受容体には活性型と不活性型があり，これらには動的平衡状態が成立している．抗ヒスタミン薬は，ヒスタミンと競合する拮抗薬（アンタゴニスト）として作用し，症状の抑制に効果を発揮するのに加えて，不活性型受容体と結合し平衡を不活性化状態へとシフトさせシグナルの伝達を抑制するインバースアゴニストとしての作用も提唱されるようになった．
- 第 1 世代の抗ヒスタミン薬は血液脳関門を通過するため鎮静作用が強く，副作用として眠気が出やすいという欠点があった．また H_1 受容体への選択性が少なく，抗コリン，セロトニン作用による口渇，尿閉，頻脈などの副作用が現れる頻度も高かった．そのため緑内障や前立腺肥大に対して禁忌となっており注意が必要である．
- 第 2 世代の抗ヒスタミン薬は脳内移行性が低く抗コリン作用も軽減され，添付文書上，緑内障や前立腺肥大に対する投与が禁忌とされてない．実臨床においては第 2 世代の抗ヒスタミン薬を第 1 選択とすることが推奨される．
- 第 2 世代の抗ヒスタミン薬の中でもケトチフェンフマル酸塩，アゼラスチン塩酸塩，オキサトミドは眠気など中枢神経抑制作用が比較的高率にみられる．谷内らは [1] 抗ヒスタミン薬の脳内移行を PET にて定量化し，脳内 H_1 受容体占拠率が 50％以上みられるものを鎮静性，20〜50％を軽度鎮静性，20％以下のものを非鎮静性と区別している **表1** ．また抗ヒスタミン薬の副作用として明らかに自覚できる眠気以外にも，精神運動機能の低下をきたすインペアードパフォーマンスという概念が知られている（コラム参照）．
- 小児に対して使用できる抗ヒスタミン薬も多いが，対象年齢や用量には注意が必要である **表2** ．

▶ 臨床への応用

- ヒスタミンはかゆみの最も重要なメディエーターのひとつであるが，それ以外のメディエーターとしてセロトニン，トリプターゼ，サブスタンス P や中枢性のオピオイドなどが知られている．そのためすべてのかゆみに抗ヒスタ

II 使いこなす薬剤アイテム

表1 主な非鎮静性第二世代抗ヒスタミン薬の最高血中濃度到達時間（T_{max}）と血中濃度半減期（$T_{1/2}$）と投与上の注意

一般名	T_{max}	$T_{1/2}$	自動車運転注意の記載	投与回数
エピナスチン酸塩	1.9	9.2	注意させる	1日1回
エバスチン	5.2	18.5	注意させる	1日1回
セチリジン塩酸塩	1.4	6.7	従事させない	1日1回
フェキソフェナジン塩酸塩	2.2	9.6	なし	1日2回
ベポスタチンベシル酸塩	1.2	2.4	注意させる	1日2回
オロパタジン塩酸塩	1.0	8.8	従事させない	1日2回
ロラタジン	2.3	14.5	なし	1日1回
レボセチリジン塩酸塩	1.0	7.3	従事させない	1日1回
デスロラタジン	1.75	19.5	なし	1日1回
ビラスチン	1.0	10.5	なし	1日1回
ルパタジンフマル酸塩	0.9	4.8	従事させない	1日1回

（筆者作成）

表2 小児に適応のある主な非鎮静性抗ヒスタミン薬

一般名	代表的な薬剤	剤型	小児用量		
オロパタジン塩酸塩	アレロック	顆粒錠剤フィルム	2歳以上7歳未満 7歳以上	2.5 mg 5 mg	2回 2回
エピナスチン塩酸塩	アレジオン	DS 錠剤	3歳以上7歳未満 7歳以上	10 mg 20 mg	1回 1回
セチリジン塩酸塩	ジルテック	DS 錠剤	2歳以上7歳未満 7歳以上	2.5 mg 5 mg	2回 2回
フェキソフェナジン塩酸塩	アレグラ	DS 錠剤 OD錠	6カ月以上2歳未満 2歳以上12歳未満 12歳以上	15 mg 30 mg 60 mg	2回 2回 2回
ベポタスチンベシル塩酸塩	タリオン	錠剤 OD錠	7歳以上	10 mg	2回
ロラタジン	クラリチン	DS 錠剤 RT錠	3歳以上7歳未満 7歳以上	5 mg 10 mg	1回 1回
レボセチリジン塩酸塩	ザイザル	シロップ 錠剤	6カ月以上1歳未満 1歳以上7歳未満 7歳以上	1.25 mg 1.25 mg 2.5 mg	1回 2回 2回

（筆者作成）

ミン薬が有効なわけではなく疾患によりその位置づけが異なる.

- 抗ヒスタミン薬の適応疾患の中でも蕁麻疹はもっともその効果が現れやすい. 蕁麻疹の診療ガイドラインでは，治療の第1選択薬として抗ヒスタミン薬の中でも非鎮静性の第2世代抗ヒスタミン薬が推奨されている.

Essence 皮膚科診療で必須のスキル・アイテム・ツール　　Practice 皮膚科診療で必ず遭遇する Common Diseases

- アトピー性皮膚炎でも抗ヒスタミン薬は広く使用されるが，アトピー性皮膚炎診療ガイドラインでは薬物療法の基本はステロイドやタクロリムスなど抗炎症薬の外用であり抗ヒスタミン薬の内服は外用療法を補助する治療と位置づけられている．通常は抗炎症薬の外用により皮疹が軽快するとともにかゆみも軽快していくため，皮疹の面積が広く皮疹の重症度が高い場合や，かゆみが強度で日常生活に支障をきたしている場合には抗ヒスタミン薬の投与を考慮する．
- 接触皮膚炎のかゆみに対してもアトピー性皮膚炎と同様に，薬物療法の基本はステロイドの外用であり，その症状が全身性でかゆみが強い場合には抗ヒスタミン薬の投与を考慮するとされている．
- 「眠気の出る抗ヒスタミン薬の方が効果がある」といわれることがあるが，非鎮静性抗ヒスタミン薬の止痒効果は鎮静性抗ヒスタミン薬と有意差はないが，眠気の発現は明らかに少ないことが実証されており，「眠気の出る抗ヒスタミン薬の方が効果がある」という説には根拠がない．

▶ 薬理学的特徴

- 抗ヒスタミン薬の吸収，代謝，排泄といった薬物動態は薬剤の種類によって異なる．それぞれに最高血中濃度到達時間（T_{max}）や血中半減期時間（$T_{1/2}$）に差があり，それを利用して効果を高める工夫が可能である **表1**．
- 症状が出現したときに対症的に投与する内服薬は，できるだけ血中濃度上昇の早いものがよく，T_{max} が小さいことがその指標になり，一方予防的な効果を期待する場合やほぼ1日にわたるかゆみに使用する場合には1回の内服で効果ができるだけ持続するよう，血中半減期時間が長いものが選択の指標となる．
- 通常量の抗ヒスタミン薬で効果が不十分な場合は，他の抗ヒスタミン薬に変更する，あるいは添付文書にしたがってその薬剤の1日内服量を増量することで効果がみられることがある．
- 非鎮静性と分類されていても眠気の副作用が全くないわけではなく，薬剤や患者によりその反応は大きく異なる．そのため添付文書に「自動車運転に従事させない」あるいは「自動車運転に注意」と記載されている薬剤があることに注意する **表1**．該当する薬剤を処方する際には自動車の運転や危険を伴う機械の操作への従事につき確認し説明しておく必要がある．
- 非鎮静性抗ヒスタミン薬のうちセチリジン塩酸塩，レボセチリジン塩酸塩は痙攣を誘発することがあるため，てんかんなどの痙攣性疾患の合併や既往のある患者への投与は慎重を期すことになっており確認が必要である．

▶ 妊娠・授乳時の注意

- 妊娠または妊娠している可能性のある患者への投与が禁忌となっている抗ヒスタミン薬はヒドロキシジン塩酸塩とオキサトミドの2剤である．それ以外の抗ヒスタミン薬の安全性は十分に確立されておらず，治療上の有益性が危険性を上回ると判断され，かつ十分な説明と同意がなされた場合には投与し

II 使いこなす薬剤アイテム

てもよいとなっている.

- 受精から2週間目頃までは胎児に残る影響を与える薬はないが，器官形成期である妊娠初期（受精後19日目から妊娠4カ月頃）には使用しないことが望ましい.
- 授乳中は抗ヒスタミン薬を内服しないか，抗ヒスタミン薬の使用が優先される場合は授乳を止めることが望ましいとされている．しかし，母乳を介して児にもたらされる抗ヒスタミン薬は量的にわずかとされており，特に乳児へ直接投与可能な薬剤については健康被害が生じる可能性はほとんどないと考えられる.
- 具体的な選択については，国立成育医療研究センター妊娠と薬情報センターのホームページ（https://www.ncchd.go.jp/kusuri/）に記載されており参照されたい．抗ヒスタミン薬に関してはジフェンヒドラミン塩酸塩，フェキソフェナジン塩酸塩，ロラタジンは安全に使用できる薬としてあげられている.

One Point Advice

筆者は投与により一時的に症状が抑制されるが，次の内服までに再発する症例では投与回数を増やし，内服しても症状が少しは抑えられるが完全には抑えられていない症例では1回当たりの内服量を増やすようにしている．また，投与回数を増やすよりも1回投与量を増やすほうが有効な例が多いように感じている．その理由としては，有効血中濃度が長時間続くからだけではなく，ほとんどの第2世代抗ヒスタミン薬は，ヒスタミンH_1受容体拮抗作用以外に，それぞれ炎症性サイトカイン・ケミカルメディエーター産生抑制作用や好酸球遊走抑制作用などを有するが，その効果は通常量内服時の血中濃度より高い濃度で発揮されるケースもあるからである．たとえば，フェキソフェナジン塩酸塩は国内では60 mg 1日2回投与が標準であるが，ヨーロッパでは180 mgの1回投与が標準として行われており，増量する場合に参考にしてもよいかと思われる．しかしながらどちらの方法を選択するのか明確な指針はなく，今のところその判断は各医師にゆだねられているのが実情である.

コラム： インペアードパフォーマンスとは

ヒスタミンは中枢においては脳の覚醒作用や，大脳皮質機能賦活作用を有する．そのため中枢神経における抗ヒスタミン効果は傾眠傾向を引き起こすほか，記憶や認知能力も低下させる．これらは結果として自動車運転のブレーキ反応時間の延長や仕事の能力低下をきたすことがわかってきた．この中枢抑制に伴う能力の低下を，本人には自覚されにくいことから，インペアードパフォーマンスという.

文献

1) Yanai K, Zhang D, Tashiro M, et al. Positron emission tomography evaluation of sedative properties of antihistamines. Expert Opin Drug Saf. 2011; 10: 613-22.

〈益田浩司〉

Essence 皮膚科診療で必須のスキル・アイテム・ツール　　**Practice** 皮膚科診療で必ず遭遇する Common Diseases

3 ▶ 抗真菌薬

■ POINT

● 真菌に選択的に有効な薬剤であるため，真菌症であることが確認された症例に用いることが基本である．

● 爪白癬専用外用薬が応用可能であるが，外用薬剤の適応と限界を知り，経口薬の適応について早期に見極めることが肝要である．

● 適応疾患，有用性のほか，妊娠，合併症，併用薬，コンプライアンス，有害事象軽減のための工夫など考慮した選択が推奨される．

▶ 抗真菌薬の種類と動向

　抗真菌薬は 1900 年代初頭のヨードカリを皮切りに随時開発され，グリセオフルビン（本邦では 1962 年より処方可．現在製造中止）の臨床応用，イミダゾール系外用薬・注射薬，テルビナフィン（外用，経口），チオカルバミン酸系外用薬，モルフォリン系外用薬，ベンジルアミン系外用薬，アゾール系経口薬（イトラコナゾール，ホスラブコナゾール），爪専用外用薬などの薬剤の開発により，実質有効な薬剤が多数開発された．

　しかしながら，西暦 2000 年以降，新たな動きとして注目すべきは，医療経済の動向を受けた形で，ジェネリック薬の増加と，一方で，「効いてはいる」が，製薬会社の採算に合わないための製造中止が散見されるようになったことである．系統の異なる薬剤は薬疹・接触皮膚炎をきたした場合などに存在価値があり，また，開発されてからの期間が長いことも利点となることがあり，「小児用」として使用するならむしろ安全であるという考え方もある．しかしながら，生産されなければ，処方できないことはいうまでもない．

　一方で，ジェネリック薬の製品数は増えている．添加物も，有害事象確率も変わりうるので注意が必要である．

　なお，かつてカリニ肺炎をきたした「原虫」として知られていた *Pneumocystis carinii* は現在原虫ではなく「真菌」として扱われ，かつ，人に感染する病原体は *Pneumocystis jiroveci* と称することとなった．ただし，抗真菌真菌薬の多くはエルゴステロール合成系に作動するため，この系をもたない *Pneumocystis* は「真菌」ではあっても通常の「抗真菌薬」に感受性は期待できないことに留意する必要がある．ニューモシスティス肺炎は「真菌」感染症であるとはいっても，通常の「抗真菌薬」は使用せず，主として ST 合剤（バクタ®）またはペンタミジン（ベナンバックス®）が使用される．

　以上の例からわかるように，それぞれの抗真菌薬がすべての「真菌」に有効とは限らないし，逐次最新の動向を考慮すべき状況である．

　真菌感染症という診断がついたとしても，それぞれの疾患，その起因菌に候補となる薬剤が有効であるか，適応症はとれているか，最適な薬剤は何か，今一度再確認することが推奨される．

36

Ⅱ 使いこなす薬剤アイテム

▶ 薬剤の選択法

日本皮膚科学会および日本医真菌学会共同による皮膚真菌症診断・治療ガイドライン[1]で強調されている基本的事項でもあり，国際的にも基本とされていることは，まず，抗真菌薬を用いる前に「真菌症」であることが証明されていることである．

次いで，想定される起因菌が重要であり，それが確定的な場合は抗菌力に勝る薬剤を，確定的でなければ広域スペクトラムを有する薬剤を選択するのが基本である．

薬剤に関しては，**表1**に示すごとく，すでに多くの選択肢があり，以下に示すごとく種々の観点から薬剤ごとの相違を論ずることが可能である．

1) 主剤による相違

(ア) 分類（系列）

(イ) 推定作用標的

(ウ) 投与量，適応濃度

(エ) 適応疾患：皮膚糸状菌症（白癬），カンジダ症，癜風，マラセチア毛包炎，スポロトリコーシス，黒色真菌症，脂漏性皮膚炎（感染症ではなく，皮膚炎であるが，マラセチアの関与と抗真菌薬の有用性が知られているためここに含めた）など．

(オ) 使用法：注射，内服，外用など．

2) 製品による相違

(ア) 剤形：注射，経口，外用（クリーム，軟膏，液，スプレー，ゲル，腟錠など）

(イ) 先発品，後発品

(ウ) 収載年度

(エ) 添加物

(オ) 価格

(カ) 有害事象確率（先発品に関する情報はあるが，後発品はおおむね不明）

現実問題として，個々の薬剤，製品の特性は異なっているが，おおむね，薬剤の作用機序と抗菌スペクトラムに類似性が認められるので，系列ごとにおおまかな特徴を理解しておくことを推奨したい．全体的な傾向を理解することで，はじめて細かい比較検討にも意味があり，大筋で間違っていれば，以下に述べる製剤ごとの差は，ほとんど意味をなさないことに留意すべきである．

また，近年，新たな選択肢として登場してきた経口薬，爪専用外用薬，種々の剤形および後発品の存在を考慮した薬剤選択が可能である．すなわち，薬剤にもよるが，主剤が同一であっても，種々の剤形，製剤が利用可能な状況であり，症例ごとに選択可能である．基剤，配合薬，添加物，pH，MIC（抗菌力），適応症，臨床成績，有害事象確率，使用法に至るまで，剤形ごとに若干の相違が認められるので注意が必要である．ただし，外用薬の限界を知り，

37

Essence 皮膚科診療で必須のスキル・アイテム・ツール　　　**Practice** 皮膚科診療で必ず遭遇する Common Diseases

表1　各種抗真菌薬の推定作用標的，利用可能な剤形（2018年4月現在）

分類			一般名		代表的商品名	収載年度
抗生物質	ポリエン系		アムホテリシンB	amphotericin B	ファンギゾン	1965
合成化合物	ヨウ素剤		ヨウ化カリウム	potassium iodide	ヨウ化カリウム	@
	フルオロピリミジン系		フルシトシン	flucytosine	アンコチル	1979
	アゾール系	イミダゾール系	硝酸ミコナゾール	miconazole nitrate	フロリードF	1985
					フロリードD	1980
			クロトリマゾール	clotrimazole	エンペシド	1975
			硝酸エコナゾール	econazole nitrate	パラベール	1981
			硝酸イソコナゾール	isoconazole	アデスタン	1982
			硝酸スルコナゾール	sulconazole	エクセルダーム	1985
			硝酸オキシコナゾール	oxiconazole nitrate	（デリマイン）／オキナゾール	1985
			ビホナゾール	bifonazole	マイコスポール	1986
			ケトコナゾール	ketoconazole	ニゾラール	1993
			塩酸ネチコナゾール	neticonazole hydrochloride	アトラント	1993
			ラノコナゾール	lanoconazole	アスタット	1994
			ルリコナゾール	luliconazole	ルリコン	2005
					ルコナック	2016
			エフィナコナゾール	efinaconazole	クレナフィン	2014
		トリアゾール系	フルコナゾール	fluconazole	ジフルカン	1989
			イトラコナゾール	itraconazole	イトリゾール	1993
			ホスフルコナゾール	fosfluconazole	プロジフ	2003
			ボリコナゾール	voriconazole	ブイフェンド	2005
			ホスラブコナゾール	fosravuconazole	ネイリン	2018
	キャンディン系		ミカファンギンナトリウム	micafungin sodium	ファンガード	2002
	アリルアミン系		塩酸テルビナフィン	terbinafine hydrochloride	ラミシール	1997 / 1993
	ベンジルアミン系		塩酸ブテナフィン	butenafine hydrochloride	メンタックス／ボレー	1992
	チオカルバミン酸系		トルナフタート	tolnaftate	ハイアラージン／（セパリン）	1965
			リラナフタート	liranaftate	ゼフナート	2000
	モルフォリン系		塩酸アモロルフィン	amorolfine hydrochloride	ペキロン	1993
	ヒドロキシピリドン系		シクロピロクスオラミン	cyclopiroxolamine	バトラフェン	1981
凡例						@：抗真菌薬としての正式な適応承認なし

38

Ⅱ 使いこなす薬剤アイテム

推定作用標的！	注射	錠剤	カプセル	末	シロップ	クリーム	軟膏	液	ゲル	腔錠
						剤形				
		経口				外用				
細胞膜エルゴステロール	●									
		●			●					
不明		●		●						
DNA 合成系チミジン酸合成酵素		●								
	●									
						●		●	●$	●
		●#				●		●		●
						●		●		●
						●				●
エルゴステロール合成系チトクローム P-450 (ステロール C-14 脱メチル反応)，および細胞膜リン脂質						●		●		
						●1		●1		
						●1		●1		
						●1	●1	●1		
						●1	●1	●1		
						●1		●1		
								●爪		
								●爪		
	●		●							
	●~				●~					
同上	●									
	●	●								
		●		●						
真菌細胞壁の主要構成成分 1,3-β-D-glucan の生合成 (非競合的阻害)	●									
		●								
エルゴステロール合成系スクアレンエポキシド合成反応						●1		●1		
						●1		●1		
同上，および多糖合成系キチン合成酵素							●	●		
						●1		●1		
エルゴステロール合成系ジメチルエルゴスタジエノール合成およびエピステロール合成反応						●1				
細胞膜 ATPase						●				

●：本邦で利用可能な剤形　$：ゲル（口腔カンジダ症，食道カンジダ症剤）　#：トローチ（口腔カンジダ用剤）　1：1 日 1 回の外用で有効　爪：爪白癬専用　~：注射薬（適応症：真菌血症，呼吸器真菌症，消化器真菌症，尿路真菌症，真菌髄膜炎，食道カンジダ症，ブラストミセス症，ヒストプラスマ症，真菌感染が疑われる発熱性好中球減少症），内服液（適応症：口腔咽頭カンジダ症，食道カンジダ症）

！：推定作用標的．詳細は個々の薬剤で微妙に異なる可能性がある．また，複数の作用標的が関与する可能性も指摘される．

必要に応じて経口薬の使用を検討することが推奨される．また，外用薬を混合する場合は，分離，安定性など多方面への影響を考慮すべきであり，特に注意が必要である[3]．添加物などに関する情報は基本的に添付文書に記載されているが，現在なお，製剤ごとの有効性や有害事象の差に関するデータは相対的に少なく，今後の課題となるであろう．

▶ 薬剤選択の手順

以下，推奨すべき手順は，

① 真菌症であるか（直接鏡検などによる診断の確定）
② 想定される起因菌に有効かつ合理的な主剤の選択
③ 有害事象確率を軽減する薬剤選択と用法，患者指導
④ コンプライアンスを向上させる薬剤選択と指導
⑤ さらに，選択可能であれば，患者の病態，希望，社会保険上の制約，各医療施設がどのような医療をめざしていくべきか，といった状況に応じた最適な薬剤の選択

以上のような手続きが推奨される．

▶ 経口薬・注射薬

皮膚科領域で抗真菌注射薬を用いることは，一部の全身播種または重症例を除いてきわめて稀である．

一方で，経口抗真菌薬は以下のような疾患では第 1 選択であり，皮膚科領域では今日必須の薬剤というべき位置づけにある．

① 深在性皮膚真菌症
② 爪白癬，爪真菌症
③ 頭部白癬，広範囲の白癬，角化型足白癬，皮膚炎または細菌性二次感染を伴った白癬
④ カンジダ性爪囲爪炎，爪カンジダ症，慢性皮膚粘膜カンジダ症
⑤ マラセチア毛包炎，広範囲または難治性の癜風

原則想定される起因菌に有効な薬剤を用いるが，深在性皮膚真菌症などでは，培養同定のうえ，MIC を測定すれば，有効な薬剤もその情報に応じて修正可能であろう．

現在使用されている経口抗真菌薬は白癬を中心にテルビナフィン，皮膚真菌症全般にイトラコナゾールの 2 薬剤であり，さらに 2018 年からホスラブコナゾールが爪白癬への適応承認を得て使用可能である．

なお，ホスラブコナゾールはアゾール系であるため，皮膚真菌症全般に有効と考えられるが，今のところ爪白癬のみに適応承認されている．また，テルビナフィンは皮膚糸状菌（白癬菌）に最も有効であるが，他の起因菌による皮膚真菌症ではおおむね抗菌力に劣っているため注意が必要である．一方で，白癬以外の皮膚真菌症に対する第 1 選択薬は現状イトラコナゾールである．爪白癬にはパルス療法（1 パルス：800 mg/日，1 週間投与，3 週間あける．合計 3 パルス）が基本であるが，それで必ずしも根治に至るというこ

Ⅱ 使いこなす薬剤アイテム

とではなく，投与開始6カ月を目途に追加治療を検討するのが望ましい．皮膚深在性真菌症では200 mg/日連続投与，他の皮膚真菌症では100 mg/日連続投与が標準である．さらに，特殊な剤形としては注射薬とシロップ剤がある．後者は口腔カンジダ症に用いられるが，外用薬ではなく全身投与として各種併用薬との相互作用に留意すべき薬剤であるため，注意が必要である．

▶ 経口薬・注射薬使用上の注意

また，いずれの経口薬，注射薬も適応疾患のほか，合併症，併用薬との相互作用，妊娠の有無など注意が必要であり，逐次情報が刷新される可能性があるため，なるべく最新の添付文書などに準拠するのがよい．

なお，かつて白癬の治療にもっぱら用いられていたグリセオフルビンはすでに製造中止となっている．また，フルコナゾールは白癬などの皮膚真菌症にも有効であるが，メーカーが適応申請しなかったため，実質皮膚科領域では使用しない薬剤となった．

▶ 外用抗真菌薬

これまでに種々の薬剤が開発されてきたが，実質，臨床的に有用な薬剤としては1962年，本邦でチオカルバミン酸系のトルナフテート tolnaftate に始まる．これは皮膚糸状菌に対する抗菌力にすぐれていたため，当時画期的な薬剤であり，一般用医薬品（OTC薬）として淘汰されずに利用されている寿命の長い外用薬である．さらに，1969年，イミダゾール誘導体である外用抗真菌薬クロトリマゾール clotrimazole，および同年，外用および注射抗真菌薬ミコナゾール（硝酸塩）miconazole（nitrate）が開発された．これらは，広範囲な抗真菌スペクトルを有し，ある程度の抗細菌作用も有し，臨床的に画期的な薬剤として活用された．これらの薬剤は，婦人科領域でも有用であり，各種剤形に応用され，今日もなお，有用な薬剤として各科領域で使用されている．

さらに臨床効果のすぐれた薬剤の開発が指向され，1980年に開発されたイミダゾール系のビホナゾール bifonazole が1日1回処方で白癬，カンジダ症，癜風への有効性を証明して適応承認を受けた．以降，種々の外用抗真菌薬が同様の基準をクリアして適応承認を受けてきた **表1**．

また，イミダゾール系のみならず，新しい系列の薬剤であるベンジルアミン系の塩酸ブテナフィン，アリルアミン系の塩酸テルビナフィン，モルフォリン系のアモロルフィンの各外用抗真菌薬が新たに開発された．これらは単に皮膚糸状菌に対する最小発育阻止濃度（MIC値）として，すぐれているのみならず，角質への浸透性，貯留性にすぐれ，より高い臨床効果を示す．

こうして，皮膚科領域では，抗菌スペクトルが比較的広いことで知られるイミダゾール系およびモルフォリン系と，どちらかというとやや選択的に皮膚糸状菌への抗菌力にすぐれるベンジルアミン系，アリルアミン系，チオカルバミン酸系に大別でき，臨床の現場でそれぞれの特徴を活かした使い分けが可能となっている[2]．

41

Essence 皮膚科診療で必須のスキル・アイテム・ツール　　**Practice** 皮膚科診療で必ず遭遇する Common Diseases

▶ 近年の外用抗真菌薬の概略と動向（最新）

　近年の特筆すべき変化として，爪白癬に対する爪専用外用薬 10％エフィナコナゾール（クレナフィン®）および 5％ルリコナゾール（ルコナック®）が利用可能になったことである．一方で，すでに抗生物質，サリチル酸系，脂肪酸系の 3 系統の外用薬が淘汰された．これらは相対的に効力が劣るものの長年使用されて安全性の面から使用しやすい薬剤という側面もあろうが，利益にむすびつきにくい薬剤が粛々と製造中止，淘汰されてしまう傾向も指摘されなければならないであろう．いずれにしても，医家向けに 10 系列存在した外用抗真菌薬は現行 7 系列に縮小している．今後なお発展的というよりは，むしろ退行的に主剤の選択肢が減少し，ジェネリック薬を主体とした製品数だけが増えていく傾向である．

▶ 有害事象を軽減する投与法

　なお，薬剤選択の他に有害事象を軽減する試みも推奨される．イミダゾールは農薬にも応用されている薬剤である．よってラノコナゾール，ルリコナゾール（いずれも日本農薬が開発）などの抗菌力のある薬剤を通常の足白癬に用いることはきわめて合理的な選択であろう．一方で，近年多用されている抗菌力の強い薬剤はびらん，細菌感染，皮膚炎を伴う部位への使用は基本的に推奨できない．また，ケトコナゾール（ニゾラール®）は，現行本邦で唯一脂漏性皮膚炎の適応症を有する抗真菌薬であるが，添付文書によれば有害事象確率が 3.53％とされている．一方，2003 年時点ではこの有害事象確率は 2.6％にすぎなかった[2]．

　この相違をより深く理解するために，同薬のインタビューフォームを参照すれば，以下のことが明らかとなる．

① クリーム剤を白癬，皮膚カンジダ症，癜風に使用したときの有害事象確率は 2.89％（137/1379）である．

② クリーム剤を脂漏性皮膚炎に使用した時の有害事象確率は 6.36％（70/1100）である．

③ ローション剤の脂漏性皮膚炎に対する有害事象確率は 15.9％（11/69）である．

　上記有害事象確率の比較からも明らかと思われるが，脂漏性皮膚炎のような皮膚炎に抗真菌薬を外用したまま放置しておくのは，現実問題として有害事象確率の高い行為であろう．諸外国ではシャンプー剤が基本使用となっている．本法の添付文書の使用法とは異なるものの，脂漏性皮膚炎にケトコナゾールローションを処方する場合に，外用後 30〜60 分後に洗い落とすように指導することで，症状の改善をみるのみでなく，刺激症状も緩和可能である[2]．

▶ 外用薬の混合

　外用薬を混合する場合は，分離，安定性など多方面への影響を考慮すべき

であり，特に注意が必要である[3]．添加物などに関する詳細な情報は添付文書を参照されるのがよいが，製剤ごとの有効性や有害事象の差に関するデータは，特に後発品において，相対的に少ない．

結 語

近年盛んにジェネリック薬を推進する政府，厚生労働省の保険行政，健康保険組合，各医療施設の方針などを考慮しつつも，無効菌種への適応など不合理な薬剤選択を排除し，可能な限り合理的かつ病変の状態や患者の立場を尊重した薬剤選択を提案することが基本である．選択肢が複数ある場合には，塗り心地など患者希望，コンプライアンスを考慮した選択も可能である．合併症，併用薬，妊娠希望と可能性，患者希望などを考慮し，症例ごとに最適な薬剤，用法，用量を選択し指導していくことが推奨される．

文献

1) 渡辺晋一，望月 隆，五十棲 健，他．皮膚真菌症診断・治療ガイドライン．日本皮膚科学会雑誌．2009; 119: 851-62.
2) 五十棲 健．教育シリーズ Dermatomycosis 外用薬．Med Mycol J. 2013; 54: 269-78.
3) 大谷道輝，江藤隆史．ジェネリック医薬品の現状と課題 皮膚疾患治療とジェネリック医薬品．小児科臨床．2007; 60: 1649-52.

〈五十棲 健〉

4 ▶ 抗ヘルペスウイルス薬と帯状疱疹ワクチン

■POINT

- 現在使用できる抗ヘルペスウイルス薬には核酸アナログ製剤とヘリカーゼ・プライマーゼ阻害薬がある.
- 帯状疱疹,単純ヘルペスの治療では,抗ヘルペスウイルス薬の特性を理解した上でそれぞれの病態に応じて治療法を選択する.
- 帯状疱疹の予防に水痘生ワクチンが用いられているが,新規ワクチンも近々使用可能となる予定である.

▶ 抗ヘルペスウイルス薬の種類と作用機序

- 現在使用できる抗ヘルペスウイルス薬には,核酸アナログ製剤とヘリカーゼ・プライマーゼ阻害薬の2種類がある.
- 核酸アナログ製剤にはアシクロビルおよびアシクロビルのプロドラッグであるバラシクロビル,ペンシクロビルのプロドラッグであるファムシクロビル,ビダラビンがある 図1 .
- アシクロビルは内服,外用,注射薬として,バラシクロビルとファムシクロビルは内服薬として,またビダラビンは外用薬および注射薬として使用される.
- アシクロビル,ペンシクロビルはともに感染細胞においてウイルス由来のチミジンキナーゼにより一リン酸化され,さらに細胞内のキナーゼによって三リン酸化体に変更される.
- これらのアシクロビル,ペンシクロビル三リン酸化体はウイルスDNAポリメラーゼの基質の1つであるデオキシグアノシン三リン酸化(dGTP)と競合的拮抗することによりウイルスDNAポリメラーゼ阻害作用を示すととも

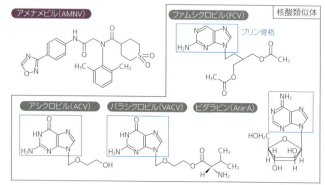

図1 抗ヘルペスウイルス薬の構造

に，ウイルス DNA 鎖伸長阻害をすることで抗ウイルス作用を発揮する．
- ビタラビンは，核酸塩基アデニンのアナログであり，アシクロビルと同様ウイルス感染細胞内で三リン酸化された後 DNA 鎖内に取り込まれ，DNA ポリメラーゼを阻害することで抗ウイルス作用を発揮する．
- 新規帯状疱疹治療薬アメナメビルはヘリカーゼ・プライマーゼ阻害薬である 図1 ．
- 水痘帯状疱疹ウイルス（varicella zoster virus：VZV）のヘリカーゼ・プライマーゼ複合体は，ウイルスの 2 本鎖 DNA をほどいて 2 本の 1 本鎖にするヘリカーゼ活性，そしてそれぞれの 1 本鎖となった鋳型 DNA に DNA 複製の起点となる RNA プライマーを合成するプライマーゼ活性をもつ．
- RNA プライマーが合成されると，それを起点としてウイルスの DNA ポリメラーゼが働き，相補的ウイルス DNA 伸長を開始する[1] 図2 ．
- アメナメビルはヘリカーゼ・プライマーゼ複合体の機能を阻害することで，既存の核酸アナログ製剤よりもより早い段階でウイルス DNA の複製を阻害する．

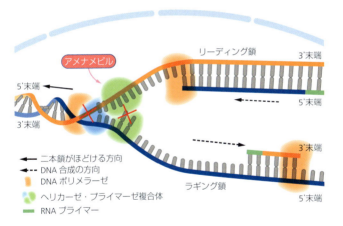

図2 アメナメビルの作用機序

▶ 抗ヘルペスウイルス薬使用上の注意点

- 核酸アナログ製剤は腎排泄型の薬剤であり，またバラシクロビルおよびファムシクロビルはプロドラッグ化され高い血中濃度が得られるため，腎機能が低下している患者では注意が必要である．
- 核酸アナログ製剤の重大な副作用として，精神神経症状や急性腎不全があるが，これらは薬物の過剰投与により発症する．
- したがって，腎機能低下患者ではクレアチニンクリアランスに応じた投与量の適切な減量が必要である 表1 ．

Essence 皮膚科診療で必須のスキル・アイテム・ツール　　**Practice** 皮膚科診療で必ず遭遇する Common Diseases

表1　腎機能障害帯状疱疹患者における抗ウイルス薬の用量

CCr (mL/min)	アシクロビル錠	アシクロビル注射用	CCr (mL/min)	バラシクロビル錠	CCr (mL/min)	ファムシクロビル錠
>50	1回 800 mg を 1〜5回	8時間ごと 5 mg/kg	≧50	8時間ごと 1000 mg	≧60	1回 500 mg を 1日3回
25〜50	1回 800 mg を 1〜5回	12時間ごと 5 mg/kg	30〜49	12時間ごと 1000 mg	40〜59	1回 500 mg を 1日2回
10〜25	1回 800 mg を 1〜3回	24時間ごと 5 mg/kg	10〜29	24時間ごと 1000 mg	20〜39	1回 500 mg を 1日1回
<10	1回 800 mg を 1〜2回	24時間ごと 2.5 mg/kg	<10	24時間ごと 500 mg[※1]	<20	1回 250 mg を 1日1回[※2]

※1　血液透析患者では 24 時間ごと 250 mg（血液透析日は透析後に投与）.
※2　液透患者には 250 mg を透析直後に投与する．なお次回透析前に追加投与は行わない.
ビダラビン……CCr＜10 mL/min の場合．使用量を 75％に減量（透析患者は透析後）.
（各社添付文書より）

- 高齢者では筋肉量が少ないこともあり，クレアチニン値が低めに出やすく結果として腎機能を過大評価する危険性があるため，注意が必要である.
- アメナメビルは糞便排泄が主たる薬剤排泄経路であるため，腎機能に応じた薬剤減量の必要はない.
- アメナメビルは CYP3A で代謝されるため，リファンピシンは併用禁忌，そのほかにも数種の併用注意薬が存在する **表2**.

▶ 初発型単純ヘルペスでの使用法

- 初発型単純ヘルペスに対しては，初感染時に抗ウイルス療法を十分に行うことで，その後の再発の頻度を低下できる可能性がある[2].

▶ 再発型ヘルペスでの使用法

- 再発性の軽症の口唇ヘルペスでは，軟膏による外用療法で十分である.
- 近年，スイッチ OTC 外用薬が薬局で購入可能になった.
- 再発頻度の高い口唇ヘルペス，また再発性性器ヘルペス（genital herpes: GH）では内服治療の適応となる.
- 内服治療には episodic therapy と再発抑制療法がある.
- episodic therapy とは，再発時に抗ヘルペスウイルス薬の内服を 5 日間行う治療法で，臨床症状の改善およびウイルス排出の低下がみられる.
- 発症してから 48 時間以内に内服を開始しないと充分な効果が得られないため，再発を繰り返す例ではあらかじめ患者に薬剤を渡しておき，前駆症状が出現した時から内服治療を開始する patient initiated therapy といわれる

II 使いこなす薬剤アイテム

表2 アメナリーフ錠と相互作用を有する薬剤および食品（併用禁忌・併用注意）

	併用薬剤		併用薬の血中濃度	アメナメビルの血中濃度
併用禁忌（併用しないこと）	リファンピシン※1（リファジン）		↓	↓
併用注意（併用に注意すること）	抗生物質	クラリスロマイシン※2		↑
	抗ウイルス剤	リトナビル※2		↑
		エファビレンツ※3	↓	
	高血圧・狭心症治療薬	ニフェジピン※4	↓	
	抗酸菌症治療薬	リファブチン※1	↓	↓
	催眠・鎮静・抗けいれん剤	ミダゾラム※4	↓	
		ブロチゾラム※4	↓	
		フェノバルビタール※1	↓	↓
	てんかん治療薬・そう状態治療薬	カルバマゼピン※1	↓	↓
	免疫抑制剤	シクロスポリン		↓
	食品	グレープフルーツジュース※2		↑
		セイヨウオトギリソウ（セント・ジョーンズ・ワート）含有食品※1	↓	↓

↑中濃度が上昇するおそれがある．↓中濃度が低下し，作用減弱のおそれがある
※1 CYP3A を誘導する薬剤および食品，※2 CYP3A を阻害する薬剤および食品，
※3 CYP2B6 の基質となる薬剤，※4 CYP3A の基質となる薬剤
（アメナリーフ錠200 mg 添付文書より作成）

投与法が発症予防や治療期間の短縮に効果があるといわれている（保険適応外）.
- 再発抑制療法の対象は概ね年6回以上の再発を繰り返す GH 患者である.
- バラシクロビル 500 mg を1日1回継続投与する.
- 1回の処方は1カ月程度とし，再発抑制の状態や副作用，患者満足度を確認した上で治療の継続を判断する.
- 治療中に再発した場合はバラシクロビル 500 mg を1日2回に増量し，治癒したら元の量に戻す.
- 1年間の継続後，いったん中止し，その後再発がみられた場合は患者と相談の上再発抑制療法の継続の必要性を検討する.
- 抑制療法中に再発を繰り返す場合，性器ヘルペスの診断を PCR，ウイルス分離などを用いて確認し，それでも再発する場合はウイルスの薬剤耐性検査を行うが，免疫正常者の場合耐性ウイルス出現の可能性はきわめて低い.
- 再発抑制療法は大規模臨床試験で GH 再発や，ウイルスの無症候性排泄の頻度の低下，またパートナーへの感染の危険性の低下が証明されている[3].

Essence 皮膚科診療で必須のスキル・アイテム・ツール　　**Practice** 皮膚科診療で必ず遭遇する Common Diseases

▶ カポジ水痘様発疹症での使用法

- カポジ水痘様発疹症の基本は抗ヘルペスウイルス薬の全身投与である.
- 重症度や症状に応じて内服，点滴を選択する.
- 通常のカポジ水痘様発疹症では内服治療が主体となる.
- 単純ヘルペスウイルス（herpes simplex virus: HSV）に対する通常量の投与で十分な臨床効果を出すことができる.
- 皮疹が増悪，遷延するような例では点滴への変更や内服期間延長を考えた方がよい.
- 皮疹の範囲が広い場合や，全身症状，ウイルス血症が疑われる重症例では入院の上で，アシクロビルの点滴を行う.
- カポジ水痘様発疹症の局所治療における外用抗ヘルペスウイルス薬の有効性については，明らかなエビデンスはないが，播種性に皮疹が生じ，また全身症状を呈することもあることから，外用療法単独での治療は基本的には避けた方がよい.

▶ 帯状疱疹での使用法

- 帯状疱疹治療の基本は，抗ヘルペスウイルス薬の早期からの全身投与である.
- 早期治療には，皮疹の拡大を阻止して重症化を防ぐ，急性期疼痛を軽減させる，知覚神経損傷を軽減させて帯状疱疹後神経痛（post herpetic neuralgia: PHN）の発症をある程度抑止するなどの意義があるとされる.
- 実際に，皮疹出現後 72 時間以内が量も適した投与開始時期であるといわれており，過去に行われたさまざまな臨床試験において皮疹の治癒期間や痛みの継続期間の短縮，QOL の早期改善について質の高いエビデンスが得られている.
- 皮疹出現後 72 時間を過ぎても抗ヘルペスウイルス薬の投与を考慮すべき患者として，ウイルス増殖が続いている症例，皮膚以外の合併症がある症例，PHN 発症リスクが高い患者などがあげられる[4].
- 入院治療を考慮する例としては，免疫低下を伴うような基礎疾患をもつ患者（汎発疹を伴う患者，複発性帯状疱疹など），PHN の発症リスクが高い患者，合併症として運動神経麻痺をもつ患者（ハント [Hunt] 症候群，外陰部の帯状疱疹による尿閉など），三叉神経第Ⅰ枝領域の帯状疱疹があげられる.

▶ ワクチンによる帯状疱疹の予防

- ワクチン接種により VZV に対する特異的細胞免疫を誘導することで帯状疱疹発症の予防や重症化の阻止が期待できる.
- 米国での，60 歳以上の約 4 万名を対象とした大規模な無作為化二重盲検プラセボ対照試験では，帯状疱疹ワクチン接種後平均 3.12 年の追跡期間中，帯状疱疹発症頻度はワクチン群がプラセボ群に比して 51.3％減少，PHN が 66.5％減少，重症度も 61.3％減少したことが報告されている[5].
- ワクチンの副反応は接種部の局所反応が主体で，重篤なものはみられなかっ

Ⅱ 使いこなす薬剤アイテム

表3 水痘生ワクチン接種不適当者

1. 明らかな発熱を呈している者.
2. 重篤な急性疾患にかかっていることが明らかな者.
3. 本剤の成分によってアナフィラキシーを呈したことがあることが明らかな者.
4. 明らかに免疫機能に異常のある疾患を有する者および免疫抑制をきたす治療を受けている者.
5. 妊娠していることが明らかな者.
6. 上記に掲げる者のほか，予防接種を行うことが不適当な状態にある者.

帯状疱疹予防における【接種不適当者】4. の具体例

接種後2週間以内に治療等により末梢血リンパ球数の減少 あるいは免疫機能の低下が予想される場合		
細胞性免疫不全状態の場合		
骨髄やリンパ系に影響を与える疾患	免疫抑制状態あるいは免疫不全状態にある場合	
HIV感染またはAIDS		
悪性腫瘍の患者	急性骨髄性白血病，T細胞白血病，悪性リンパ腫，慢性白血病	免疫抑制状態あるいは免疫不全状態にある場合
	急性リンパ性白血病	①完全寛解後3か月未満 ②リンパ球数が500/mm³未満 ③遅延型皮膚過敏反応テストが陰性 ④維持化学療法としての6-メルカプトプリン投与以外の薬剤を接種前後1週間以内に使用 ⑤強化療法や広範囲な放射線療法などの免疫抑制作用の強い治療を受けている
	悪性固形腫瘍	摘出手術又は化学療法によって腫瘍の増殖が抑制されていない場合 腫瘍の増殖が抑制されている状態で，急性リンパ性白血病の①～⑤に該当する場合
免疫抑制化学療法等を受けている	副腎皮質ステロイド剤，免疫抑制剤を使用している	副腎皮質ステロイド剤（注射剤，経口剤）：プレドニゾロン等 免疫抑制剤：シクロスポリン（サンディミュン） 　　　　　　タクロリムス（プログラフ） 　　　　　　アザチオプリン（イムラン）等 により，明らかに免疫抑制状態である場合
	上記以外の免疫抑制作用のある薬剤を使用している	抗リウマチ剤や抗悪性腫瘍剤等により，明らかに免疫抑制状態である場合

（2016年3月改訂乾燥弱毒生水痘ワクチン「ビケン」添付文書より）

た.
- 米国では2006年5月より免疫能正常な60歳以上を対象として帯状疱疹ワクチン（ZOSTAVAX®）の接種が推奨されていたが，2011年3月からはその年齢が50歳以上に引き下げられた.
- わが国でも水痘ワクチンは1986年に認可され，2014年に小児に対する水痘予防の定期接種が開始されたが，2016年3月にZOSTAVAXと本質的に

同じワクチンであることに基づき，帯状疱疹に対する予防効果は医学薬学上公知であるとして，「50 歳以上の者に対する帯状疱疹予防」の効能追加が認められた.

▶ 帯状疱疹生ワクチンの問題点

- 帯状疱疹生ワクチンの問題点として，効果減弱と接種不適格者の問題があげられる.
- 臨床治験後の長期追跡調査により，ZOSTAVAX のワクチン効果は 8 年，疾病負荷に対する効果は 10 年で統計学的に有意な効果が消失することが判明している[6].
- また生ワクチンのため，妊婦，非寛解状態の血液がん患者，造血幹細胞移植後，固形がんで 3 カ月以内に化学療法施行の患者，免疫抑制療法施行中の患者や HIV 患者など帯状疱疹発症リスクが高いと思われる患者には禁忌であることが問題点としてあげられる 表3 .

▶ 新規帯状疱疹ワクチンの開発状況

- 新規ワクチン候補として，VZV の糖タンパク gE とアジュバント AS01$_B$ とから構成されるサブユニットワクチンである HZ/su が開発された.
- HZ/su は第Ⅰ，Ⅱ相試験で，HIV 患者など免疫抑制患者での安全性と[7]，高齢者において少なくとも 3 年間の強い免疫誘導能が確認されている[8].
- HZ/su の第Ⅲ相試験は，国際共同プラセボ対照研究として日本を含むアジア，アメリカ，ヨーロッパ 18 カ国，50 歳以上の健常人（帯状疱疹の既往もしくはワクチン接種歴のあるものは除外）15,411 人を対象に行われた[9].
- 平均 3.2 年間の観察期間中，ワクチンによる帯状疱疹発症阻止効果は 97.2％と驚くべき結果が得られた. また年齢による効果の差もみられなかった.
- プラセボに比べ副反応の発現率は高かったが，軽度〜中程度であり一過性のものであった.
- 並行して行われた試験とのプール解析（70 歳以上，計 16,596 例）では，帯状疱疹に対するワクチン有効率は 91.3％，帯状疱疹後神経痛への有効率は 88.8％であり，PHN に対する高い有効性も証明された[10].
- 本ワクチンは米国，カナダですでに認可され，わが国でも 2018 年 3 月に認可された.

文献

1) Crumpacker CS, Schaffer PA. New anti-HSV therapeutics target the helicase-primase complex. Nat Med. 2002; 8: 327-8.
2) Sawtell NM, Thompson RL, Stanberry LR, et al. Early intervention with high-dose acyclovir treatment during primary herpes simplex virus infection reduces latency and subsequent reactivation in the nervous system in vivo. J Infect Dis. 2001; 184: 964-71.
3) 渡辺大輔. 性器ヘルペスに対する再発抑制療法（suppressive therapy）のエビ

デンス. 皮アレルギーフロンテ. 2009; 7: 56-9.

4) Dworkin RH, Johnson RW, Breuer J, et al. Recommendations for the management of herpes zoster. Clin Infect Dis. 2007; 44: S1-26.

5) Oxman MN, Levin MJ, Johnson GR, et al. A vaccine to prevent herpes zoster and postherpetic neuralgia in older adults. N Eng J Med. 2005; 352: 2271-84.

6) Morison VA, Johnson GR, Schmader KE, et al. Long-term persistence of zoster vaccine efficacy. Clin Infect Dis. 2015; 60: 900-9.

7) Berkowitz EM, Moyle G, Stellbrink HJ, et al. Safety and immunogenicity of an adjuvanted herpes zoster subunit candidate vaccine in HIV-infected adults: a phase 1/2a randomized, placebo-controlled study. J Infect Dis. 2015; 211: 1279-87.

8) Chlibek R, Smetana J, Pauksens K, et al. Safety and immunogenicity of three different formulations of an adjuvanted varicella-zoster virus subunit candidate vaccine in older adults: a phase II, randomized, controlled study. Vaccine. 2014; 32: 1745-53.

9) Lal H, Cunningham AL, Godeaux O, et al. Efficacy of an adjuvanted herpes zoster subunit vaccine in older adults. N Engl J Med. 2015; 372: 2087-96.

10) Cunningham AL, Lal H, Kovac M, et al. Efficacy of the herpes zoster subunit vaccine in adults 70 years of age or older. N Engl J Med. 2016; 375: 1019-32.

〈渡辺大輔〉

| Essence 皮膚科診療で必須のスキル・アイテム・ツール | Practice 皮膚科診療で必ず遭遇する Common Diseases |

5 ▶ 保湿剤

■POINT

- ●保湿剤は皮膚の乾燥症状を改善させ乾燥皮膚に続発する湿疹の形成を防ぐ.
- ●水溶性ローション剤よりも,閉塞作用のある油脂成分を含む乳剤性ローションやクリーム剤のほうが保湿効果が持続し皮膚保護効果も高い.
- ●皮膚がしっとりするよう十分量を塗布する.
- ●健常人が経験するさほど悪くない乾燥皮膚には OTC や化粧品（医薬部外品含む）の保湿剤を利用してもよい.

▶ 保湿剤の作用と適応

- ・保湿剤は,乾燥皮膚（ドライスキン,乾皮症）に適用することにより,角層水分量の増加をもたらし,乾燥皮膚を改善させ,乾燥皮膚に続発する湿疹（皮脂欠乏性湿疹）を防ぐ.
- ・適応疾患・適応となる皮膚状態には,老人性乾皮症,アトピー性皮膚炎,魚鱗癬などがあるが,それ以外にも,錯角化など角化異常がみられる皮膚疾患の病変部では鱗屑を付着し乾燥症状を呈するため,それぞれの皮膚疾患の治療とともに保湿剤を用いることを考慮してもよい.

▶ 保湿剤の分類

エモリエントとモイスチャライザー

- ・外用薬の基剤として用いられることが多い白色ワセリンは,単独で皮膚に外用すると,油脂成分が皮膚の表面を覆って水分の蒸散を抑制し,徐々に水分が貯留して角層水分量が増加する.このような機序で保湿作用をもたらすものをエモリエント（狭義）という.
- ・吸湿性の高い水溶性成分（ヒューメクタント）を含む製剤をモイスチャライザーという.さらにワセリンなどの水分蒸発防止作用のある成分（閉塞剤）や皮膚を柔軟にする効果のある成分（柔軟剤）などを含む O/W 型あるいは W/O 型の乳剤性ローションあるいはクリーム剤はモイスチャライザーあるいはエモリエント（広義）という.
- ・一般に,保湿効果の持続や皮膚保護効果は,水溶性ローション剤,O/W 型製剤,W/O 型製剤の順に高くなる.

▶ 処方薬と OTC,化粧品

- ・処方薬では,ヘパリン類似物質あるいは尿素がヒューメクタントとして機能するため,ヘパリン類似物質製剤や尿素製剤が保湿剤として用いられることが多い.

  処方例 ヒルドイド®クリーム,パスタロン®ソフト軟膏 10%など
  1日2回 朝・夕（入浴後）塗布

- ・尿素 20% 軟膏は,角層水分量増加だけでなく角質融解作用があるため,膝

Ⅱ 使いこなす薬剤アイテム

表1 化粧品（医薬部外品含む）の保湿剤の例

製品名	製造販売	剤型/特徴	値段
ノブスキンクリームD	常盤薬品工業㈱	【低刺激性】ベタつきの少ないクリーム剤	150 g 1,620円（税込）
オリゴマリン®ローション,ローションS	常盤薬品工業㈱	【低刺激性】とろみのある水溶性ローション剤	190 g 1,944円（税込）S 2,160円（税込）
リピカバーム AP	ラ・ロシュポゼ（日本ロレアル㈱）	とても乾燥した敏感な肌用クリーム剤	200 g 3,564円（税込）
ディーアールエックス®ADパーフェクトバリア®（DRxAD）ボディミルク	ロート製薬㈱	【医家向け化粧品】伸展性がよく保湿力が長時間持続する乳剤性ローション剤	130 mL オープン価格
メンソレータム APソフト薬用保湿ローション	ロート製薬㈱	伸展性のよい乳剤性ローション，医薬部外品成分グリチルリチン酸ジカリウム，アラントイン配合	120 g 1,200円
キュレルローション	花王㈱	乾燥性敏感肌用セラミド配合，乳剤性ローション剤	参考価格ボトル 220 mL1,048円（税込）よりポンプ 410 mL1,854円（税込）より
キュレルクリーム	花王㈱	乾燥性敏感肌用セラミド配合，クリーム剤	参考価格チューブ 35 g 502円（税込）よりジャー 90 g 1,198円（税込）より
ニュートロジーナ®ディープモイスチャーボディミルク	ジョンソン&ジョンソン㈱	ベタつかない使用感の乳剤性ローション剤	参考価格ポンプ 250 mL 927円（税込）より
ニュートロジーナ®ノルウェーフォーミュラインテンスリペアハンドクリーム	ジョンソン&ジョンソン㈱	ベタつきの少ないハンドクリーム	参考価格50 g 575円（税込）より

や踵など過角化の目立つ乾燥皮膚に向く．亀裂部や易刺激性のある皮膚で刺激を生じることがあるので注意する．

処方例 ケラチナミン®コーワクリーム 20％
1日2回　朝・夕（入浴後）踵に塗布

- ビタミンE・A製剤は配合成分のビタミンAが表皮におけるムコ多糖類の新陳代謝を高め，皮膚の乾燥化や鱗屑形成などに対し抑制作用を示す．

処方例 ユベラ®軟膏　1日2回　朝・夕（入浴後）に塗布

- 白色ワセリンやプロペトをエモリエントとして使用することがある．刺激が少ないので易刺激性のある皮膚で使いやすいが，ベタつきやテカリが好まれないこともある．

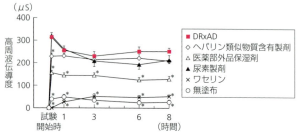

図1 健常皮膚における各保湿外用剤塗布後の角層水分量の推移
n=10, ＊: p<0.05, DRxAD vs 各保湿外用剤
(菊地克子, 他. 臨皮. 2009; 63: 513-22[1] より改変)

> **処方例** プロペト® 1日2回 朝・夕（入浴後）顔面に塗布

- OTCのヘパリン類似物質配合保湿剤に, Saiki®治療クリーム, 治療乳液, 治療ローション（小林製薬）, HP®クリーム, HPローション（グラクソ・スミスクライン・コンシューマー・ヘルスケア・ジャパン）, ヘパソフト®薬用保湿ローション, ヘパリペア®（ロート製薬）, ピアソンHPローション, クリーム（新新薬品工業）などがある.
- 化粧品・医薬部外品の保湿剤の例を **表1** に示す. 医薬品と同程度に保湿効果のある製剤もあり **図1** , 使用感がよいものも多い. ベタつきを嫌う患者や病院を受診するほどでもない乾燥皮膚の日常ケアに向く.

▶ 外用方法

① 塗布量

- ステロイド外用薬の塗布量に準じ, 大人の掌2枚分の面積の皮膚にクリーム剤であれば1FTU, ローション剤であれば, 1円玉大の量が目安量とされる.
- チューブの口径による1FTU量の違い, 製剤の水分油分の割合や粘度の違いがあるため, FTU法はあくまで目安である.
- 適用部位が苔癬化して皮溝が深い場合や大きな鱗屑が多数みられる著しい乾燥皮膚には多めの量を必要とする.
- 塗布後の皮膚は油分でわずかに光沢をもち, しっとりとしてティッシュペーパーが1枚張り付く程度がよい.

② 塗布の仕方

- 入浴後に水滴を拭き取った後のやや湿り気のある皮膚のほうが保湿剤の伸展性がよい.
- 皮溝部分にも製剤が入るように, 皮溝やシワの流れにそって指の腹や手掌で製剤を伸ばすとよい.
- 易刺激性のある皮膚では強く擦ると刺激になるので注意する.

③ 塗布回数

- 単回塗布後の保湿効果の持続は保湿剤によって異なるが, 一般に時間ととも

II 使いこなす薬剤アイテム

に低下し，特にアトピー性皮膚炎など病的皮膚ではより短時間で低下する．そのため，乾燥が著しい皮膚への塗布回数は 1 日 1 回よりも 1 日 2 回塗布のほうがよい．保湿剤を 5 日連続塗布後に塗布中止すると，健常人では 7 日後まで塗布前値より角層水分量の高い状態が維持されるのに対し，アトピー性皮膚炎患者では塗布中止数日後には塗布前値に復してしまう[2] ので継続した塗布が望ましい．

④ **ステロイド外用薬との混合時の注意**

• 保湿剤とヘパリン類似物質製剤や尿素製剤を混合して塗布すると，ステロイドの透過が増加する[3] ので，保湿剤との混合でステロイド濃度が低下して吸収が低下するわけではないことに注意する．

One Point Advice

同じ"主剤"を含む製剤が同じ保湿効果があるとは限らない

同じ濃度の同じ"主剤"を含む製剤でも，水溶性ローションと乳剤性ローションでは基剤が異なるため保湿効果やその持続は異なる．また，"主剤"以外にも"添加剤"として記載されているグリセリン，多価アルコール，多糖類，乳酸塩などもヒューメクタントとして機能するため，保湿効果が高まる可能性がある．換言すれば，同じ濃度の同じ"主剤"を含む製剤でも"添加剤"や基剤が異なる先発品と後発品では，保湿効果に差が生じる可能性があるため，処方の際は注意が必要である．

文献

1) 菊地克子，相場節也，石崎千明，他．高圧乳化製法による新規ワセリン製剤 DRxAD の保湿能評価およびアトピー性皮膚炎患者に対する有用性ならびに安全性評価．臨皮．2009; 63: 513-22.

2) Tabata N, O'Goshi K, Zhen YX, et al. Biophysical assessment of persistent effects of moisturizers after their daily applications: evaluation of corneotherapy. Dermatology. 2000; 200: 308-13.

3) 大谷道輝．ステロイド軟膏剤の混合による臨床効果と副作用への影響の評価．医療医学．2003; 29: 1-10.

〈菊地克子〉

1 ▶ 光線療法

■ POINT

- 311 nm ナローバンド UVB が光線療法の基本的な治療.
- ターゲット型光線療法は，病変部分のみ照射する方法で，病変の範囲が限局する場合には利便性が高く，効果を出しやすい．308 nm エキシマライトがその基本．ただし，紅斑反応や色素沈着を残しやすいので注意が必要.
- 軽量・小型の 312 nm ターゲット・フラットタイプ・ナローバンド UVB も登場し，波長ごとの特性を利用.
- 今後，期待される在宅光線療法（home phototherapy）.

▶ 皮膚科光線療法の基本と将来

- 311 nm ナローバンド UVB や 308 nm エキシマライト（ターゲット型光線療法）などの紫外線のみを用いた治療が一般的に使用される.
- PUVA（ソラレン＋UVA）は，皮膚T細胞性リンパ腫に使用される（PUVAバス）.
- 波長特性を生かした光線療法は，波長をコントロールしやすい紫外光LEDの開発とともに，いよいよ UV-LED 照射機器が登場することが予想される.

▶ ナローバンド UVB

- ナローバンド UVB は，通常の UVB（ブロードバンド UVB）とは違い，ピークだけでなくほとんどが 311～312 nm に分布する非常に幅の狭い波長で，フィリップス TL01 というランプが用いられる 図1 ．本邦でも 2002 年の

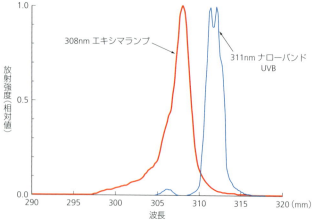

図1　311 nm ナローバンド UVB・308 nm エキシマライトの分光分布

III 治療ツール

表1 尋常性乾癬に対するナローバンド UVB 照射方法

1	最少紅斑量（MED）の測定（24時間後判定）.
2	初回照射は MED の 70%.
3	2回目以降は，紅斑を生じなければ，毎回 20%ずつ照射量を上昇させる. ただし，1）淡い紅斑がみられるようなら，先回と同じ照射量で行う. 　　　2）境界明瞭な紅斑がみられた場合は，その際には照射せず次回は同量とし，その後 10%ずつ増量を行う. 　　　3）痛みを伴う紅斑，浮腫性紅斑，水疱を生じるようなら，その症状がなくなるまで待ち，照射量を半減し，その後 10%ずつ増量を行う.
4	1回あたりの照射量は，おおむね 2 MED を越えないようにする.
5	治療スケジュールによって照射間隔があいた場合には，以下のように照射量を減じる. 　4〜7日：照射量を同量に維持. 　8〜14日：照射量を 25%減じる. 　15〜21日：照射量を 50%減じる. 　22日以上：初回照射量と同量.

国産照射器の発売とともに一般臨床レベルでの治療が進み，乾癬，白斑，アトピー性皮膚炎などでは使用頻度が高くなり，クリニックや病院などで広く使用されている. 乾癬の治療では，ブロードバンド UVB より効果が優れること，PUVA と同等の効果が得られることもこの要因である.

- 容易なナローバンド UVB の照射方法

　ナローバンド UVB の照射方法には，①MED（minimal erythema dose 最少紅斑量）を基準とした照射方法，②スキンタイプを基準とした方法，③初回照射量・増量幅も一定が取られるが，スキンタイプを用いた方法は本邦では行われてはいない. 乾癬では，どの施設でも同様に効果が得られやすいスタンダードレジメンといわれる MED を基準とした代表的な照射治療が推奨される **表1**. 乾癬に対して十分な治療効果を上げていると思われる.

- 増量に伴い紅斑がみられるが，**表1** の照射方法で，照射量・増量方法の変更を行い照射が可能であり，水疱など高度の急性副作用を起こす症例はほとんどない.

► **エキシマライト（ターゲット型光線療法）**

- ナローバンド UVB からわずか 3 nm 短波長側に波長のピークをずらした 308 nm エキシマライトが登場し，さらに有効性が認められることから，局所的な照射方法，ターゲット型光線療法として普及した.

- ナローバンド UVB では，正常部位の皮膚への照射がなされるため，無疹部において不必要な光老化や発癌のリスクが高くなること，頻回および比較的長期間の照射が必要であること，十分な効果を得るためには 1 週間に 2 回以上の照射が必要であることなどが問題.

- 照射回数や週あたりの受診数を少なくすることが現在の光線療法での課題である. 特に，全身型照射器で治療する際には，小さな範囲の皮疹であれば，不

必要な照射を防ぐために遮光などが必要である. そのため, 乾癬や白斑皮疹部のみに照射されるターゲット型光線療法が考案され, 開発が行われた. 308 nm エキシマライトが, ターゲット型光線療法の光源である.

- 図1 に示すように, エキシマランプには, 308 nm よりも短波長側の紫外線が含まれるので, ナローバンド UVB に比べると紅斑反応を惹起しやすい. 照射機器にもよるが, MED が, ナローバンド UVB に比べ, 1/2〜1/5 程度になる.
- ターゲット型光線療法としてエキシマライト療法は, 乾癬では, 初回を含め MED 以上で照射されることが多く, さらに増量幅も 1 MED 以上であり, 強力に照射を行うが, 白斑では, ナローバンド UVB と同様に照射されることが多い. 名古屋市立大学病院皮膚科では, 1 MED から開始し, 20%ずつ増量, もしくは 0.1 J/cm^2 の増量を行うような照射を行っている. 週1回の照射でも効果が十分に期待される.
- 乾癬, 尋常性白斑, 皮膚 T 細胞性リンパ腫, 掌蹠膿疱症, アトピー性皮膚炎などに効果.

▶ 312 nm ターゲット・フラットタイプ・ナローバンド UVB

- エキシマランプは高輝度であるため, 比較的短時間で照射を行うことが可能であるが, 紅斑や色素沈着が生じやすく, 照射にはある程度の習熟が必要である.
- 効果や安全性が高く, 省スペース・省エネルギー (発熱量を少なく), 環境にやさしい (水銀を使用しない) ユーザーフレンドリーな照射機器が必要と考え, 従来型の TL01 ランプとは異なる新たな蛍光体〔YAl$_3$(BO$_3$)$_4$:Gd〕を用いた平面発光ランプを開発し, 臨床応用に成功した[1,2]. 波長特性は, ピーク波長が 312 nm であり波長幅が非常に短い. 従来のナローバンド UVB 光源に比べ, 薄型で均一, 高出力・小型・軽量であることが特徴である[1,2]. 持ち運びが可能なため, 往診などに持参することで, 遠隔地でのナローバンド UVB 治療が可能となるであろう.

▶ 期待される在宅光線療法 (home phototherapy)

- 本邦での在宅光線療法も開発段階となった 図2 . 海外では, 在宅光線療法でナローバンド UVB 療法を行うことは, 臨床試験や実績で, 治療効果, 安全性については問題ないとされ, 外来での照射と比べて, 医療経済上のメリットや患者の QOL から考えると有利な点が多い.
- 仕事上の理由で頻回 (少なくとも週1回, 十分な効果を得るには週2回以上) の外来通院が困難な場合や, 皮膚科専門医不在地域で皮膚科専門医機関まで遠距離な場合など, 在宅光線療法が, 在宅医療のひとつとして提供できる可能性が出てきた.
- 在宅光線療法を安全性が高く, 有効性が出るように行える機器開発が期待される. 特にターゲット型光線療法は, 範囲の狭い皮疹に使用することからも, 在宅光線療法として大きな役割を果たす可能性がある.

Ⅲ 治療ツール

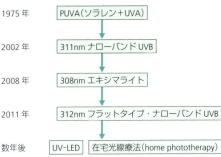

図2 紫外線療法の開発の歴史（本邦照射機器）

文献
1) Nishida E, Furuhashi T, Kato H, et al. Successful treatment of psoriasis vulgaris with targeted narrow-band UVB therapy using a new flat-type fluorescent lamp. Photodermatol Photoimmunol Photomed. 2011; 27: 248-50.
2) Morita A, Shintani Y, Nishida E, et al. Feasibility and acuuracy of a newly developed hand-held device with a flat-type fluorescent lamp for measuring the minimal erythema dose for narrow-band UVB therapy. Photodermatol Photoimmunol Photomed. 2009; 25: 41-4.

〈森田明理〉

2 ▶ 凍結療法

■POINT
- ウイルス性疣贅など上皮系腫瘍性病変の治療に用いられる.
- 円形脱毛症やケロイドの治療に用いられることがある（保険適用外）.
- 毛細血管拡張性肉芽腫や粘液嚢腫の治療に用いられることがある.

▶ 凍結療法とは

- 組織を凍結し融解させることを繰り返すことで変性壊死させることを目的とする. 過去にはドライアイスなどが用いられたが現在では主に液体窒素が用いられる. 1気圧下での液体窒素の沸点は－196℃であり, 瞬時に組織を凍結することができる. 液体窒素は容易に購入できるが蒸発してしまうため専用の容器が必要であり, 繰り返し購入する必要がある. 液体窒素で組織を凍結させるには大きく分けて綿球法とスプレー法の2種が用いられる. それぞれ利点があるがスプレー法には専用の機器が必要となる.

■綿球法

- 先端をとがらせた綿球を液体窒素に浸し, 目的とする組織に接触させることで凍結させる 図1. 液体窒素は綿球の下方にたまるため, 上から接触させるようにする. 凍結させる深さは接触時間でコントロールすることができる. 通常数秒で数mm程度の深さまで凍結する. 表皮のレベルまでであればあまり疼痛はないが真皮表皮境界部のレベルまで凍結すると疼痛を伴う. 1回の凍結融解では組織の変性壊死までは至らないため, 綿球を適宜液体窒素に浸しながら凍結融解を数回繰り返す.

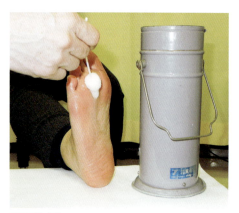

図1 綿球法による疣贅の凍結療法

III 治療ツール

■スプレー法
- 専用のスプレー機器に液体窒素を入れ,凍結したい病変部に吹きつける 図2, 図3. 噴射式のため横から吹きつけることも可能である. 凍結させる深さは噴霧時間でコントロールする. 綿球法にないメリットとして病変部に触れることなく治療できることがあげられる.

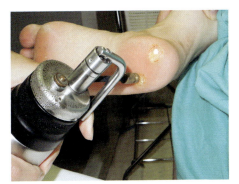

図2 スプレー法による疣贅の凍結療法

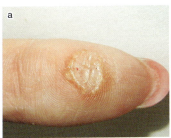
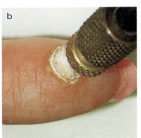
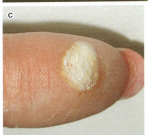

図3 スプレー法による凍結の状態
a) 凍結前 (削り), b) 凍結中, c) 凍結後

Essence 皮膚科診療で必須のスキル・アイテム・ツール　　Practice 皮膚科診療で必ず遭遇する Common Diseases

▶ 凍結療法が適応となる疾患

ウイルス性疣贅

　凍結療法が最も一般的に用いられるのはウイルス性疣贅の治療であり，いぼ冷凍凝固法として保険適用となっている．足底疣贅に対する効果は限定的であるが，手指などの疣贅については治療の第1選択である．治療の目標としては物理的に疣贅組織すべてを壊死させて取り除くという以外に，組織を変性させることで免疫原性に変化を加えて疣贅に対する免疫反応を誘導するということがある．したがって，どちらに主眼をおくかによって治療の強さも違ってくる．一般的に2週間に1回程度の頻度で治療を繰り返す．

脂漏性角化症／日光角化症

　上皮系良性腫瘍も凍結療法のよい適応である．上手に行えば1回の治療で取りきることができる．

円形脱毛症／ケロイド

　第1選択ではないが，円形脱毛症の発毛促進やケロイドの治療に凍結療法が行われることがある．組織を壊死させることが目標ではないので刺激程度に行う（保険適用外）．

毛細血管拡張性肉芽腫／粘液囊腫

　上皮系腫瘍以外の治療に用いられることがあるが，効果は限定的である．何回か試みて効果がない場合は切除などの外科的治療を考える．

One Point Advice

適応の選択は慎重に

凍結療法は外来で簡便に行うことができる敷居の低い治療法である．しかし，凍結できるのは表面であり基本的に真皮や皮下組織の病変については良い結果が期待できない．一見類似してみえても脂漏性角化症と母斑細胞母斑では治療効果は異なる．ダーモスコピーを使用するなどして凍結療法を行う前に診断をしっかりするのが重要である．

〈石地尚興〉

3 ▶ 炭酸ガスレーザー

■ POINT

- 皮膚にレーザー光を照射することで,組織そのものを蒸散・凝固壊死させる医療器械である.
- 脂漏性角化症が最も好適応であるが,尋常性疣贅,色素性母斑,稗粒腫などにも有効である(適応疾患の幅が広い).
- Qスイッチレーザーや色素レーザーに比べて比較的安価であり,ランニングコストもほとんどなく,クリニックの外来備品として最適である.

▶ 炭酸ガスレーザーとは

- 炭酸ガスレーザーは炭酸ガスに電気エネルギーを加えることで発生するレーザー光線(10,600 nm,遠赤外線波長)である.このレーザー光が皮膚に照射されると皮膚組織の細胞が蒸散し,切開,凝固,止血の効果がある.皮膚の良性腫瘍などの摘出に広く用いられている.皮膚科領域で使われるQスイッチレーザーがメラニン色素に,色素レーザーがヘモグロビン色素に特異的に吸収されるのに対比して,全ての細胞に非特異的に吸収されるという特徴をもつ.また,上記のレーザー装置に比べて価格も比較的安価でありランニングコストもほとんどかからず,有用性の高い器械だといえる.

▶ 適応疾患

- 簡単にいうと,腫瘍などの異常組織を焼き切ってしまう装置であるので,その適応疾患は非常に幅広い.たとえば脂漏性角化症なら,**図1**に示すように局所麻酔下に腫瘍組織を凝固壊死させ,宿主から取り除いてしまう.組織欠損は引き続き行われる外用治療によって2次治癒させる.したがって,欠損の大きさおよび深さによっては瘢痕が目立つことになる.このような原理から,外方向性増殖である脂漏性角化症が最も適応が高いといえる.その他の適応疾患を**表1**に示す.

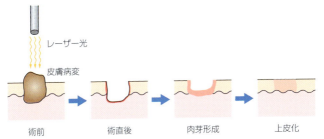

図1 炭酸ガスレーザーによる脂漏性角化症の治療

Essence 皮膚科診療で必須のスキル・アイテム・ツール

Practice 皮膚科診療で必ず遭遇する Common Diseases

表 1 炭酸ガスレーザーの適応疾患

脂漏性角化症
尋常性疣贅
色素性母斑
稗粒腫
尖圭コンジローマ
アクロコルドン
被角血管腫
眼瞼黄色腫
脂腺増殖症
汗管腫

▶ 術前の説明

① 上記の適応疾患の中には病変は真皮深層にまで及ぶものがあるので,完全には除去できないことがある. すなわち,再発の可能性がある.

② 患者さんによるが,施術後,炎症が遷延し数カ月たっても赤味が残る可能性がある.

③ 特に炎症が強い場合に炎症後の色素沈着が残ることもある.

▶ 実際の手技

① 局所麻酔を行う. 標準的には 1%エピネフリン含有リドカイン麻酔薬を使う. ただし,指趾先端部や,耳介,陰茎などはエピネフリンなしの薬液を使う.

② 当科では,出力 3.5 W に設定することが多いが,器械の種類や施術者の好みにもよる.

③ 炭酸ガスレーザーのハンドピースを病変部に向ける. この際,機器の種類によるが,当科の場合はハンドピースの先端を病変部から 2〜3 cm 離す位置で焦点が合う. 各機種の使用説明書をよく読む必要がある.

④ フットスイッチを半押しすることでガイド光が出て,照射位置が示される. さらに強く踏み込むとレーザー光が病変に照射され,組織が蒸散する.

⑤ 最初は 1〜2 秒の照射を繰り返すが,感触がつかめたら病変部全体に連続照射する. ただし,同じ位置に照射を続けるとどこまでも深く凝固が進むので,照射位置を素早く動かす必要がある. どの深さまで焼灼するかは病変の深さにもよるが,経験知も必要である. まずは,先輩の手技を見学することから始めよう.

⑥ 炭化した組織を生食ガーゼなどで擦過除去しながら病変の焼灼レベルを確認する.

⑦ 終了後はゲンタマイシン含有軟膏などを用いてドレッシングする. たいていは 1〜2 週間で上皮化する. 筆者は抗生剤の予防的投与も行っている.

▶ 実際の症例

・83 歳,女性. 左頬部の多発性脂漏性角化症. 炭酸ガスレーザー 3.5 W で焼

III 治療ツール

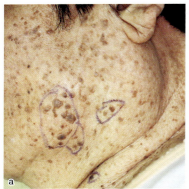
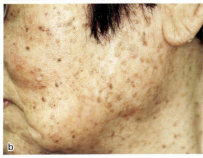

図2 多発性脂漏性角化症の治療例
a) 照射前, b) 照射後2カ月

灼した 図2 .

One Point Advice

炭酸ガスレーザーは適応疾患も多く,外来診療で極めて有用な器械である.合併症もほとんどなく安心して使用できる.しかし,ある程度の習熟は必要で,まずは病変の浅い脂漏性角化症の治療から開始するのが熟達への近道と思う.脂漏性角化症を卒業できたら,病変の病理を予想しながら,種々の皮膚病変に守備範囲を広げていくことも可能である.

〈中川浩一〉

Practice

皮膚科診療で必ず遭遇する
Common Diseases

Essence 皮膚科診療で必須のスキル・アイテム・ツール　　Practice 皮膚科診療で必ず遭遇する Common Diseases

1 ▶ アトピー性皮膚炎

■POINT

- ●アトピー性皮膚炎の病態は，皮膚バリア，アレルギー炎症，瘙痒の 3 つの観点から考えられる．
- ●アトピー性皮膚炎の治療は，薬物療法，スキンケア，悪化因子の検索と対策の 3 点が基本になる．
- ●薬物療法の中心は，ステロイド外用薬とタクロリムス軟膏による抗炎症外用療法である．
- ●重症・難治例にはシクロスポリンによる短期間な寛解導入療法を検討する．

▶ 病因・病態

- ・アトピー性皮膚炎の病態は，皮膚バリア，アレルギー炎症，瘙痒の 3 つの観点から考えると理解しやすい．

■皮膚バリア

- ・アトピー性皮膚炎の患者では，皮膚バリア機能の低下のため，非特異的な刺激に対する皮膚の被刺激性が亢進している．
- ・皮膚バリアに関して，フィラグリン遺伝子変異のアトピー性皮膚炎発症への関与が注目されている．
- ・アトピー性皮膚炎の患者の多くでは，皮膚組織で Th2 サイトカイン優位の環境によりフィラグリンの発現が低下している．
- ・フィラグリンはケラチン線維を収束する働きとともに，分解されて天然保湿因子として角質の水分保持に働く．
- ・フィラグリン量が減少しやすいアトピー性皮膚炎患者の皮膚は乾燥しやすい．
- ・アトピー性皮膚炎の皮疹部位ではディフェンシンなど抗菌ペプチドの発現が抑制されており，細菌が感染しやすい．
- ・アトピー性皮膚炎患者では皮膚炎の悪化時に細菌叢の多様性が減少し，黄色ブドウ球菌が顕著に増加する．
- ・アトピー性皮膚炎の紅斑部皮膚では，ランゲルハンス細胞による外来抗原の取り込みが増大している．
- ・バリア機能が低下した皮膚からはアレルゲンが容易に侵入するため，経皮感作を起こしやすく，皮膚炎を惹起しやすい．
- ・生後早期から保湿剤によるスキンケアを行い経皮感作を防ぐことで，アトピー性皮膚炎の発症を抑制できることが示された．

■アレルギー炎症

- ・ダニや花粉のようなアレルゲンはタンパク抗原として作用するだけでなく，含まれるプロテアーゼによって Th2 型の免疫応答を誘導する．
- ・Th2 型免疫反応は IL-4 や IL-5 産生を介して，IgE 産生亢進や好酸球浸潤を促す．
- ・表皮細胞から産生される TSLP（thymic stromal lymphopoietin）は Th2

I 湿疹・皮膚炎・蕁麻疹・痒疹・瘙痒症

細胞への分化を誘導する.
- Th2 環境では Th2 型ケモカインである TARC（thymus and activa-tion-regulated chemokine, CCL17）が表皮から産生される.
- アトピー性皮膚炎の病勢マーカーとしての血清 TARC 値は有用である.
- 血清 TARC 値は血清 IgE 値, LDH 値, 末梢血好酸球数と比べて, アトピー性皮膚炎の病勢をより鋭敏に反映することが示された.
- アトピー性皮膚炎の重症度評価の補助の目的で, 血清中の TARC 量を測定した場合に月 1 回に限り算定（保険適用）できる.
- アトピー性皮膚炎では 2 型自然リンパ球（ILC2）が活性化されており, ILC2 は IL-33 の刺激で Th2 サイトカインを産生する.
- アトピー性皮膚炎では約 8 割の患者で血清 IgE 値が高値を示す（外因性アトピー性皮膚炎）.
- アトピー性皮膚炎では約 2 割の患者で血清 IgE 値が正常域である（内因性アトピー性皮膚炎）.
- 内因性アトピー性皮膚炎は女性に多く, フィラグリン遺伝子変異が低く, 金属アレルギーが多い.

■瘙痒
- 抗ヒスタミン薬が著効する蕁麻疹と異なり, アトピー性皮膚炎の瘙痒に対する抗ヒスタミン薬の効果は症例によって差がある.
- アトピー性皮膚炎の瘙痒には, ヒスタミン以外の生理活性物質の存在も想起される.
- アトピー性皮膚炎の炎症局所で Th2 細胞から産生された IL-31 は, C 線維を介して瘙痒を脳に伝達すると考えられる.
- アトピー性皮膚炎の皮膚では, 瘙痒を伝達する C 線維の分布が表皮や角層まで伸長しており, かゆみ過敏につながっている.
- 神経反発因子である Semaphorin 3A の発現がアトピー性皮膚炎患者の病変部で低下しているため, 神経伸長を促す.

▶ 診断・臨床症状・重症度

■診断基準
- 日本皮膚科学会「アトピー性皮膚炎の定義・診断基準」（2008 年追加改訂）に基づいて診断する.
- 1）瘙痒, 2）特徴的皮疹と分布, 3）慢性・反復性経過の 3 基本項目を満たすものを, アトピー性皮膚炎と診断する 表1 .

■臨床症状
- 皮疹は湿疹病変であり, 湿潤性紅斑, 漿液性丘疹などの急性病変と, 苔癬化病変, 痒疹などの慢性病変が混在している.
- 皮疹の分布は左右対称性で, 前額, 眼囲, 口囲・口唇, 耳介周囲, 頸部, 四肢関節部, 体幹などに好発する.
- 分布には年齢による特徴があり, 乳児期には頭, 顔から皮疹が出現し, 体幹や四肢に拡大する.

表1 アトピー性皮膚炎の診断基準（日本皮膚科学会）

1. 瘙痒		
2. 特徴的皮疹と分布		
①皮疹は 湿疹病変	• 急性病変：紅斑，浸潤性紅斑，丘疹，漿液性丘疹，鱗屑，痂皮 • 慢性病変：浸潤性紅斑・苔癬化病変，痒疹，鱗屑，痂皮	
②分布	• 左右対側性 　好発部位：前額，眼囲，口囲・口唇，耳介周囲，頸部，四肢関節部，体幹 • 参考となる年齢による特徴 　乳児期：頭，顔に始まりしばしば体幹，四肢に下降． 　幼小児期：頸部，四肢関節部の病変． 　思春期・成人期：上半身（顔，頸，胸，背）に皮疹が強い傾向．	
3. 慢性・反復性経過（しばしば新旧の皮疹が混在する）		
乳児では2カ月以上，その他では6カ月以上を慢性とする．		

上記1，2，および3の項目を満たすものを，症状の軽重を問わずアトピー性皮膚炎と診断する．
そのほかは急性あるいは慢性の湿疹とし，年齢や経過を参考にして診断する．
(加藤則人，他．日皮会誌．2016; 126: 121-55[1]) より．©日本皮膚科学会）

- 幼小児期には頸部，肘窩，膝窩などのアトピー性皮膚炎に最も特徴的な部位に皮疹が出現するようになる．
- 思春期・成人期には顔面を含む上半身に皮疹が強くなる傾向がある **図1** ．

■重症度

- 体全体の重症度分類として，世界的には SCORAD（Severity Scoring of Atopic Dermatitis）や EASI（Eczema Area and Severity Index）が頻用されている．
- 本邦では日本皮膚科学会重症度分類検討委員会によるものや，厚生労働科学研究班による重症度の目安 **表2** が提案されている．

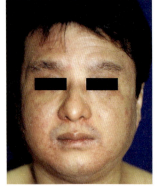

図1 成人のアトピー性皮膚炎の臨床像（顔）

I 湿疹・皮膚炎・蕁麻疹・痒疹・瘙痒症

表2 重症度のめやす（厚生労働科学研究班）

軽 症	面積にかかわらず，軽度の皮疹のみみられる.
中等症	強い炎症を伴う皮疹が体表面積の 10% 未満にみられる.
重 症	強い炎症を伴う皮疹が体表面積の 10% 以上，30% 未満にみられる.
最重症	強い炎症を伴う皮疹が体表面積の 30% 以上にみられる.

＊軽度の皮疹：軽度の紅斑，乾燥，落屑主体の病変
＊＊強い炎症を伴う皮疹：紅斑，丘疹，びらん，浸潤，苔癬化などを伴う病変
（日本アレルギー学会 アトピー性皮膚炎ガイドライン専門部会. アトピー性皮膚炎診療ガイドライン 2015. 東京：協和企画：2015[2]）より改変）

- 重症度の目安では，軽度の皮疹のみみられる場合を軽症，強い炎症を伴う皮疹がみられる場合を中等症以上としている.
- 強い炎症を伴う皮疹が体表面積の 10% 未満の場合を中等症，10% 以上 30% 未満の場合を重症，30% 以上の場合を最重症としている.
- 治療の主体である外用療法の選択は「個々の皮疹の重症度」 表3 により決定される.
- 範囲は狭くとも高度な皮疹には十分に強力な外用療法が選択され，範囲は広くとも軽度の皮疹には強力な外用療法は必要としない.

▶ 治療

- 治療の目標は，症状がないか，あっても軽微で日常生活に支障がなく，薬物療法もあまり必要としない状態に到達することである.
- アトピー性皮膚炎の治療方法は，①薬物療法，②スキンケア，③悪化因子の検索と対策，の 3 点が基本になる.
- 薬物療法で最も大切なのは，ステロイド外用薬とタクロリムス軟膏による抗炎症外用療法である.

■ ステロイド外用薬

- I 群（ストロンゲスト），II 群（ベリーストロング），III 群（ストロング），IV 群（ミディアム），V 群（ウィーク）の 5 つに分けられる.
- ステロイド外用薬を使用する際，「個々の皮疹の重症度」に見合ったランクの薬剤を適切に選択する必要がある 表3 .
- 乳幼児や小児では，原則として重症あるいは中等症に対して， 表3 に示したよりも 1 ランク低いステロイド外用薬を使用する.
- 外用量の目安としては，finger tip unit という概念が有用である.
- 第 2 指の先端から第 1 関節部までチューブから押し出した量（約 0.5 g）が手掌の 2 枚分（体表面積の約 2%）に対する適量である.
- 急性増悪の場合には 1 日 2 回を原則とする. 炎症が落ち着いてきたら 1 日 1 回に外用回数を減らし，寛解導入を目指す.
- 顔面・頸部はステロイド外用薬による局所副作用の発生に特に注意が必要な部位であるため，長期間連用しないように注意する.
- 適切に使用すれば，ステロイド外用薬による全身的な副作用はきわめて少なく，安全性は高い.

| Essence 皮膚科診療で必須のスキル・アイテム・ツール | Practice 皮膚科診療で必ず遭遇する Common Diseases |

表3 皮疹の重症度とステロイド外用薬の選択

	皮疹の重症度	外用薬の選択
重症	高度の腫脹／浮腫／浸潤ないし苔癬化を伴う紅斑，丘疹の多発，高度の鱗屑，痂皮の付着，小水疱，びらん，多数の搔破痕，痒疹結節などを主体とする	必要かつ十分な効果を有するベリーストロングないしストロングクラスのステロイド外用薬を第1選択とする．痒疹結節でベリーストロングクラスでも十分な効果が得られない場合は，その部位に限定してストロンゲストクラスを選択して使用することもある．
中等症	中等度までの紅斑，鱗屑，少数の丘疹，搔破痕などを主体とする．	ストロングないしミディアムクラスのステロイド外用薬を第1選択とする．
軽症	乾燥および軽度の紅斑，鱗屑などを主体とする．	ミディアムクラス以下のステロイド外用薬を第1選択とする．
軽微	炎症症状に乏しく乾燥症状主体．	ステロイドを含まない外用薬を選択する．

（加藤則人，他．日皮会誌．2016; 126: 121-55[1] より．©日本皮膚科学会）

- 皮膚萎縮，毛細血管拡張などの局所的副作用が時に生じうるが，中止あるいは適切な処置により軽快する．
  （Essence II「1 ステロイド外用薬」**表1** 参照）

■**タクロリムス軟膏**

- タクロリムス軟膏は細胞内のカルシニューリンを阻害する薬剤であり，ステロイド外用薬とは異なった作用機序で炎症を抑制する．
- 16歳以上を対象とした0.1％成人用軟膏と，2歳以上15歳以下を対象とした0.03％小児用軟膏がある．
- 2歳未満の小児には安全性が確立していないため使用できない．また妊婦や授乳中の婦人にも使用しない．
- タクロリムス軟膏は特に顔面・頸部の皮疹に対して使いやすい薬剤として位置づけられている．
- びらん，潰瘍面には使用できない，薬効の強さには限界があるなど，ステロイド軟膏にはない使用上の制約がある．
- 0.1％成人用タクロリムス軟膏は，III群（ストロングクラス）のステロイド外用薬と薬効がほぼ同じと考えられる．
- 使用にあたり，別途公表されている「アトピー性皮膚炎におけるタクロリムス軟膏の使用ガイダンス」に従う必要がある．
- 1日2回まで外用可能で，0.1％成人用軟膏の1回使用量の上限は5gである．小児では年齢や体重に応じて上限が設定されている．
- 0.03％軟膏の使用量は2〜5歳（20kg未満）で1回1gまで，6〜12歳（20〜50kg）では2〜4g，13歳以上（50kg以上）は5gまでである．
- しばしば塗布部位に一過性の灼熱感，ほてり感などの刺激状が現れることがあるが，皮疹の改善に伴い消失することが多い．
- タクロリムス軟膏の使用が皮膚癌やリンパ腫の発症リスクを高めることはないというエビデンスが集積されてきている．

I 湿疹・皮膚炎・蕁麻疹・痒疹・瘙痒症

■プロアクティブ療法

- プロアクティブ（proactive）療法は，急性期の治療によって寛解導入した後，寛解状態を維持する治療法である．
- 保湿外用薬によるスキンケアに加え，ステロイド外用薬やタクロリムス軟膏を定期的に（週2回など）塗布して寛解を維持する．
- 抗炎症外用薬によるプロアクティブ療法は，基剤の外用に比べて皮疹の再燃を有意に抑制する論文が多数報告されている．
- 抗炎症外用薬の連日塗布からプロアクティブ療法への移行は，皮膚炎が十分に改善した状態で行われることが重要である．

■抗ヒスタミン薬

- アトピー性皮膚炎の瘙痒に対して抗ヒスタミン薬が広く用いられているが，その効果は症例による差が大きい．
- 抗炎症外用薬によって皮膚炎を鎮静化することが最も重要であり，抗ヒスタミン薬の内服はその補助療法として勧められる．
- 抗ヒスタミン薬は，抗コリン作用や鎮静作用が比較的強い第1世代と，抗コリン作用のない第2世代に分類される．
- 治療効果には差がなく，眠気や作業能率障害などが少ないことから，非鎮静性の第2世代抗ヒスタミン薬の使用が勧められる．

■スキンケア

- アトピー性皮膚炎では角質の水分含有量が低下して皮膚が乾燥し，皮膚バリア機能の低下をきたしている．
- 保湿外用薬（保湿剤・保護剤）の使用は，低下した角質水分量を改善し，皮膚バリア機能を回復させる．
- 保湿外用薬によるスキンケアは，皮膚炎の再燃予防とアレルゲンの侵入予防，痒みの抑制につながる．
- 見た目に正常に見える部分でも角質の水分含有量は低下しているため，全身に保湿外用薬を塗布することが望ましい．
- 抗炎症外用薬などの治療で皮膚炎が寛解した後にも，保湿外用薬を継続して使用することは，寛解状態の維持に有効である．

■悪化因子の検索と対策

- アトピー性皮膚炎患者，特に乳児では，食物アレルゲンの関与が認められることがある．
- 小児における除去食療法は，開始前に食物アレルギー関与の評価を十分に行ったうえで施行されるべき治療法である．
- 乳児期以降のアトピー性皮膚炎患者では，ダニや室内塵，花粉，ペットの毛などの環境アレルゲンによって悪化することがある．
- 悪化因子であるかは，臨床症状のみ，あるいは特異IgE抗体価やプリックテストの結果のみで判断するべきではない．
- 悪化因子であるかは，病歴，環境の変化と皮疹の推移などの情報を総合して判断すべきである．

■シクロスポリン

- 日本では 2008 年に,既存治療で十分な効果が得られない最重症の成人アトピー性皮膚炎患者に対する使用が承認された.
- 3 mg/kg/日を開始用量とし,症状により 5 mg/kg/日を超えないよう適宜増減し,8〜12 週間で終了する.
- 使用中は腎障害や高血圧,感染症などに注意し,症状が軽快した後は速やかに一般的な外用治療に切り替える.
- 長期投与が必要な場合は 2 週間以上の休薬期間をはさむ間欠投与とする.

■治療の手順

- アトピー性皮膚炎の治療の手順を 図2 に示す.患者の皮疹の状態に応じて適切な治療をうまく組み合わせて行う必要がある.

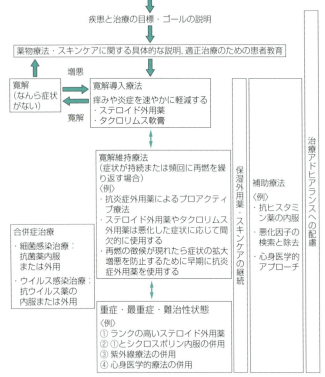

図2 アトピー性皮膚炎の診断治療アルゴリズム
(加藤則人,他.日皮会誌.2016; 126: 121-55[1]より.©日本皮膚科学会)

I 湿疹・皮膚炎・蕁麻疹・痒疹・瘙痒症

■今後期待される治療

- dupilumab は IL-4 受容体の α サブユニットに対する抗体であり，IL-4 と IL-13 をともに抑えることで皮膚の炎症を抑えることが期待される．
- 2016 年に中等症から重症のアトピー性皮膚炎に対する dupilumab の第 3 相試験の結果が報告され，皮疹に対して高い有効性が示された．
- nemolizumab は抗 IL-31 受容体抗体であり，かゆみに対する効果が期待される．
- 2017 年に中等症から重症のアトピー性皮膚炎に対する nemolizumab の第 2 相試験の結果が報告され，かゆみを軽減することが示された．
- tofacitinib は Janus kinase（JAK）阻害薬であり，IL-4 などを抑えることで皮膚の炎症を抑えることが期待される．
- 2016 年に軽症から中等症のアトピー性皮膚炎に対する tofacitinib 外用薬の第 2 相試験の結果が報告され，皮疹に対する有効性が示された．

▶ 予後

- 一般に慢性に経過するが，適切な治療によって症状がコントロールされた状態が長く維持されると，寛解も期待される．
- 年齢による寛解に関する文献を検索すると，全ての文献で年齢とともにある程度の割合で寛解することが示されていた．
- 一般的には，症状が軽いほど寛解する割合は高い傾向がみられた．

▶ 生活指導

- 毎日の入浴・シャワーで汚れを速やかに落とすことが重要だが，強くこすることはしない．
- 石鹸・シャンプーを使用する時は洗浄力の強いものは避け，石鹸・シャンプーは残らないよう十分にすすぐ．
- 痒みを生じるほどの高い温度の湯は避け，入浴後には必要に応じて適切な外用薬を塗布する．

▶ 診療をめぐるディベートとトピック

■抗ヒスタミン薬は有用か？

- 抗ヒスタミン薬の効果について，本邦では肯定的な研究報告が多数認められる一方，欧米では否定的な報告が多い．
- 日本のガイドラインでは，抗炎症外用薬と保湿外用薬による治療の補助療法として，抗ヒスタミン薬の内服を推奨している．
- 抗ヒスタミン薬を投与する際は，抗炎症外用薬と保湿外用薬だけで皮疹と痒みのコントロールが可能かを考慮する必要がある．
- 抗ヒスタミン薬の投与後は適宜，抗ヒスタミン薬が痒みに対して効果を発揮しているかを評価することが望まれる．

■汗は悪玉か善玉か？

- 汗の病態への関与については「汗をかくこと（発汗）」と「かいた後の汗」を

区別して考える必要がある.

- 発汗が症状を悪化させるという科学的な根拠はなく，また発汗を避ける指導が症状を改善したとするエビデンスはない.
- アトピー性皮膚炎では発汗機能に異常を認め，時間あたりの発汗量が少ないため，発汗機能の回復も治療到達目標の1つとなる.
- 「かいた後の汗」はかゆみを誘起することがあるため，汗をかいた後はそのまま放置せず，洗い流すなどの対策を行うことが推奨される.

■ 経皮感作とアレルギーマーチ

- 生後早期にアトピー性皮膚炎を発症した乳児が，成長につれて食物アレルギー，気管支喘息，アレルギー性鼻炎・結膜炎などを発症することがあり，アレルギーマーチとよばれている.
- 生後早期から保湿剤によるスキンケアを行い経皮感作を防ぐことで，アトピー性皮膚炎のみならず，アレルギーマーチの発症も抑制可能ではないかとの仮説が出てきており，前向き研究が進んでいる.

One Point Advice

アドヒアランスを高めるコツ

アトピー性皮膚炎の治療においては，患者がきちんと治療に参加してくれること，すなわちアドヒアランスを高めることが大切である．そのためには，治療法をできるだけシンプルにして，患者にわかりやすく説明することが重要である．特に症状が強い時には，必要な外用量を計算して処方し，次回までに処方した薬を全て使い切って来院してもらうように説明すると，治療のアドヒアランスが上がり，効果も出やすい．

文献

1) 加藤則人, 佐伯秀久, 中原剛士, 他. アトピー性皮膚炎診療ガイドライン2016年版. 日皮会誌. 2016; 126: 121-55.
2) 日本アレルギー学会 アトピー性皮膚炎ガイドライン専門部会. アトピー性皮膚炎診療ガイドライン2015. 東京: 協和企画; 2015.
3) FK506軟膏研究会. アトピー性皮膚炎におけるタクロリムス軟膏0.1%および0.03%の使用ガイダンス. 臨皮. 2003; 57: 1217-34.

〈佐伯秀久〉

2 ▶ 接触皮膚炎

■POINT

- 接触皮膚炎は, 日常的に, もしくは職業性に皮膚に接触するすべての物質が原因となる可能性がある.
- 皮疹の部位や性状などの臨床症状や接触原について詳細に問診を行い, 疑われる原因物質をあげ, 検査を行う.
- 原因検索(パッチテスト)を実施し, 原因物質との接触を回避すれば根治することが可能である.

▶ 病因・病態

- 接触皮膚炎とは, 外来性の刺激物質や抗原(ハプテン)が皮膚に接触することによって発症する湿疹反応である[1].
- 刺激性とアレルギー性に分類され, さらに, ①刺激性接触皮膚炎, ②アレルギー性接触皮膚炎, ③光接触皮膚炎(光毒性接触皮膚炎, 光アレルギー性接触皮膚炎), ④全身性接触皮膚炎・接触皮膚炎症候群に分類される.
- アレルギー性接触皮膚炎は, 微量でも接触すれば皮膚炎を繰り返す.
- 光接触皮膚炎で皮膚炎を起こす光線の波長(作用波長)は, 通常, 長波長紫外線(UVA)である.

▶ 問診 図1

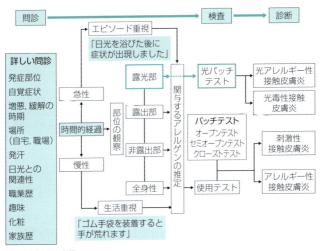

図1 診断の手順
(日本皮膚科学会接触皮膚炎診療ガイドライン委員会. 接触皮膚炎診療ガイドライン. 日皮会誌. 2009; 119: 1757-93[1] より. ©日本皮膚科学会)

- 発症時期（急性か 図2 ，慢性か 図3 ），発症部位（露出部か，非露出部か），自覚症状（痒いか，痛い，ヒリヒリ感か），職業を詳しくたずねる．
- 患者自身は原因物質に気がついていないこともあるため，日常的に，もしくは職業性に接触している物質や薬剤・試薬について問う．
- 現在使用している製品とともに，過去に使用していたもの，その使用方法などについても確認する（特に，化粧品や薬剤，職業性が疑われる場合）．

▶ 臨床症状

- 主な症状は，かゆみ（主にアレルギー性）やヒリヒリ感（主に刺激性）を伴う炎症反応で，急性の場合は紅斑，丘疹，小水疱を生じ 図2 ，長期的に症状が続けば皮膚の肥厚が起こり苔癬化に至る 図3 ．

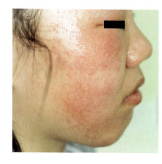

図2 植物・うるしによるアレルギー性接触皮膚炎（急性）
10歳代，ウルシによるアレルギー性接触皮膚炎．ウルシ塗り教室に参加した後，手や顔面，その他の部位に重篤な湿疹病変が誘発された．顔面に，紅斑，丘疹，小水疱を認め，強いかゆみを伴っていた．

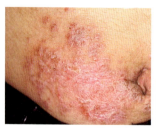

図3 アレルギー性接触皮膚炎（慢性）
30歳代，バックル皮膚炎．金属接触部位に湿疹病変が繰り返されている．病変部には，色素沈着，苔癬化反応を認める．

- 接触感作の成立後，同一の抗原が繰り返し経皮的に接触し，強いかゆみを伴う皮膚病変が接触範囲を超えて全身に出現する場合を接触皮膚炎症候群とよぶ．
- 接触感作成立後に同一抗原が経口・吸入・注射など非経皮的なルートで生体に侵入することによって全身に皮膚炎を生じたものを全身性接触皮膚炎とよぶ．特に，金属が原因の場合は全身型金属アレルギーとよばれることもある[2]．

▶ 疑うべきアレルゲン：部位からの推定 図4

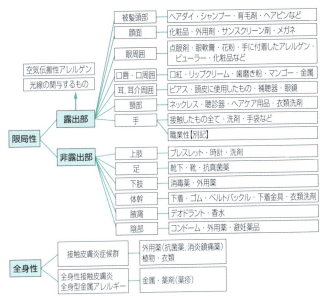

図4 疑うべきアレルゲン：部位からの推定
(日本皮膚科学会接触皮膚炎診療ガイドライン委員会. 接触皮膚炎診療ガイドライン. 日皮会誌. 2009; 119: 1757-93[1] より. ©日本皮膚科学会)

- 露出部で，頭皮や顔面であればシャンプー，リンス，ヘアカラー剤 図5 ，育毛剤などを，顔面であれば基礎化粧品やメイクアップ製品，耳介ならピアスなどの金属，手指ならゴム手袋，洗剤，スキンケア剤，ジェルネイル 図6 などを疑う．
- 全身に皮疹が誘発されている場合，外用薬や植物による接触皮膚炎症候群を，金属摂取により症状が誘発されている場合は，全身性接触皮膚炎（全身型金属アレルギー）[2] を疑う．

▶ 疑うべきアレルゲン　問診からの推定 図7

- 図7 に示すように，それぞれの製品には接触皮膚炎を起こしやすいアレルゲンがある．
- ヘアカラー剤：パラフェニレンジアミン（酸化染毛剤）．
- シャンプーや洗浄剤：メチルイソチアゾリノン・メチルクロロイソチアゾリノン（防腐剤）[3] など
- 化粧品：香料，パラベン，ラノリンなど．

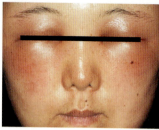
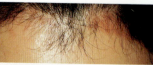
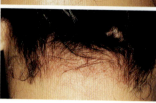

額の生え際（右上），後頸部（右下）に紅斑を認める．

図5 日用品・ヘアカラー剤によるアレルギー性接触皮膚炎
40歳代，元美容師，ヘアカラーを行った翌日，頭皮や顔面に強いかゆみと皮疹が出現した．
両眼瞼が激しく腫脹し開眼不能であり入院加療を行った．この眼瞼周囲の発赤腫脹は，ヘアカラー剤による重篤なアレルギー性接触皮膚炎の際にみられることがある．

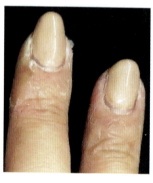

図6 ジェルネイルによるアレルギー性接触皮膚炎
数カ月前よりジェルネイルを行うたびに両手爪周囲の皮膚に発赤と瘙痒が出現．パッチテストでは，2-hydroxy-ethyl methaacrylate（2-HEMA）に陽性．

- 金属：アクセサリー，歯科金属など．特にニッケル，クロム，コバルトが多い．
- 医薬品：抗菌薬の硫酸フラジオマイシン，非ステロイド性消炎薬のケトプロフェン 図8 など．
- 職業性：美容師は染毛剤，ゴム手袋，金属 図9 を，医療従事者は医療用ゴム手袋，自動車関連に従事している場合はエポキシ樹脂など[4]．
- ジェルネイル：2-hydroxy-ethyl methaacrylate（2-HEMA） 図6 ．
- 抗菌デスクマット：（2, 3, 5, 6-テトラクロロ-4-[メチルスルホニル]ピリジン）（TCMSP）[5]．

▶ 検査

- パッチテストが有用である．

I 湿疹・皮膚炎・蕁麻疹・痒疹・瘙痒症

日用品	接触皮膚炎・刺激性皮膚炎 ヘアダイ・シャンプー・リンス・洗剤・衣類(ホルムアルデヒド)・メガネ(染料)・ゴム手袋	
化粧品	アレルギー性接触皮膚炎・刺激性皮膚炎 下地クリーム・乳液・ファンデーション・化粧水・パック剤・サンスクリーン剤・アイシャドー・マスカラ・口紅・リップクリーム・頬紅 色素沈着:香料・色素 光接触皮膚炎:紫外線吸収剤	香料・パラベン・ホルムアルデヒド ホルマリン・ラノリン
植物 食物	刺激性接触皮膚炎 イラクサ・ニンニク・パイナップル・キウイフルーツ・アロエ アレルギー性接触皮膚炎 ギンナン・セリ科・アブラナ科・キク科・ウルシ科・柑橘類・健康食品(プロポリス・キチンキトサン)・サクラソウ 光接触皮膚炎 セリ科・柑橘類	
金属	アレルギー性接触皮膚炎 アクセサリー・コイン・時計・革製品・ステンレス・塗料 全身性接触皮膚炎 歯科金属・食物	ニッケル:バックル・腕時計・アクセサリー・コイン コバルト:メッキ・青色系染着料・セメント クロム革製品・塗料・印刷(青)
医薬品	アレルギー性接触皮膚炎 抗菌薬・抗真菌薬・非ステロイド系消炎薬・ステロイド外用薬・点眼薬・消毒薬・潰瘍治療薬・保湿剤 光接触皮膚炎 非ステロイド系消炎薬(ケトプロフェン・スプロフェン・ピロキシカム) 全身性接触皮膚炎 坐薬・腟剤	抗菌薬:フラジオマイシン・ゲンタマイシン 抗真菌薬:イミダゾール系 消炎鎮痛薬:ブフェキサマク・イブプロフェンピコノール 局所麻酔薬:ジブカイン・リドカイン 鎮痒薬:ジフェンヒドラミン・トメントール 点眼薬:緑内障薬・抗菌薬・抗アレルギー薬 消毒薬:ポビドンヨード・塩化ベンザルコニウム・グルコン酸クロルヘキシジン 保湿剤:アズレン
職業性	美容師・パン屋・菓子職人・機械工・自動車修理工などに頻発 刺激性皮膚炎(化学熱傷を含む) 農薬・酸・アルカリ・フッ化水素・セメント・灯油・過酸化水素 アレルギー性接触皮膚炎 金属・レジン・ゴム・切削油・合成洗剤・消毒薬	

図7 疑うべきアレルゲン 問診からの推定
(日本皮膚科学会接触皮膚炎診療ガイドライン委員会. 接触皮膚炎診療ガイドライン. 日皮会誌. 2009; 119: 1757-93[1] より. ©日本皮膚科学会)

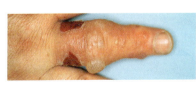

図8 医薬品・ケトプロフェン含有テープによる光アレルギー性接触皮膚炎
50歳代,交通指導員,上記テープ使用後,同部位に日光を浴びたところ,症状が誘発された.

- 原因物質ごとに,試薬の調製や貼布方法が異なるため,適切な溶媒,濃度で調整した試薬を,適した方法で貼布する(I検査スキルでパッチテストを参照されたい).

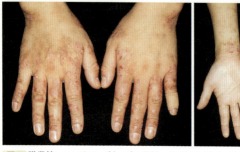
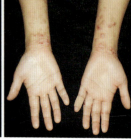

図9 職業性・ヘアカラー剤, ゴム手袋, 金属によるアレルギー性接触皮膚炎
20歳代, 美容師, ヘアカラー剤により接触皮膚炎を発症し, その後手荒れが続くことで, 使用していたゴム手袋, ハサミなどによりアレルギーを獲得したと推察された. パッチテストでは, パラフェニレンジアミン, ゴム硬化剤, ニッケルに陽性.

▶ 標準治療 図10

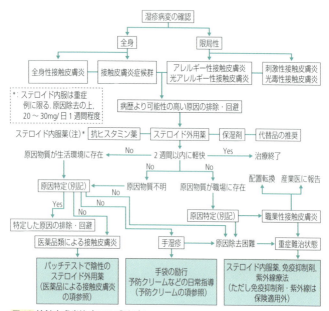

図10 接触皮膚炎治療アルゴリズム
(日本皮膚科学会接触皮膚炎診療ガイドライン委員会. 接触皮膚炎診療ガイドライン. 日皮会誌. 2009; 119: 1757-93[1]) より. ©日本皮膚科学会)

I 湿疹・皮膚炎・蕁麻疹・痒疹・瘙痒症

- 全身性と限局性に分けて治療を行う.
- 全身性の場合は，経口的なステロイド薬治療が必要となる場合もある．特に，ヘアカラー剤や職業性のエポキシ樹脂などによるアレルギー性接触皮膚炎の場合は，入院加療が必要となる症例もある.
- 限局性の場合は，ステロイド外用薬の塗布や抗ヒスタミン薬内服で略治する症例が多い．かゆみや炎症が強い場合は，ステロイド外用薬に亜鉛華軟膏を併用するとよい.

▶ 接触原回避

- 接触皮膚炎で，最も大切なことは原因となる物質（アレルゲン），接触刺激因子を見つけ出し除去することである.
- 金属による全身性接触皮膚炎では，経口的な金属摂取の回避が有用な場合もある．ニッケル，クロム，コバルトなどはチョコレート，ココア，豆類，香辛料，貝類，胚芽などに多く含まれる[6].
- 接触皮膚炎に対するバリアクリームや保湿剤の塗布，手袋装着における臨床効果に対する科学的・客観的評価は十分になされていないが，手指に保護クリームを使用し，湿疹化を予防することは大切である.

文献

1) 日本皮膚科学会接触皮膚炎診療ガイドライン委員会. 接触皮膚炎診療ガイドライン. 日皮会誌. 2009; 119: 1757-93.
2) 鷲尾文郎, 足立厚子, 近藤真史, 他. 薬疹 1994 ビタミン B12 製剤による薬疹 臨床的特徴およびコバルトアレルギーの関与について. 皮膚病診療. 1994; 16: 597.
3) 鈴木加余子, 松永佳世子, 矢上晶子, 他. ジャパニーズスタンダードアレルゲン (2008) の陽性率 2010 年〜2012 年の推移. J Environ Dermatol Cutan Allergol. 2015; 9: 101.
4) 冨高晶子, 赤松浩彦, 曽和順子, 他. エポキシ樹脂による職業性接触皮膚炎の 1 例. 西日本皮膚. 2002; 64: 684.
5) Inoue T, Yagami A, Sano A, et al. Contact dermatitis because of antimicrobial coating desk mat. Contact Dermatitis. 2008; 123-4.
6) 鈴木泰夫. 食品の微量元素含有表. 東京: 第一出版株式会社; 1993.

〈矢上晶子〉

3 ▶ 脂漏性皮膚炎

■POINT
- 頭部顔面腋窩陰部鼠径部などの脂漏部位に生じる落屑性紅斑である.
- ステロイドにより緩解するものの再燃を繰り返す.
- 常在菌であるマラセチアが関与する. そのため抗真菌薬ケトコナゾールが奏効する症例が多い.

▶病態
- 本症は真菌である *Malassetzia* が発症に関与しているとされている.
- 特徴的な病理所見はない.

▶皮膚所見臨床症状 図1, 図2
- 乳児においては前額部眉毛部に黄白色痂皮を伴う毛孔一致性丘疹が多発する. 成人においては被髪頭部と顔面に粃糠様落屑と紅斑を生じる. 体幹部にも生じる.
- 瘙痒は比較的軽度な症例が多いものの時に激しい場合もある.

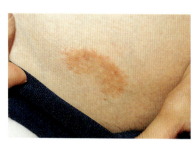

図1 26歳男性, 体幹部の紅斑
一見体部白癬に酷似する.

▶診断
- 頭部顔面においては粃糠様鱗屑の付着やさまざまな範囲に及ぶ紅斑が特徴的である. 紅斑・鱗屑が被髪頭部に限局しない場合は尋常性乾癬の可能性が高い.
- 頭部顔面以外では軽度の瘙痒を伴う境界明瞭な鱗屑の付着する紅斑が特徴的であり, 臨床所見のみで確定診断となる. しかしながら自覚症状, 分布, 形, 大きさなどはきわめて多彩であり, 類似疾患がきわめて多い. そのため現実的には, ジベルバラ色粃糠疹, 尋常性乾癬, 体部白癬, 薬疹, 酒皶, 多形滲出性紅斑, アトピー性皮膚炎, 皮脂欠乏性湿疹などを除外し, 他に適当な病名が確認できない場合に診断することが多い.

I 湿疹・皮膚炎・蕁麻疹・痒疹・瘙痒症

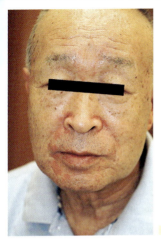

図2 70歳男性，典型的な顔面の紅斑

▶ 治療

- 顔面を除く部位に発症した場合はステロイド外用薬が基本である．
- 顔面に発症した場合はステロイド外用による副作用を回避するために，抗真菌薬であるケトコナゾールクリーム（先発商品名ニゾラール®クリーム）を使用する場合が多い．本疾患は常在真菌であるマラセチアの過剰増殖がその一因であるとの理由である．
- 時に瘙痒の強い場合があり，抗ヒスタミン薬内服の併用が必要となる．近年は非鎮静性の薬剤が主流となっている（商品名アレグラ®など）．

▶ 予後

- 免疫不全が基礎疾患にある場合は難治性である．一般的にはこの疾患が生命予後に影響を与えることはない．しかしながら年余にわたり緩解再燃を繰り返す．

▶ 生活指導

- 再発性・難治性の瘙痒を伴う症例では増悪因子としてストレスとの関連性が強い．
- 「赤ら顔」は患者本人にとって重大な問題になることがあり，時として自己判断で刺激的な市販薬を使用することがあるので注意する．
- 頭部の場合，予防として抗真菌剤含有のシャンプーが市販されている（商品名コラージュフルフル®）．

One Point Advice

「患者から学ぶ」

「先生！　ミズムシの薬が効くみたいです」．長年脂漏性皮膚炎で通院していた患者が突然ヘンなことを言い出した．マラセチアが関与することが定かではなかった遠い昔のことである．顔面へのステロイド外用はむろん躊躇する．足白癬がある患者や老人施設でのステロイド外用は「体部白癬の発症」「隠れ疥癬」などに注意する．抗真菌薬はそのような難題を解決してくれる一つの画期的な治療法である．しかし数多い症例の中にはこの薬剤が無効な場合も多い．非ステロイドでは「デルマクリン®クリーム・軟膏」あるいは「ザーネ®軟膏」などが良いと訴える患者もいる．また，アトピー性皮膚炎の治療薬で保険適用のある「タクロリムス軟膏」が劇的に効く症例もある．すべて患者が「自己判断」で外用して成功した例である．人生と同じで何が良いのかは周囲のヒト（患者）が教えてくれるのかもしれない（注意：タクロリムス軟膏は脂漏性皮膚炎については保険適応外である）．

文献

1) 中村健一．脂漏性皮膚炎ケトコナゾールは処方必須薬？　In: 宮地良樹，編．専門医でも聞きたい皮膚科診療100の質問．東京：メディカルレビュー社；2017. p.36-7.

2) 中村健一．頭部の脂漏性皮膚炎　その他．In: 中村健一．診療所で診る皮膚疾患．第2版．東京：日本医事新報社；2017. p.98-105.

3) 中村健一．脂漏性皮膚炎．In: 中村健一．皮膚科医直伝　皮膚のトラブル解決法．東京：医学書院；2007. p.36-40.

〈中村健一〉

Ⅰ 湿疹・皮膚炎・蕁麻疹・痒疹・瘙痒症

4 ▶ 皮脂欠乏性湿疹

■ POINT

- 乾燥と加齢に伴う皮脂欠乏を背景に冬季に高齢者にみられる刺激性皮膚炎.
- かゆみのあるドライスキンを搔破して地割れ様の特徴的な湿疹を生じることが多い.
- 軟膏基剤のステロイド外用によく反応する.
- ドライスキンケア,入浴習慣是正や環境整備による予防と生活指導が重要.

▶ 病因・病態

- 加齢に伴う皮脂分泌低下,発汗減少などによるドライスキンが遠因.
- 暖房などによる低湿住環境,洗浄剤の過度使用や擦りすぎ,高温入浴などによる脱脂が誘因.
- 皮膚乾燥に伴うかゆみ神経延伸によりかゆみを感じやすくなり搔破することで冬季に発症する.

▶ 皮膚所見・臨床症状

- 高齢者の下腿前面や背面に生じやすい.
- 周囲にドライスキンや搔破痕がある 図1a .
- 地割れ様の亀裂と発赤,かゆみを伴うのが特徴 図1b .

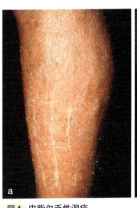 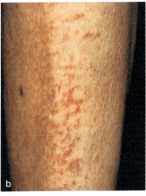

図1 皮脂欠乏性湿疹
a) 乾燥に伴うかゆみと搔破. b) 地割れ様の皮脂欠乏性湿疹

▶ 診断

- 年齢,季節,かゆみ,特徴的な発疹などから本症を想起する.
- ドライスキンや搔破痕があることも診断の参考になる.

Essence 皮膚科診療で必須のスキル・アイテム・ツール　　Practice 皮膚科診療で必ず遭遇する Common Diseases

▶ 治療

- 軟膏基剤のステロイド外用薬が奏効するので，軽微なうちにきっちり治療することが肝要.

  処方例 マイザー®軟膏・ロコイド®軟膏など　入浴後外用

- かゆみが強い場合は非鎮静性抗ヒスタミン薬を投与して，掻破を回避する.

  処方例 タリオン® 10 mg×2 回/日，ザイザル® 5 mg×1 回/日

- 略治後も保湿薬外用によるドライスキンケアを励行する.

  処方例 ヒルドイド®ソフト　入浴後外用

▶ 予後

- 治療によく反応するが，毎年再発することも多い.
- 秋から冬にかけてのドライスキンケアによる予防，早期治療開始で予後は良好.

▶ 生活指導

- 入浴後の保湿薬によるドライスキンケアを指導する.
- 過度の暖房やエアコン使用，高温長時間入浴や洗浄剤の使用過多，擦り過ぎなどに留意する.
- かゆみを起こしやすい香辛料やアルコール摂取，発汗，起毛性衣服による刺激などを回避する.
- 加湿器や観葉植物などにより適度な住環境湿度を保つ.

One Point Advice

早期介入が治療の好循環を生む

本症の炎症は軽微だが，早期から迷わずステロイドを外用して数日で軽快させることで，患者さんに治療の「成功体験」を植え付けることが肝要である. その際，基剤は必ず軟膏を選択すべきで，コンプライアンスが良いからとクリームを選択するとかえって乾燥が助長されることがある. メサデルム®クリームやネリゾナ®ユニバーサルクリームは名称も「クリーム」で見た目もクリームだが実際は油中水型乳剤性軟膏（コールドクリームタイプ）なので，軟膏と同じように使える. 成功体験があれば，再発してもきっちり治療を励行し，重症化することがない.

〈宮地良樹〉

I 湿疹・皮膚炎・蕁麻疹・痒疹・瘙痒症

5 ▶ 特発性蕁麻疹

■POINT
- はっきりした誘因がなく突然発症する蕁麻疹.
- 膨疹とよばれる,蚊刺傷後に類似した紅斑を伴う軽度隆起性皮疹が特徴.
- 数時間から1日程度で消退するが,出没を繰り返す.
- 予後は数日の場合から年余にわたる場合などさまざま.
- 非鎮静性抗ヒスタミン薬の服用が第1選択治療.

▶ 病因・病態

- 皮膚の活性化肥満細胞から遊離されるヒスタミンを代表とする種々の生理活性物質により生じた皮膚の一過性の浮腫.
- 肥満細胞の活性化機序は明らかにされていない.

▶ 皮膚所見・臨床症状

- かゆみとともに,突然,膨疹が体の各所に出現する.
- 膨疹は数時間から1日程度で消退するが,出没を繰り返す 図1 .

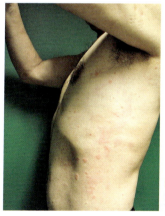

図1 慢性特発性蕁麻疹
出没を繰り返すため,新旧の膨疹が混在してみられる.

- 発症から4〜6週以内を急性蕁麻疹,それ以上継続する場合を慢性蕁麻疹と区別する.
- 上気道炎症状を伴って急激に全身性に膨疹を発症し,白血球増多,CRP上昇が見られる場合は急性感染性蕁麻疹とよばれる 図2 .

▶ 治療

- 非鎮静性抗ヒスタミン薬の服用が第1選択治療.

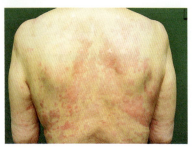

図2 急性感染性蕁麻疹
急激に全身性の膨疹を発症し，抗ヒスタミン薬が無効である．

> **処方例** タリオン® 10 mg×2回/日，
> あるいはアレロック® 5 mg×2回/日

- 上記で効果が不十分な場合，2倍量までの増量，他剤への変更，2製剤の併用を考慮する．
- 抗ヒスタミン薬に抵抗性で症状が強い場合，1週間程度低用量ステロイド服用を併用する．

> **処方例** プレドニン® 15 mg×1回/日，ガスター® 20 mg×1回/日（左記に併用）

- 症状が激烈な場合，抗ヒスタミン薬の静注を行う．

> **処方例** ポララミン® 5 mg注を強力ネオミノファーゲンC® 20 mLとともに静注
> （眼圧上昇，尿閉，眠気などの副作用に留意する）

- 基本的には「蕁麻疹診療ガイドライン」の「特発性の蕁麻疹の治療手順」に従って治療を行う 図3 ， 図4 ．

▶ 予後

- 抗ヒスタミン薬やステロイド服用にて膨疹が出現しなくなっても，治癒しているとは限らないため，薬物は膨疹が再発しないことを確認しながら漸減する．
- 治療までの経過は数日の場合から年余にわたる場合など症例によりさまざま．

▶ 生活指導

- 抗ヒスタミン薬は時に眠気など中枢神経機能の抑制をきたすため，製剤によっては自動車の運転などには従事しないよう指示する．
- 非ステロイド性抗炎症薬の服用は特発性蕁麻疹を誘発あるいは増悪させることがあるため，その旨を説明し，服用時は注意させる．
- 香辛料，アルコール摂取なども増悪要因となり得ることを説明する．

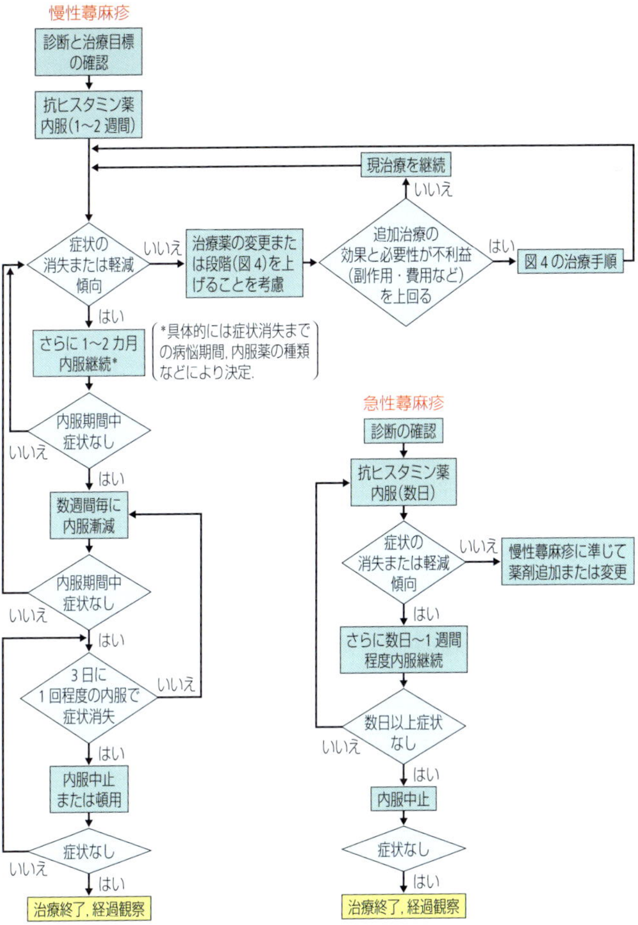

I 湿疹・皮膚炎・蕁麻疹・痒疹・瘙痒症

図3 特発性の蕁麻疹の治療手順
（秀 道広，森田栄伸，古川福実，他．日本皮膚科学会ガイドライン　蕁麻疹診療ガイドライン．日皮会誌．2011; 121: 1347 より．©日本皮膚科学会）

| Essence 皮膚科診療で必須のスキル・アイテム・ツール | **Practice** 皮膚科診療で必ず遭遇する Common Diseases |

```
┌─①抗ヒスタミン薬
│      通常量
│      適宜, 他在への変更, 増量
├─②補助的治療薬
**│      H₂-拮抗薬*, 抗ロイコトリエン薬*, ワクシニアウイルス接種家兎炎症
│      皮膚抽出液(注射), グリチルリチン製剤(注射), ジアフェニルスルホン*,
│      抗不安薬*, トラネキサム酸, 漢方薬, など
├─③ステロイド
┊      副腎皮質ステロイド(プレドニゾロン換算量 5〜15mg/日) 内服
└─④試行的治療
       免疫学的治療(シクロスポリン*, プレドニゾロン換算量 20mg/日以上の
       ステロイド, など)
```

　治療内容は, 蕁麻疹の症状と効果に応じてステップアップし, 症状軽減が見られれば高いステップのものから順次減量, 中止する.
* : 蕁麻疹に対する健康保険適応は未承認
**: 速やかに症状の軽減を図ることが必要な場合

図 4　特発性の蕁麻疹に対する薬物治療手順

(秀　道広, 森田栄伸, 古川福実, 他. 日本皮膚科学会ガイドライン　蕁麻疹診療ガイドライン. 日皮会誌. 2011; 121: 1347 より. ©日本皮膚科学会)

One Point Advice

　膨疹の持続時間が薬物療法の効果の目安となる. 膨疹個々の持続時間が短い場合は主にヒスタミンが膨疹形成に関与していると考えられるため, 十分量の抗ヒスタミン薬の服用にて治療効果が期待できる. 膨疹の持続時間が半日以上ある場合は, サイトカインなどヒスタミン以外の生理活性物質も膨疹形成に関与している可能性があり, 肥満細胞の活性化を抑制する抗 IgE 抗体オマリズマブなどの投与を考慮する.

〈森田栄伸〉

6 ▶ 特殊な蕁麻疹

■POINT

- コリン性蕁麻疹の臨床像の特徴は，米粒大までの小型の膨疹である．
- 食物依存性運動誘発アナフィラキシーは，原因食物摂取に運動などの2次的要因が加わった時のみ症状が誘発される食物アレルギーの特殊型で，その主症状は蕁麻疹である．
- 皮膚ないし粘膜の深部に生じる限局性浮腫を血管性浮腫といい，眼瞼や口唇に好発し，通常数日間持続した後に跡形もなく消退する．

1 コリン性蕁麻疹

▶ 病因・病態

- 運動，入浴，精神的な緊張などの発汗刺激によって生じる．
- 思春期に好発し，アトピー性皮膚炎や乏汗症を伴うことが多い．
- 病因は明確でない点が多いが，ヒスタミン，アセチルコリン，汗アレルギー，血清因子などの関与が報告されている．

▶ 皮膚所見・臨床症状

- 発汗刺激（運動，入浴，精神的緊張，熱い食物や辛い食物を食べた時など）の際に，米粒大までの小型の膨疹が多発する 図1 ．
- 小型の膨疹は融合して大型になることもある．
- かゆみ以外に，チクチク・ピリピリした刺激感を感じることが多い．

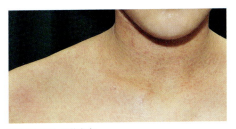

図1 コリン性蕁麻疹

▶ 診断

- 年齢，かゆみ，刺激感，特徴的な皮疹（小型の膨疹）などから本症を想起する．
- 暖かめの部屋で運動負荷試験（踏み台昇降運動15分など）を行い，小型の膨疹の誘発を確認する．

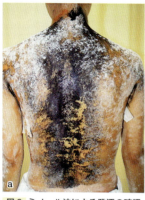 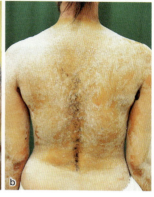

図2 ミノール法による発汗の確認
a）正常な発汗，b）発汗障害（乏汗症）

- アセチルコリン（100μg/mL）皮内テストで衛星膨疹を認めることがある．
- ミノール法（ヨードデンプン法）にて発汗の有無を確認 **図2** すると，生活指導や治療法決定の一助となる．

▶ 治療

- ヒスタミン H_1 受容体拮抗薬（抗ヒスタミン薬）の内服は，ある程度症状を軽減する効果がある．
  - **処方例** ビラノア® 20 mg×1回/日，ルパフィン® 10 mg×1回/日
- アトピー性皮膚炎を合併する場合は，アトピー性皮膚炎の治療を行うことによってコリン性蕁麻疹の症状も軽快することが多い．
  - **処方例** アンテベート®軟膏・ロコイド®軟膏など 入浴後外用
- 軽度の乏汗症を伴う場合は，適度な運動を指導し，減感作を試みる．
- 上記の治療で効果が乏しい場合または重症の乏汗症を伴う場合は，ステロイドパルス療法を検討する．
  - 投与例　ソル・メドロール® 500 mg×3日間点滴静注

▶ 予後

- コリン性蕁麻疹の予後は比較的良いが，重症の乏汗症（特発性後天性全身性無汗症など）を伴う症例は難治なことが多い．

▶ 生活指導

- 重篤な症状が出現しない程度の適度な運動や入浴を行うことによって，症状が改善する見込みがある．

I 湿疹・皮膚炎・蕁麻疹・痒疹・瘙痒症

2 食物依存性運動誘発アナフィラキシー（FDEIA）

▶ 病因・病態

- 原因食物を摂取したのみでは症状がみられず，運動や非ステロイド系抗炎症薬（NSAIDs）内服などの 2 次的要因が加わることにより発症する．
- 病態の基本は食物に対する IgE 依存性即時型アレルギーである．
- 運動や NSAIDs 内服が，腸管から血中への原因抗原の吸収を増強させるために生じると考えられる．

▶ 皮膚所見・臨床症状

- 蕁麻疹や粘膜症状はほぼ必発で，腹部症状，気道閉塞症状，血圧低下に伴うショックなどがさまざまな組み合わせでみられる．

▶ 診断

- 普段は問題なく原因食物を摂取できているにもかかわらず，何らかの 2 次的要因が加わるとアレルギー症状を発症する場合に本症を想起する．
- 被疑食物に関連する抗原特異的 IgE 検査は診断の一助となる．
- FDEIA（food-dependent exercise-induced anaphylaxis）の原因食物の約 6 割を占める小麦では，ω-5 グリアジン特異的 IgE 検査が陽性になることが多い．
- 被疑食物に関連する皮膚テスト（プリックテスト）は診断の一助となる．
- 確定診断には負荷試験も考慮する 表1 [1]．

表1 FDEIA の負荷試験（小麦の場合）

1 日目	小麦摂取
2 日目	運動負荷
3 日目	小麦＋運動負荷
4 日目	アスピリン摂取
5 日目	アスピリン摂取＋小麦摂取
6 日目	アスピリン摂取＋小麦摂取＋運動負荷

注: 静脈ルート確保の上で行う．
小麦はうどんにて乾燥うどん重量 100〜120 g を摂取（年齢，症状により適宜増減）．
運動負荷はトレッドミルを使用し，Bruce 法で 4〜5 段階，15〜20 分負荷（適宜増減）．
アスピリンはアスピリン末 500 mg を内服．
途中で症状が誘発された場合は負荷試験を終了する．
（森田栄伸，河野邦江，松尾裕彰．食物依存性運動誘発アナフィラキシーの運動負荷試験．臨床皮膚科．2008; 62 [5 増]: 64-7）

▶ 治療

- 症状出現時はヒスタミン H_1 受容体拮抗薬（抗ヒスタミン薬）の屯用を行う．

95

処方例 アレロック® 5 mg 屯用，タリオン® 10 mg 屯用
処方例 ポララミン® 5 mg 静注
- アナフィラキシーショックにはアドレナリンの筋注を行う．
処方例 ボスミン® 0.3 mg 筋注
- アナフィラキシーショックの既往がある場合は，アドレナリン自己注射薬を処方しておく．
処方例 エピペン® 0.3 mg または 0.15 mg/回

▶ 予後

- FDEIA は，適切な生活指導を行えば，比較的予後は良い．

▶ 生活指導

- 運動や NSAIDs 内服時は原因食物を摂取しない．

3 血管性浮腫

▶ 病因・病態

- 血管性浮腫の病態には，通常の蕁麻疹と同様にマスト細胞を介した機序で発症するものと，血管透過性亢進作用を有するブラジキニンを介した機序で発症するものがある．
- アンギオテンシン変換酵素（ACE）阻害薬によるものや遺伝性血管性浮腫（HAE）はブラジキニンを介した機序による．
- 真皮中層から深層の一過性浮腫である．

▶ 皮膚所見・臨床症状

- 正常皮膚色から淡紅色の限局性の浮腫が境界やや不明瞭に出現する 図3 [2]．
- かゆみや赤みを伴わないことも多く，多くは 2〜3 日持続し，跡形もなく消失する．
- 眼瞼，口唇に好発するが，皮膚や粘膜のどこにでも生じうる．
- 粘膜に生じた場合，喉頭浮腫のために窒息することもあるため，注意を要する．

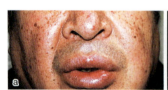 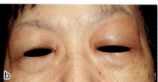

図3 血管性浮腫
a）ACE 阻害薬による口唇浮腫，b）食物アレルギーによる眼瞼浮腫
（千貫祐子．Mebio. 2017; 34（10）: 28-35[2] より改変）

I 湿疹・皮膚炎・蕁麻疹・痒疹・瘙痒症

- HAE や ACE 阻害薬による血管性浮腫は蕁麻疹を伴わない.

▶ 診断

- 特に誘因を同定できない特発性血管性浮腫の割合が最も多い.
- 降圧薬の内服歴聴取によって ACE 阻害薬によるものを,また補体の測定を行い遺伝性のものを鑑別する.
- HAE や後天性 C1 エステラーゼ阻害因子(C1-INH)欠損症では,血清 C3 は正常であるが,C4 が低下していることが多い.

▶ 治療

- 通常の蕁麻疹の治療に準じる.
- ACE 阻害薬によるものでは内服を中止する.
- HAE の急性発作時は血漿由来 C1-INH 製剤を投与する.

  処方例 ベリナート P® 1,000 国際単位　点滴静注

▶ 予後

- 特発性血管性浮腫や HAE では,頻繁に症状再燃を繰り返すことがある.
- 喉頭浮腫による窒息を除けば,比較的予後は良い.

▶ 生活指導

- HAE では,外傷,外科治療,歯科治療,感染,薬剤などで急性発作を生じることがあるため,注意を要する.

One Point Advice

コリン性蕁麻疹と FDEIA はしばしば鑑別を要する

コリン性蕁麻疹は運動時に発症することが多いため,食後の運動時に発症した場合はしばしば FDEIA と間違われる.前者は運動負荷(踏み台昇降運動など)のみで誘発されるのに対し,後者は食物負荷(＋運動やアスピリン負荷)がなければ誘発されない.臨床的には,前者は米粒大までの小型の膨疹であることが多く,後者は小豆大から手掌大の大型の膨疹であることが多い.

文献
1) 千貫祐子,森田栄伸.食物依存性運動誘発アナフィラキシーの病態・診断・検査. In: 古江増隆,他編.蕁麻疹・血管性浮腫パーフェクトマスター.東京: 中山書店; 2013. p.189-94.
2) 千貫祐子.蕁麻疹治療の最前線.Mebio. 2017; 34(10): 28-35.

〈千貫祐子〉

7 ▶ 痒疹

■ POINT
- 孤立性に存在するかゆみの強い丘疹からなる.
- 湿疹丘疹と異なって変化に乏しく多様性がない.
- 病変部の炎症抑制だけでなくいかにかゆみを管理できるかが治療成功のカギとなる.

▶ 概念
- かゆみを伴う丘疹すなわち痒疹丘疹からなる疾患.
- 痒疹丘疹は孤立性に存在することが多く,また湿疹丘疹のように多様な変化をしない.

▶ 臨床症状と診断のポイント

■ 急性痒疹
- 滲出傾向が目立ち,1週間ほどで治癒に向かうもの.
- 多くは虫刺症の反応とされる.

■ 結節性痒疹
- 硬いドーム状の角化性結節が孤立性にみられる 図1a.
- 個疹は数カ月以上にわたって持続する.
- 組織学的に表皮の不規則な肥厚と過角化が目立つことが他の痒疹と異なる.
- 最近では皮膚瘙痒症など各種の瘙痒性皮膚疾患において執拗かつ持続的に搔破することで生じる2次的な反応とする見解が強い.

■ 多形慢性痒疹
- 高齢者の側腹部,下腹部に好発する痒疹 図1b.
- 定型的なものは蕁麻疹様丘疹から,やがて常色ないし褐色充実性丘疹となる.
- 集簇してみられる傾向にあり,痒疹としては例外的に癒合して苔癬化を呈することがある.

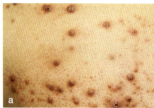 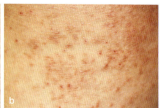

図1 痒疹の病変
a) 結節性痒疹,b) 多形慢性痒疹

Ⅰ 湿疹・皮膚炎・蕁麻疹・痒疹・瘙痒症

■**亜急性痒疹**
- 上記のいずれにも属さないものの総称.
- 痒疹丘疹が孤立性，散在性，しばしば広範囲にみられるもので，痒疹の基本型ともいえる.
- しかしながら本疾患概念の扱いには個人差があり統一見解が得られていない.

■**色素性痒疹**
- かゆみの強い紅色丘疹が発作性または再発性に集簇してみられ，粗大網目状の色素沈着を残す.
- 糖尿病の悪化や過度なダイエットによるケトーシスが誘因となることがある.
- その名称から痒疹の 1 つとして分類されることがあるものの，病態は大きく異なっていると推測される.

▶ **治療**
- 原因的治療が望ましいが，各種の検索を試みても直接的な原因を見出せないことや，基礎疾患自体を治癒させるのが困難なことも少なくない.
- スキンケアを前提としたうえで病変部にはステロイド外用から試みる.
  - **処方例** アンテベート®軟膏　入浴後外用
    - ドレニゾン®テープ　入浴後結節部に貼付
- かゆみには抗ヒスタミン薬から試みて適宜変更ないし増量
  - **処方例** デザレックス®（5 mg）1 錠×1 回/日
    - アレグラ®（60 mg）4 錠×2/日

▶ **難治な場合の対応**
- 頑固な痒疹結節に対して活性化ビタミン D_3 軟膏の外用や液体窒素療法.
- ナローバンド UVB やエキシマライト療法
- ロキシスロマイシン，クラリスロマイシン，ミノサイクリンの内服.
- 免疫抑制薬の外用.
- ナルフラフィン塩酸塩内服（透析，慢性肝疾患患者）.
- レセルピン内服.
- その他難治なかゆみに対して，プレカバリン，ガバペンチン，タンドスピロン，SSRI，SNRI，ワクシニアウイルス接種家兎炎症皮膚抽出液（ノイロトロピン®）（皮下注）など.
  - ただし，ナルフラフィン塩酸塩とノイロトロピン®注以外は保険適用外.

〈佐藤貴浩〉

Essence 皮膚科診療で必須のスキル・アイテム・ツール　　**Practice** 皮膚科診療で必ず遭遇する Common Diseases

1 ▶ 多形紅斑

■POINT
- ●感染症や薬剤に対するⅢ型アレルギー反応による疾患である.
- ●若年もしくは中年女性の四肢伸側に左右対称性の鮮紅色調紅斑が多発する.
- ●通常抗ヒスタミン薬内服とともに，副腎皮質ステロイド外用を行う.
- ●通常予後は比較的良いが，再発も多い．時に Stevens-Johnson 症候群（SJS）など予後不良の重症型に進展することがあり注意が必要である.

▶ 病因・病態
- 欧米を中心として多形紅斑（erythema multiforme: EM）と称されるが, 本邦では多形滲出性紅斑（erythema exsudativum multiforme: EEM）とよばれる場合も多い.
- 以下の原因によるⅢ型アレルギー反応と考えられている．ただし，Ⅳ型アレルギー反応の関与も想定されている.
    1) 感染: 単純性ヘルペスウイルス，溶連菌，マイコプラズマ，白癬，クラミジア，リケッチアなど
    2) 薬剤: 抗菌薬，NSAIDs など
    3) 膠原病など: 全身性エリテマトーデス，サルコイドーシスなど
    4) 寒冷刺激
- 原因が多岐にわたるため，疾患名と捉えるより，皮膚の症状名と捉える方が理解しやすい.

▶ 皮膚所見・臨床症状
- 若年もしくは中年女性の四肢伸側に左右対称性の鮮紅色調を呈する紅斑が多発する．紅斑は当初小型であるが，次第に遠心性に拡大する 図1a .
- 春，秋に多い.
- 紅斑の中央部では，色調変化や陥凹，また小水疱が存在することがあり，その外観は標的状病変（target lesion）や虹彩状（iris formation）と表現され，診断的価値が高い 図1b .
- 症状が高度な場合，水疱を呈する場合がある 図1c .
- 皮疹は新生・消退を繰り返すため，全体として新旧入り混じり「多形」を呈する 図1d ．ときに地図状を呈することもある.
- 瘙痒は軽度もしくはない場合がある.
- 感染徴候が先行する場合がある．臨床検査所見では特異的なものはみられず，CRP 陽性や赤沈亢進がみられることがある．ただし，原因によっては，単純ヘルペス抗体価など原疾患の特異的所見が陽性となることもあり診断の一助となる.
- 粘膜に生ずることあり.
- 発熱や関節痛，全身倦怠感を伴う場合もある.

II 紅斑症・紅皮症・薬疹

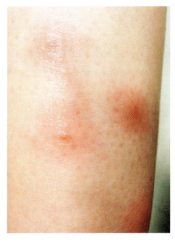

図1a 多形紅斑の臨床所見

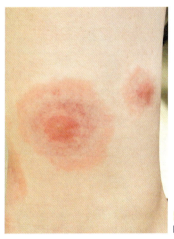

図1b 標的状病変(target lesion)の臨床所見

- 皮膚症状のみの場合 EEM minor, 全身症状が強い場合 EEM major とよぶ.

▶ 予後

- 通常予後は比較的良いが, 再発も多い. また, 薬剤が原因の場合, 薬剤を中止しなければ Stevens-Johnson 症候群 (SJS) など予後不良な重症型に進展することがあり注意が必要である.
- 感染症であるのか, 薬剤であるのか原因を究明するとともに, 皮膚症状の変化をこまめに観察することが重要である.

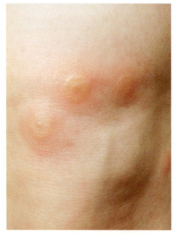

図1c 水疱形成例の臨床所見

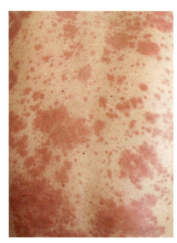

図1d 皮疹は新生・消褪を繰り返すため、全体として新旧入り混じる

▶ 治療

- 通常，全身症状を伴わない場合には抗ヒスタミン薬内服とともに，必要に応じて副腎皮質ステロイド外用を行う．
- ただし，SJSや中毒性表皮壊死症に移行した場合には，速やかに副腎皮質ステロイドの全身投与を行い，場合によってはパルス療法を考慮する．この場合，粘膜疹の存在は重症と判断する手がかりとなる．
- 単純ヘルペスウイルスが原因の場合には，再発予防のための抗ウイルス薬内

Ⅱ 紅斑症・紅皮症・薬疹

服も考慮する.

▶ 生活指導

- 症状は刻々と変化するので,頻回の経過観察が重要であり,外来で経過を追う場合には少なくとも 2〜3 日毎に通院させるべきである.
- 軽症の場合は通常の生活で問題はないが,全身症状がみられる場合や,皮疹の新生が進む場合には自宅安静や入院加療を考慮する.
- 薬剤が原因の場合,被疑薬の使用を中止させる.

■ Stevens-Johnson 症候群

- 発熱とともに粘膜皮膚移行部における重症粘膜疹および皮膚の多形紅斑とそれに伴う水疱・びらんが多発する.
- 次項に記す中毒性表皮壊死症とは一連のスペクトラムの疾患と捉えられている.
- 粘膜疹は眼球結膜充血,口唇・口腔粘膜や外陰部の発赤・びらんがみられる.口腔粘膜症状は必発である.
- 表皮剥離面積は 10%以下で,中毒性表皮壊死症と鑑別する.

■ 中毒性表皮壊死症 (toxic epidermal necrolysis: TEN)

- ほぼ全身に及ぶ広範な紅斑,水疱,表皮剥離・びらんをきたす最重症型薬疹である.
- 生命予後にかかわる疾患であり,速やかに入院の上,全身管理とともに副腎皮質ステロイド全身投与を行う.
- SJS より進展した病変では,表皮剥離面積が 10〜30%の場合を overlap SJS/TEN,30%を超えた場合を TEN とよぶ.大多数がこの型であり,眼科的後遺症が問題になる.

One Point Advice

graft-versus-host disease (GVHD)

超急性 GVHD は,移植後 1〜2 週間の間に起こる,血管透過性亢進による稀な型.全身の浮腫(肺水腫),多型紅斑(紅皮症となる),肝障害,発熱,消化管症状(下痢)が出現する.HLA 不一致例などに多いとされる.急性 GVHD は,移植後 2 週間以降に生ずる.顔面,耳介,頸部,胸部,背部,手掌足底に小さな紅斑が出現.次第に多発,融合拡大し全身に至る.さらに症状が進むと水疱の出現や紅皮症となる.一般に皮膚症状は全身症状に先行することが多く,診断的価値が高い.慢性 GVHD は,移植後 100 日目以降に生ずる.症状は皮膚,粘膜(眼・口腔粘膜,涙腺,唾液腺),肝臓に生ずるが,皮膚症状はほぼ全例に出現するため診断的価値が高い.また本症は急性 GVHD を発症した患者に出現する他,急性 GVHD を経ないで発症することもあり,注意が必要である.皮膚症状は,小さな紅斑ないしは小丘疹が出現し次第に扁平苔癬様の皮疹となる.口腔粘膜においても白色網様局面が出現する.

〈安部正敏〉

Essence 皮膚科診療で必須のスキル・アイテム・ツール　　**Practice** 皮膚科診療で必ず遭遇する Common Diseases

2 ▶ 紅皮症

■POINT

- ●さまざまな原因により生じるため，紅皮症化した原疾患を探る．
- ●皮膚病変の治療のみでなく背景の増悪因子の除去・改善を図る．
- ●入院の上，全身管理を行いながら治療を行う．
- ●丘疹-紅皮症では悪性腫瘍の合併率が高いことに留意する．

▶ 病因・病態

- さまざまな原因で生じる **表1** ．薬疹，悪性リンパ腫，内臓悪性腫瘍，湿疹・皮膚炎群などである．
- 高齢男性では悪性腫瘍（胃癌，肺癌，前立腺癌）の合併が多いことが知られている．

表1 紅皮症の原因となる疾患

• 薬剤によるもの	
• 悪性腫瘍以外の皮膚疾患によるもの	アトピー性皮膚炎 その他の湿疹・皮膚炎群 乾癬 毛孔性紅色粃糠疹 魚鱗癬様紅皮症 水疱症 ブドウ球菌性熱傷様皮膚症候群 疥癬 汎発性白癬 GVHD サルコイドーシス 紅斑性狼瘡 皮膚筋炎 丘疹-紅皮症（太藤）
• 悪性腫瘍によるもの	菌状息肉症 セザリー症候群 成人T細胞白血病リンパ腫 白血病 多発性骨髄腫 内臓悪性腫瘍
• 特発性（原因不明）	

▶ 皮膚所見・臨床症状

- 全身の皮膚の大部分（90％以上）に紅斑，潮紅を生じている状態．種々の程度の落屑を伴う **図1a** ．
- 皮膚症状に加えて，悪寒，発熱，脱水，低蛋白血症，電解質異常，全身の浮腫，倦怠感，表在リンパ節腫脹などの症状も伴う．
- 丘疹-紅皮症　湿潤傾向のない充実性丘疹が多発して拡大，敷石状に融合して

II 紅斑症・紅皮症・薬疹

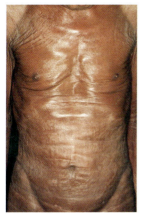

図1a 湿疹続発性紅皮症
(群馬大学,石川 治先生より提供)

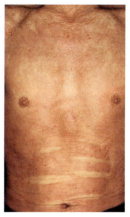

図1b deck-chair sign

びまん性となり紅皮症になる.間擦部や腹部の皺に一致して皮疹が欠如するのが特徴である(deck-chair sign) **図1b**.また,鱗屑・落屑を伴わないこと,先行する皮膚疾患がないことも診断の助けになる.通常の紅皮症に比べて悪性腫瘍の合併が高い.

▶ 治療

- 補液などを行い全身状態の改善,すなわち循環状態の改善,電解質異常,栄養状態の改善を目指す.
- 発熱がある場合には感染症の合併について検索を行う.
- 皮疹に対しては対症療法として内服療法,外用療法,光線療法などを行う.
- 原因となる疾患を見つけ出し **表2**,それに対する治療を行う.

表2 紅皮症の原因究明に対する検査

既存の皮膚疾患,これまでの治療,薬剤歴,身体所見として他の皮膚疾患の発疹がないか,爪,口腔粘膜などもチェックする.

必要に応じて以下の検査を行う.

皮膚生検,真菌検査

血液検査(可溶性IL-2レセプター,HTLV-1抗体,HIV抗体などを含めて),尿検査,便検査

画像検査(胸部X線,胸腹骨盤部CT,PET-CT,超音波,上下部消化管内視鏡検査)

- 薬剤性では原因薬剤の中止が必須である.
- ステロイド内服が必要な場合もあるが,乾癬性紅皮症には原則使用しないこと,あるいは高齢者に対しても感染症の増悪,誘発に注意が必要である.

- シクロスポリン内服は湿疹・乾癬による紅皮症には効果が高いが，悪性腫瘍の悪化，あるいは高齢者への使用には感染症の増悪，誘発に注意を要する.

▶ 予後

- 紅皮症は多彩な原疾患に基づくので予後は原疾患による.
- 原発性紅皮症では予測が難しく再燃を繰り返す.

▶ 生活指導

- 紅皮症の原因が判明した場合にはそれに対する治療を行う必要があることを説明する.
- 原病の皮膚疾患がある場合には治療を継続するよう指導する.
- 増悪時は早めの受診を促す.

〈天野博雄〉

Ⅱ 紅斑症・紅皮症・薬疹

3 ▶ 薬疹

■POINT

- さまざまな発疹型をとるため，薬疹かもしれないと考慮する姿勢が求められる．
- 重症薬疹の種類とその特徴（発熱，発疹型，粘膜疹の有無など）を把握し，速やかに原因薬剤を中止したうえで適切な治療を行う．
- 分子標的薬などの薬疹においては原因薬剤の継続が可能であることも多い．

▶ 薬疹とは

- 全身投与された薬剤またはその代謝産物によって引き起こされる皮疹や粘膜疹の総称．・アレルギー性と非アレルギー性の発症機序が考えられているが，多くはⅣ型アレルギー機序により，既感作であれば薬剤投与後数時間から1日程度で発症し，未感作であれば感作成立後（数日～2週間ほど）発症する．

▶ 薬疹の発疹型

- 頻度が高いのは播種状紅斑丘疹型や多形紅斑型である．
- ほぼ全ての皮膚疾患に類似する薬疹が起こりうるため，臨床現場では常に薬疹を疑う姿勢が必要である．
- 重症な薬疹としては Stevens-Johnson 症候群（SJS），中毒性表皮壊死症（toxic epidermal necrolysis: TEN），薬剤性過敏症症候群（drug induced hypersensitivity syndrome: DIHS）があげられるが，アナフィラキシー型や急性汎発性発疹性膿疱症（acute generalized exanthematous pustulosis: AGEP）なども生命を脅かす可能性がある．
- 新規治療薬として分子標的薬や生物学的製剤などによる皮膚障害も広義の薬疹といえる．

▶ 皮膚所見・臨床症状

■播種状紅斑丘疹型

- 典型的には数mm～1cm程度の小紅斑・丘疹が左右対称性に全身に散在する 図1 ．
- 瘙痒がみられることが多いが全身症状に乏しい．
- 重症薬疹の発症早期にも同様の臨床像を呈するため，注意して経過をみる必要がある．

■多形紅斑（erythema multiforme: EM）型

- 典型（typical）または非典型（atypical）な標的状紅斑（target lesion）を四肢主体にみる．
- 比較的軽症なタイプは EM minor，紅斑が全身に拡大し発熱を伴って口唇・口腔粘膜などに軽度の粘膜疹を認める，より症状の強いものを EM major とよぶ．SJS/TEN との鑑別が問題となる．

107

JCOPY 498-06364

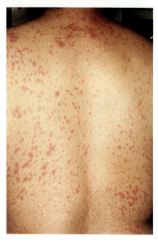

図1 播種状紅斑丘疹型薬疹

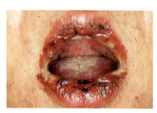

図2 SJS の口唇の出血びらん

▶ 重症薬疹の特徴

■ SJS/TEN

- 広範囲の表皮角化細胞壊死が病態であるため，発熱と重篤な粘膜疹（口唇の広範囲の出血びらんなど）を伴うことが特徴である **図2**．
- 水疱・びらん化した紅斑がみられるが，本邦では皮膚剥離面積が 10% 未満のものを SJS，10% 以上のものを TEN と定義される **表1**．
- 特に眼球結膜所見については眼科医の診察により眼所見（結膜びらん，偽膜形成など）を把握する．
- 確定診断のためには皮膚生検が必須である．
- EM major から SJS，さらに TEN への移行する可能性があり，一連のスペクトラムの疾患と考えられている．
- マイコプラズマ感染による SJS や，SJS に伴う呼吸器障害もみられるため呼吸器症状にも注意する．

■ DIHS

- 抗けいれん薬などの特定の薬剤投与後に遅発性に発症し，発熱，肝機能障害をはじめとする臓器障害，末梢血異常，ヒトヘルペスウイルス 6（human

Ⅱ 紅斑症・紅皮症・薬疹

表1 SJS の診断基準

概念
発熱と眼粘膜，口唇，外陰部などの皮膚粘膜移行部における重症の粘膜疹を伴い，皮膚の紅斑と表皮の壊死性障害に基づく水疱・びらんを特徴とする．医薬品の他に，マイコプラズマやウイルス等の感染症が原因となることもある．

主要所見（必須）
1. 皮膚粘膜移行部（眼，口唇，外陰部など）の広範囲で重篤な粘膜病変（出血・血痂を伴うびらん等）がみられる．
2. 皮膚の汎発性の紅斑に伴って表皮の壊死性障害に基づくびらん・水疱を認め，軽快後には痂皮，膜様落がみられる．その面積は体表面積の10％未満である．ただし，外力を加えると表皮が容易に剝離すると思われる部位はこの面積に含まれる．
3. 発熱がある．
4. 病理組織学的に表皮の壊死性変化を認める*．
5. 多形紅斑重症型（erythema multiforme [EM] major）**を除外できる．

副所見
1. 紅斑は顔面，頸部，体幹優位に全身性に分布する．紅斑は隆起せず，中央が暗紅色の flat atypical targets を示し，融合傾向を認める．
2. 皮膚粘膜移行部の粘膜病変を伴う．眼病変では偽膜形成と眼表面上皮欠損のどちらかあるいは両方を伴う両眼性の急性結膜炎がみられる．
3. 全身症状として他覚的に重症感，自覚的には倦怠感を伴う．口腔内の疼痛や咽頭痛のため，種々の程度に摂食障害を伴う．
4. 自己免疫性水疱症を除外できる．

診断
副所見を十分考慮の上，主要所見5項目を全て満たす場合，SJS と診断する．
初期のみの評価ではなく全経過の評価により診断する．

〈参考〉
1. 多形紅斑重症型との鑑別は主要所見1〜5に加え，重症感・倦怠感，治療への反応，病理組織所見における表皮の壊死性変化の程度などを加味して総合的に判断する．
  *病理組織学的に完成した病像では表皮の全層性壊死を呈するが，少なくとも200倍視野で10個以上の表皮細胞（壊）死を確認することが望ましい．
  **多形紅斑重症型（erythema multiforme [EM] major）とは比較的軽度の粘膜病変を伴う多形紅斑をいう．皮疹は四肢優位に分布し，全身症状としてしばしば発熱を伴うが，重症感は乏しい．SJS とは別疾患である．
2. まれに，粘膜病変のみを呈する SJS もある．

（重症多形滲出性紅斑ガイドライン作成委員会．重症多形滲出性紅斑スティーヴンス・ジョンソン症候群・中毒性表皮壊死症診療ガイドライン．日皮会誌．2016; 126: 1637-85. ©日本皮膚科学会）

herpesvirus 6：HHV-6）の再活性化を認める薬疹である **表2**．
• 眼囲を避けた顔面の紅斑，浮腫，口囲や鼻孔周囲に丘疹や膿疱，鱗屑を認める．四肢体幹の紅斑には紫斑を混じることもある．
• 口唇や口腔粘膜には軽度の粘膜疹を認めることがあるが顕著ではない．
• 典型例は表在リンパ節の腫脹を認める．

■ AGEP
• 抗菌薬などの薬剤摂取後に，高熱とともに多数の無菌性膿疱を伴う紅斑が全身に急速に拡大し，血中好中球増多を認める重症薬疹の一つ．

Essence 皮膚科診療で必須のスキル・アイテム・ツール　　Practice 皮膚科診療で必ず遭遇する Common Diseases

表2　DIHS の診断基準

概念
高熱と臓器障害を伴う薬疹で，薬剤中止後も遷延化する．多くの場合，発症後2〜3週間後に HHV-6 の再活性化を生じる．

主要所見
1. 限られた薬剤投与後に遅発性に生じ，急速に拡大する紅斑．しばしば紅皮症に移行する．
2. 原因薬剤中止後も2週間以上遷延する．
3. 38度以上の発熱
4. 肝機能障害
5. 血液学的異常：a，b，c のうち1つ以上
   a. 白血球増多（11,000/mm^3 以上）
   b. 異型リンパ球の出現（5%以上）
   c. 好酸球増多（1,500/mm^3 以上）
6. リンパ節腫脹
7. HHV-6 の再活性化

典型 DIHS：1〜7 すべて
非典型 DIHS：1〜5 すべて，ただし4に関しては，その他の重篤な臓器障害をもって代えることができる．

参考所見
1. 原因薬剤は，抗けいれん剤，ジアフェニルスルフォン，サラゾスルファピリジン，アロプリノール，ミノサイクリン，メキシレチンであることが多く，発症までの内服期間は2から6週間が多い．
2. 皮疹は，初期には紅斑丘疹型，多形紅斑型で，後に紅皮症に移行することがある．顔面の浮腫，口囲の紅色丘疹，膿疱，小水疱，鱗屑は特徴的である．粘膜には発赤，点状紫斑，軽度のびらんがみられることがある．
3. 臨床症状の再燃がしばしばみられる．
4. HHV-6 の再活性化は，(1) ペア血清で HHV-6 IgG 抗体価が4倍（2管）以上の上昇，(2) 血清（血漿）中の HHV-6 DNA の検出，(3) 末梢血単核球あるいは全血中の明らかな HHV-6 DNA の増加のいずれかにより判断する．ペア血清は発症後14日以内と28日以降（21日以降で可能な場合も多い）の2点にすると確実である．
5. HHV-6 以外に，サイトメガロウイルス，HHV-7，EB ウイルスの再活性化も認められる．
6. 多臓器障害として，腎障害，糖尿病，脳炎，肺炎，甲状腺炎，心筋炎も生じ得る．

（厚生労働科学研究補助金　難治性疾患克服研究事業　橋本公二研究班「薬剤性過敏症症候群診断基準 2005」厚生労働科学研究成果データベース閲覧システム．https://mhlw-grants.niph.go.jp/niph/search/NIDD00.do?resrchNum=200500880A）

- 間擦部や下腹部などから紅斑・膿疱が出現し，急速に全身に拡大する．膿疱は非毛孔性である．
- 原因薬剤の中止により2〜3週間ほどで膜様落屑，色素沈着を残して消退する．

▶治療

- まず被疑薬の速やかな中止が原則である．
- 播種状紅斑丘疹型や軽度の EM などでは，ステロイド外用剤や瘙痒に対して抗ヒスタミン薬などを投与する．

110

Ⅱ 紅斑症・紅皮症・薬疹

処方例 アンテベート®軟膏・マイザー®軟膏など1日2回外用，タリオン® 10 mg×2回/日，ビラノア® 20 mg×1回/日

- 重症薬疹とくに SJS/TEN の場合は入院管理が必須であり，重症度に応じて早期からステロイド全身投与（プレドニゾロン 0.5〜1.5 mg/kg/日）を行う．改善に乏しい，あるいは急速に進行する場合はステロイドパルス療法や免疫グロブリン大量静注療法（IVIg），血漿交換なども選択肢となる．
- びらんの面積が広範囲の場合は，熱傷に準じて二次感染にも配慮した局所治療を行う．

処方例 白色ワセリン，ゲーベンクリーム®

▶ 原因薬剤の同定

■ パッチテスト

- 遅発型アレルギーによる薬疹を調べるのに適している．
- 被疑薬同定のために行う検査としては安全性に優れているものの，陽性率は高くない．
- 固定薬疹では皮疹部に貼付すると陽性率が高い．光線過敏型薬疹では光パッチテストを行う．

■ 薬剤誘発性リンパ球刺激試験（drug-induced lymphocyte stimulation test: DLST）

- 患者末梢血単核球に薬剤を添加することで増殖するリンパ球を調べる検査で，非侵襲的なため最も安全性が高い．
- 本邦の報告では DLST の陽性率は 42%[1] とされているが，薬疹型や薬剤の種類，患者末梢血を採取した時期などによって異なる．
- 偽陽性となる場合もあり，特異性は必ずしも高くはない．

■ 内服誘発試験

- 最も信頼度は高いが，施行には十分な注意が必要である．
- 重症薬疹が誘発される危険性から SJS/TEN では禁忌．また感染症状などの全身の条件が揃わないと誘発されない場合もある．

▶ 薬剤アレルギーカード（薬疹カード）

- 原因薬剤の証明として医療機関を受診する時に患者に持参させるカード．
- 薬剤の他に薬疹の型や行った検査結果なども記載することが望ましい．

▶ 特殊な薬疹の例

■ 固定薬疹

- 原因薬が投与されるたびに繰り返し同一部位に皮疹を生じる薬疹．
- 口唇や陰部などの粘膜や手足などに類円形の境界明瞭な紅斑を生じ，水疱・びらん化することもある．治癒後は色素沈着を長期間残す．
- 非ステロイド系消炎鎮痛薬や一部の去痰薬（カルボシステインなど）の報告が多い．

■薬剤誘発性水疱症（DPP-4 阻害薬による水疱性類天疱瘡）

- 近年処方数が増加している 2 型糖尿病治療薬 DPP-4（dipeptidyl peptidase-4）阻害薬の内服開始後，数カ月たってから薬剤性の水疱性類天疱瘡を生じることがある．
- 通常の水疱性類天疱瘡に比べて紅斑などの炎症に乏しい水疱，びらんが特徴．抗 BP180-NC16A 抗体は陰性となることもある．
- DPP-4 阻害薬の中止のみで軽快することもある．

■手足症候群

- 抗がん剤によって生じる四肢末端部の紅斑，水疱，角化，亀裂などの総称．
- フッ化ピリミジン系やタキサン系抗がん剤のほか，マルチキナーゼ阻害薬によっても生じる．
- ステロイド外用や保湿剤塗布で治療するが，症状が重篤な場合は原因薬の減量や休薬が必要になることもある．

■分子標的薬による皮膚障害

- 上皮成長因子受容体（epidermal growth factor receptor：EGFR）阻害薬による皮膚障害で，痤瘡様発疹，乾皮症，爪囲炎を生じやすい．
- この場合の痤瘡様発疹にはステロイド外用や塩酸ミノサイクリン内服が有効である．
- 原因薬剤が継続可能な場合が多いため適切な治療介入を行う．

One Point Advice

薬剤投与歴を医薬品以外の健康食品やサプリメントまで含め，詳細に問診する．または患者のお薬手帳などから調べる．
造影剤は検査のために用いられることから薬疹の原因として失念しやすいが頻度が多いため注意する．典型的には既感作であれば翌日までに，未感作であれば 5 日以降で皮疹が出現する．

文献

1) 武藤美香，河内繁雄，福澤正男，他．薬疹におけるリンパ球刺激試験の診断的価値についての検討．日皮会誌．2000; 110: 1543-8.

〈濱　菜摘，阿部理一郎〉

Ⅲ 血管炎・紫斑・脈管疾患・膠原病・類縁疾患

1 ▶ 皮膚の血管炎

■POINT

- 紫斑の palpable purpura とリベドの livedo racemosa が血管炎として特異的皮膚症状である.
- IgA 血管炎は消化管症状や腎症状の併発時にステロイドや免疫抑制薬の投与を検討する.
- 皮膚動脈炎は難治性皮膚潰瘍, 四肢末梢神経炎, CRP 上昇といった結節性多発動脈炎への移行を疑わせる時にステロイドや免疫抑制薬の投与を検討する.

▶ 皮膚所見・臨床症状

- 血管炎は多彩な皮膚症状をもつ. 紫斑, リベド (網状皮斑), 結節 (皮内・皮下), 潰瘍, アクロチアノーゼ, 壊疽, 白色萎縮, 下腿浮腫など.
- このうち, 紫斑の palpable purpura とリベドの livedo racemosa が血管炎として特異的.
- 浅い (真皮上層) 皮膚血管炎の特徴的皮疹は palpable purpura 図1 .
- Palpable purpura は触診できる"盛り上がった"紫斑で, ほとんど下肢. 直径 10 mm 程度まで個々が境界明瞭, 均一, 同調的.
- 深い (真皮下層から皮下脂肪織) 皮膚血管炎の特徴的皮疹は livedo racemosa 図2 .
- リベドには大理石様皮膚と livedo racemosa, livedo reticularis がある. マスクメロン様・網目様の環が, livedo racemosa は環が閉じていなく, livedo reticularis は環が閉じている.
- 皮膚血管循環不良からそれ以下の末梢血管に拡張が起き, その拡張した血管

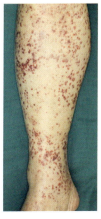

図1 皮膚浅層 (真皮上層) の血管炎は palpable purpura を起こす

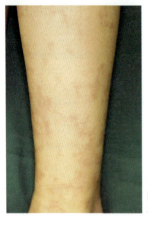

図2 皮膚深層（真皮下層から皮下脂肪織）の血管炎は livedo racemosa を起こす

走行が表面の皮膚から，マスクメロン様，網目様として観察される．
- Livedo racemosa 内には，結節（皮内・皮下結節）が散在し，皮膚生検に最適な部位である．
- 蕁麻疹様血管炎は，通常の膨疹と異なり 24 時間以上持続する（蕁麻疹様紅斑）．

▶ 診断

- 全身性血管炎分類は，Chapel Hill 分類 1994（CHCC 1994）が世界的に普及し，2012 年改定された（CHCC 2012）．
- Wegener 肉芽腫症は多発血管炎性肉芽腫症（granulomatosis with polyangiitis：GPA），Churg-Strauss 症候群は好酸球性多発血管炎性肉芽腫症（eosinophilic granulomatosis with polyangiitis：EGPA），Henoch-Schönlein 紫斑病は IgA 血管炎へと名称変更された．
- 日本皮膚科学会血管炎診療アルゴリズム **図3** は，主症状が皮膚症状か全身症状かでスタート（主症状が皮膚症状でも ANCA 陽性，好酸球増多なら全身性血管炎へ）し，全身性血管炎を充分鑑別した上で，皮膚血管炎に戻り，検査として ANCA →クリオグロブリン→ IgA 沈着（2 回施行）を施行する[1]．そして，真皮上中層ときに下層細静脈に白血球破砕性血管炎があれば皮膚白血球破砕性血管炎，真皮下層から脂肪織に小動脈炎があれば皮膚動脈炎（皮膚型結節性多発動脈炎）と診断する．

▶ 治療

■ IgA 血管炎

- 皮膚症状だけでは経過観察となる．
- 消化管症状や腎症状の併発時に，副腎皮質ステロイド薬や免疫抑制薬の投与を検討する．

III 血管炎・紫斑・脈管疾患・膠原病・類縁疾患

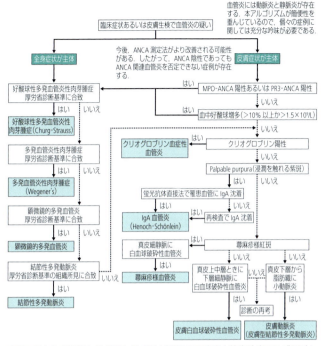

図3 日本皮膚科学会ガイドライン班(古川班)での皮膚血管炎診療アルゴリズム

本アルゴリズムは原発性血管炎のみを扱っており,CHCC2012で採用された全身性疾患に続発する血管炎,誘因の推定される続発性血管炎は扱っていない.
注1:血管炎には動脈炎と静脈炎が存在する.本アルゴリズムが簡便性を重んじているので,個々の症例に関しては充分な吟味が必要である.
注2:今後,ANCA測定法がより改善される可能性がある.したがって,ANCA陰性であってもANCA関連血管炎を否定できない症例が存在する.
(古川福実,他.日皮会誌.2017; 127: 307[1]より.©日本皮膚科学会)

- 消化管症状が疑われる場合はまず安静を指示する.抗潰瘍薬を投与し,経過をみるとともに,早期に内視鏡などの検査を行い,腸管の病変を確認する.副腎皮質ステロイド薬全身投与が急性期症状の改善に有効である.ただ,消化管からの吸収が期待できないため,ステロイドは静脈内投与とする.その効果が不十分の時や長期のステロイド薬投与が予測される際は,免疫抑制薬の併用や変更を模索していく.
- 確定診断から数カ月以内に血尿や蛋白尿が検出された場合は,今後の腎症状(紫斑病性腎炎)に注意を払う.
- 可能な範囲で腎生検を行い,組織学的重症度に応じて副腎皮質ステロイド薬投与を中心に治療する.

Essence 皮膚科診療で必須のスキル・アイテム・ツール　**Practice** 皮膚科診療で必ず遭遇する Common Diseases

- 軽症例はコルヒチンや DDS 投与もある.
- 血液凝固第 XⅢ 因子低下が確認されれば,第 XⅢ 因子製剤投与も選択肢に入れていく.

■皮膚動脈炎
- 治療について十分な検討は行われておらず確立された治療法はない.
- 難治性皮膚潰瘍,四肢末梢神経炎,CRP 上昇,関節痛・筋肉痛の悪化,下腿浮腫といった結節性多発動脈炎への移行を疑わせる症状の併発時に,副腎皮質ステロイド薬や免疫抑制薬の投与を検討する.
- 副腎皮質ステロイド全身投与は即効性があり,特に初回時にはきわめて有効である.しかし血管炎の多くが慢性で長期的な経過をとるので,ステロイドも長期化しさまざまな問題点が出てくる.骨粗鬆症や動脈硬化(高血圧,糖尿病,高脂血症),胃腸障害,眼科的疾患(白内障,緑内障),精神疾患,不眠,Moon face,体重増加,多毛といったさまざまな副作用である.特に,Moon face は必ず起こり,女性を中心に嫌う患者が多い.安易な投与は避けていきたい.こうしたステロイドの欠点を補う点で注目されているのが,免疫抑制薬である.
- 免疫抑制薬は,シクロホスファミド,メトトレキサート(MTX),アザチオプリン,ミゾリビン,ミコフェノール酸モフェチル(MMF)などがあげられる.
- シクロホスファミドは,内服よりもパルス療法でより効果があり副作用もより少ない.またステロイドパルス療法と比較して,効果同等以上,副作用が少ない点から,より推奨されている.当科では通常量よりやや量を抑えた 500 mg/日で月 1 回を 3〜6 カ月投与,で有効な結果を得ている.性腺への影響から若年者には投与が困難であるが,嘔吐や出血性膀胱炎,感染症への対応,発がんの可能性などに注意を払い,投与する.通常,シクロホスファミドパルスは中等量ステロイド内服を併用する.
- MTX は血管炎での関節痛に対して使用する.服用してから 48 時間後にフォリアミンを服用させる.シクロホスファミドパルス療法の後療法で,関節症状がある症例では,プレドニゾロンと併用している.
- アザチオプリンは,肝機能障害に注意しながら,50 mg/日から開始し,100 mg/日まで投与していく.
- ミゾリビンは副作用も少なくステロイド増強効果がある.
- さらに抗血栓療法も併用することがある.
- 抗血栓療法としてワルファリンカリウムやバイアスピリンが中心である.
- 新規経口抗凝固薬(noveloralanticoagulants: NOAC)は,ワルファリンカリウムに代わる薬剤である.
- 各種抗血小板薬内服,プロスタグランディン E1 リポ製剤点滴,アルガトロバン点滴を併用する.
- 軽症例はコルヒチンや DDS 投与もある.
- 生物学的製剤・リツキシマブは,MPA,GPA で使用される.B 細胞の抗原に対する抗体(抗 CD20 抗体)であるリツキシマブは,B 細胞の活性化を防

116

Ⅲ 血管炎・紫斑・脈管疾患・膠原病・類縁疾患

ぎ，炎症の進行を止める．今後，血管炎治療の主軸と期待されている．

- 免疫グロブリン大量静注療法は EGPA の末梢神経症状難治例に使用する．2〜3 月に 1 クールの定期的な投与が推奨される．
- 蕁麻疹様血管炎に抗アレルギー薬は効果が乏しい．悪化時には副腎皮質ステロイド薬や免疫抑制薬の投与を検討する．

One Point Advice

適切な皮膚生検が診断には重要

Palpable purpura は 5 mm トレパンパンチで 2 カ所施行し，1 カ所は HE 染色のホルマリン，もう 1 カ所は蛍光抗体直接法の OCT 固定とする．Livedo racemosa は結節（皮内結節・皮下結節）を触診で探し出し 2 カ所を紡錘形に皮膚生検する．そして長軸方向で切り出し，深切り（deep cut）の検討を行う．切り出し面から 50 枚目，100 枚目，150 枚目，ときには 200 枚目を検討する．

文献

1) 古川福実，池田高治，石黒直子，他．日本皮膚科学会ガイドライン　血管炎・血管障害診療ガイドライン 2016 年改訂版．日皮会誌．2017; 127: 299-415.

〈川上民裕〉

2 ▶ 紫斑

■POINT
- 致死性の電撃性紫斑から心配のない老人性紫斑まで.
- 紫斑の形態と分布, 基礎疾患や薬剤, 感染などの増悪因子, および皮膚以外の症状の有無で, 対応すべき.
- 血管炎の有無を確認するために生検による病理組織の確認が必要.

▶ 病因・病態

- 紫斑は多彩な要因による真皮細小血管（毛細管や細静脈）壁の破綻による赤血球の血管外漏出を表す臨床像である.
- その血管壁の破綻に生じた紫斑は加齢や長年のステロイド（内服や外用）による真皮の支持結合組織（膠原線維と弾性線維）の脆弱や静脈圧の亢進による血管内圧上昇で生じる非炎症性紫斑から血管炎の炎症性細胞の血管壁浸潤による炎症性紫斑までがある.

▶ 紫斑へのアプローチ: 紫斑の臨床所見および基礎疾患や皮膚外所見の確認

- 紫斑の形態と分布：血管炎を呈する紫斑は下腿に数 mm から 1 cm に隆起した紫斑（palpable purpura）図1 が多い．一方老人性紫斑やステロイド紫斑は手背，上肢の伸側や下腿に多く，隆起しない平らな新旧紫斑局面を呈することが多い 図2．敗血症にみられる数 mm 大の丘疹状紫斑を呈する敗血疹は下腿遠位および手掌，指，足趾に多いのが特徴 図3．電撃性紫斑は発熱，DIC を伴い，数時間で紫斑局面が急に増大するのが特徴 図4．慢

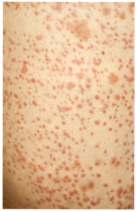

図1 IgA 血管炎にみられた下肢の隆起した紫斑

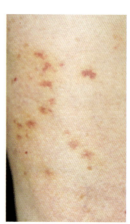

図2 前腕に生じた老人性紫斑

III 血管炎・紫斑・脈管疾患・膠原病・類縁疾患

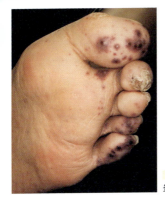

図3 僧帽弁の疣贅を認めた感染性心内膜炎症例に生じた足趾の丘疹状紫斑や血疱

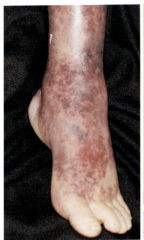
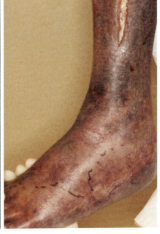

図4 電撃性紫斑
下腿遠位と足背の紫斑（左図）は翌朝に足趾足底まで拡大した（右図）

性C型肝炎を伴う点状紫斑は下腿に紫斑が繰り返すため，色素沈着を呈することが多い．下腿の静脈渋滞による特発性色素性紫斑は点状出血は局面を形成し，瘙痒を伴う苔癬化紫斑局面を呈することも多い 図5 ．
- 基礎疾患および薬剤の確認：膠原病やANCA関連血管炎疾患，B・C型肝炎などの基礎疾患，薬剤性血管炎は抗甲状腺薬などの原因薬剤の確認．
- 皮膚外症状の確認：炎症性紫斑を疑う場合は必ず関節痛，筋痛，腹痛や倦怠感，発熱などの皮膚外症状の確認，さらに採血，検尿によるタンパク尿，血尿の確認，敗血症の疑いは血培を行い，感染性心内膜炎を疑う場合は心エコー

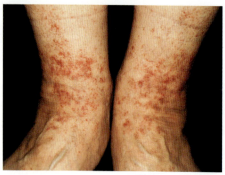

図5 下腿の静脈圧亢進と点状紫斑および瘙痒のある苔癬化紫斑局面を呈する特発性色素性紫斑

による弁疣贅の有無の確認も必要である **図3**．

- 下腿に生じた紫斑は血管炎によるものかどうかは決められないことが多いため，紫斑出現後48時間以内のタイミングで生検による病理組織の確認が必要である．

▶ 治療

- 薬剤，感染症，血行障害などの増悪因子を除去するのが治療につながる．
- 老人性紫斑やステロイド紫斑はそのまま様子をみてもよいが，B・C型肝炎，ブドウ球菌や溶連菌などの感染症を伴う紫斑は抗ウイルス剤や抗菌剤の治療が不可欠である．
- 糸球体腎炎，腸管出血，肺胞出血などの全身性血管炎を伴う紫斑の症例は他科（腎臓内科，呼吸器内科，消化器内科や外科など）との連携は不可欠で，大量ステロイド剤の投与または免疫抑制薬の併用も必要である．
- 薬剤性血管炎による紫斑は原因薬剤の中止が必要である．
- 特発性色素性紫斑にみられる静脈血行障害は下肢の弾性ストッキングの着用が必要である．

One Point Advice

紫斑はそのまま様子をみるような老人性紫斑から全身性血管炎や敗血疹を伴う敗血症などの重症症例があるので，その形態と分布の所見，年齢および基礎疾患，増悪因子，皮膚外の所見などにより対応すべきである．

文献

1) 川名誠司，陳 科榮．皮膚血管炎．東京：医学書院；2013．p51-78, p246-337．

〈陳 科榮〉

3 ▶ 脈管疾患

■ POINT
- 皮膚の脈管疾患には，動脈性，静脈性やその他の種類があり，多岐にわたる．
- 主な疾患として，動脈性の末梢動脈疾患，糖尿病性壊疽，その鑑別にあがるコレステロール結晶塞栓症，静脈性として，下肢静脈瘤，血栓性静脈炎などについて触れる．

1 末梢動脈疾患

- 動脈性の皮膚脈管疾患としては，閉塞性動脈硬化症（arteriosclerosis obliterans：ASO）がまずあげられるが，近年はバージャー（Bürger）病を合わせた概念として末梢動脈疾患（peripheral arterial disease：PAD）とよばれることが多い．
- 初期症状は冷感，チアノーゼ，間歇性跛行などであるが，進行すると皮膚潰瘍を起こし，さらに進行すれば重症虚血肢となり壊疽を起こして壊死部の切断を余儀なくされる 図1 ．
- 診断のための簡単な理学所見として足関節上腕血圧比（ankle brachial pressure index：ABI）がある．上腕と下肢の血圧を測定し，下肢血圧/上腕血圧により示される値である．0.91以上1.40以下を正常とし，0.90以下の場合PADと診断する．
- ABI測定は専用の測定機器がなくても外来で施行可能である．
- 他に有用なのは，皮膚組織灌流圧（skin perfusion pressure：SPP）である．高度な動脈壁の石灰化がある時には正確に血圧が計測されないため，ABIが実際の血行を反映しない場合があるが，SPPはレーザードプラを用いての計測になるので，石灰化や浮腫の影響を受けることなく非侵襲的に末梢皮膚血流を定量できる．
- 四肢切断レベルの決定に有用で，SPPが40 mmHg以下では，そのレベルでの切断やデブリードマンは危険である．

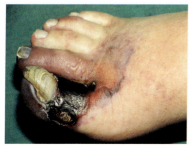

図1 PADにより足趾に壊疽を起こした症例

Essence 皮膚科診療で必須のスキル・アイテム・ツール　**Practice** 皮膚科診療で必ず遭遇する Common Diseases

- 治療であるが，バイパス手術，カテーテル治療などの血行再建術が可能であれば，症状の改善は期待できる．
- 抗血小板薬，血管拡張薬の投与，その他には皮膚潰瘍に対する対症療法となる．

2 糖尿病性壊疽

- 糖尿病性壊疽は，動脈硬化による動脈の閉塞に加えて，末梢神経障害，感染などの要素をもとにして発症する．
- 糖尿病患者の場合は運動神経障害のために足変形が起こり，足の特定の部位に荷重部が過度にかかることになり，鶏眼などが生じて皮膚潰瘍を起こしやすくなる．
- また感覚神経障害により軽微な傷に気がつかず，急速に壊疽が進行することが多い．そのため普段から足病変には十分な注意が必要である．
- 治療には，PAD に対する治療方針の他に，糖尿病のコントロール，フットケアが重要である．

3 コレステロール結晶塞栓症

- PAD の鑑別疾患としてコレステロール結晶塞栓症があげられる．コレステリン塞栓症や blue toe syndrome とよばれることもある．
- 発症機序は，動脈硬化を起こした大血管の粥状硬化巣よりコレステロール結晶が剥離して末梢に流れ，全身の末梢小動脈を塞栓することにより発症する．多くの場合，カテーテル治療などの血管内操作や大血管手術を行った後に発症する．また，抗凝固薬を使用して起こる場合もある．コレステロール結晶は足趾などの末端だけでなく，腎臓をはじめとする多彩な臓器症状もきたす場合もあり，その場合は予後不良である．
- コレステロール結晶塞栓症の臨床像は，足趾や足底などに暗紫色の皮膚色変化が起こり，網状皮斑も現れる．足趾の趾腹にもっとも皮膚症状が現れるが，膝や下肢などにも網状皮斑が起こる．暗紫色に変化した足趾端は時間が経てば足趾全体が紫色になり，さらに進行すれば虚血のため，潰瘍，壊死に陥る．PAD や糖尿病性壊疽などと異なり，足背動脈などはよく触れることが多い．
- 腎機能の低下が多くの症例でみられる．検査値異常としては，好酸球増多やクレアチニン，BUN の上昇，CRP の上昇などがある．生検による病理所見ではコレステロール結晶の塞栓像を確認される．
- 治療としては，抗凝固療法が行われていた場合には中止する．血管拡張薬，ステロイド投与，LDL アフェレーシス，血漿交換療法などが有効である．

4 下肢静脈瘤

- 下肢静脈瘤は大・小伏在静脈弁不全，交通枝弁不全により，静脈血が下方に逆流し下腿などの表在静脈が拡張して発症する．
- うっ滞による皮膚症状が主で，下腿の浮腫，色素沈着，うっ滞性皮膚炎，血栓性静脈炎，静脈うっ滞性潰瘍を起こす他に，脚のだるさ，こむらがえりな

Ⅲ 血管炎・紫斑・脈管疾患・膠原病・類縁疾患

どの症状も起こす．

- 下肢静脈瘤の治療には，保存的には下肢の挙上安静，弾性ストッキングや弾性包帯による圧迫療法などがあり，外科的にはストリッピング，高位結紮術，血管内レーザー治療，硬化療法などがある．近年では皮膚切開の必要がなく侵襲が少ない血管内レーザー治療が行われることが増えてきている．
- 圧迫療法は保存的治療というだけでなく，外科的治療後の血栓予防やアフターケアとしても施行される．弾性ストッキングは，足首付近に圧力が高く上方にいくに従って圧力が減じるように設計されている．このため，静脈血を上方に押し上げる効果がある．ストッキングの着用が難しい場合は，圧力の加減を自由にできる弾性包帯を用いる．
- 弾性包帯の欠点は，巻き方が難しくずれやすいことであるが，8の字に交差させながら折り返し巻きをするとずれにくくなる．
- 診断や，手術のための評価には超音波検査やドプラ血流聴診器が有用である．外科的療法の術前には，大伏在，小伏在静脈などの表在静脈の交通枝に逆流がある場所を確認し，交通枝の逆流点と表在静脈の走行をマーキングする 図2 ．

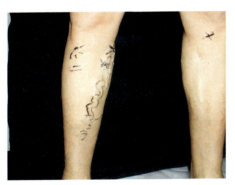

図2 下肢静脈瘤
ドプラ血流聴診器で表在静脈の交通枝に逆流がある場所を確認し，交通枝の逆流点と表在静脈の走行をマーキングした．

5 血栓性静脈炎

- さまざまな原因により静脈内（小静脈〜深部静脈）に血栓を伴う炎症を生じた病態である．原因としてベーチェット（Behçet）病，膠原病，悪性腫瘍，感染症，薬剤などによる血管壁の障害などがある．
- 表在性血栓性静脈炎の臨床症状は赤色索状の有痛性皮下結節であり，経過中に静脈の走行に沿って主病巣が移動する．深在性の場合は，深部静脈血栓症として扱うべきで，幹部より末梢が腫脹し疼痛が生じ，発赤を伴うと蜂窩織炎と臨床像が類似する場合がある．鑑別のためには超音波検査が有用である．

- 治療は NSAIDs 内服や安静であり，弾性ストッキングによる圧迫療法もよい.
- 再発の予防には抗血小板薬内服などである.

文献

1) 是枝　哲. コレステロール結晶塞栓症. In: 最新版ナースのための糖尿病フットケア技術. 東京: メディカルレビュー社; 2014. p.296-9.
2) 是枝　哲. 静脈うっ滞性下腿潰瘍. MB Derma. 2010; 167: 21-6.

〈是枝　哲〉

III 血管炎・紫斑・脈管疾患・膠原病・類縁疾患

4 ▶ エリテマトーデス

■POINT

- エリテマトーデス（LE）は皮膚限局性 LE〜全身性 LE（SLE）までの幅広いスペクトラムを有する.
- LE の皮疹には特異疹と非特異疹があり, 特異疹があれば LE と診断できる.
- 特異疹は慢性型, 亜急性型, 急性型に分けられる. 円板状 LE（DLE）, 深在性 LE, 亜急性皮膚 LE（SCLE）などはその特異疹の名称と考える.
- LE の治療方針は全身的な要素を第一に考えて決定する. 皮疹の背景に全身性の要素がないかを常に考えながら診療を行う.

▶ 病因・病態

- 複数の遺伝的素因を基盤に, 外的要因（感染, 化学物質, 日光など）, 内的要因（女性ホルモンなど）を誘因とする自己免疫機序により発症する.

▶ 皮膚所見

■特異疹

- LE の確定診断に重要である.

  1) 慢性皮膚 LE（CCLE）: 慢性型

  ① 円板状 LE（DLE）　図1
- 顔面を中心にみられる鱗屑を伴う萎縮性類円形紅斑.
- 皮膚限局性 LE〜全身性 LE（SLE）のいずれにもみられる.
- この皮疹が頸部より上に単独でみられる場合は, 通常皮膚限局性 LE である.
- SLE でみられる場合は, 頸部より下に多発（播種状 DLE）することが多い.

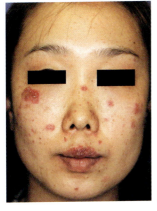

図1　DLE

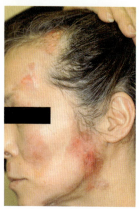

図2 深在性エリテマトーデス
DLE の皮疹を伴う

- 組織学的所見は，角栓，基底層液状変性，血管・付属器周囲性リンパ球浸潤，真皮ムチン沈着である．
  ② 深在性 LE　図2
- 頬部，上腕伸側，臀部に皮下硬結としてみられる脂肪織炎．
- 病変上に DLE の皮疹を有する場合と欠く場合がある．
- 経過中，陥凹を生じる．
- 皮膚限局性 LE〜SLE でみられる．
- 組織学的には，小葉性脂肪織炎を呈し，皮下組織にムチン沈着，血管障害，ヒアリン化をみる．
  ③ 凍瘡状 LE
- 手指を中心に，凍瘡様皮疹を伴う DLE 様の浸潤性紅斑．
- 皮膚限局性 LE〜SLE でみられる．

2）亜急性皮膚 LE（SCLE）：亜急性型
  ① SCLE 型環状紅斑
- 顔面，体幹，四肢に鱗屑を伴う環状紅斑としてみられ，Sjögren 症候群（SjS）に伴う環状紅斑（SjS 型環状紅斑）と類似する．
- SCLE 型および SjS 型環状紅斑のどちらも抗 SS-A 抗体との関連があり，前者は白人，後者は東洋人に多くみられる．
- SCLE 型では表皮基底層液状変性，SjS 型では真皮の血管・付属器周囲性リンパ球浸潤が，より明瞭に認められる．
- 中間型 LE（軽症 SLE）〜SLE でみられる．
  ② 丘疹鱗屑性皮疹
- DLE に類似し，乾癬様皮疹とも称される．
- DLE に比べ血管・付属器周囲性リンパ球浸潤などの組織反応は軽く，あとに瘢痕を残さない．

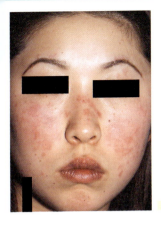

図3 SLEの蝶形紅斑

- 中間型LE（軽症SLE）〜SLEでみられる.

3）急性皮膚LE（ACLE）：急性型

① 蝶形紅斑 図3
- 両頬〜鼻根部の蝶形領域にかかる滲出性紅斑.
- 通常SLEでみられ，全身の疾患活動性とも関係する.
- ただし，蝶形紅斑の中でも性状には幅があり，慢性〜亜急性型に近い紅斑もある.
- 小型の滲出性紅斑が集簇・融合して蝶形になる紅斑がプロトタイプである.
- 上記の典型例では，そういった要素がない皮膚筋炎の頬部紅斑や，伝染性紅斑の平手打ち様紅斑，酒皶，脂漏性皮膚炎，アトピー性皮膚炎とは臨床的に区別できる.
- 組織学的には，表皮基底層液状変性，ムチン沈着，蛍光抗体直接法では基底膜部免疫グロブリン沈着をみる.

その他の特異疹
- ループス皮膚ムチン症，水疱性LEがある.

■非特異疹
- 多くは，循環障害を反映する皮疹である.

1）循環障害関連症状
- レイノー現象，凍瘡様紅斑（凍瘡状LEとはDLE様皮疹がない点で区別する），アクロチアノーゼ，爪囲紅斑，リベド，皮膚潰瘍などがある.

2）口腔内潰瘍
- SLEの急性期に硬口蓋にみられる.

3）脱毛
- SLEの活動期にびまん性にみられる場合が多い.
- DLEの皮疹が頭部にみられる場合は，放置すると瘢痕となり永久脱毛となる.

▶ 臨床症状

- SLE の自覚症状として多いのは，皮疹以外では，全身倦怠感，発熱，関節痛といった非特異的な全身症状である.
- SLE における臓器障害としては，漿膜炎，腎障害（ループス腎炎），中枢神経症状（CNS ループス），肺胞出血・肺梗塞などに留意する.
- 他科との連携については，膠原病内科以外に，ループス腎炎では腎臓内科，CNS ループスでは神経内科・精神科，肺胞出血・肺梗塞では呼吸器内科・循環器内科，血球貪食症候群では血液内科との連携も適宜考慮する.

▶ 診断

■ LE の診断

- 特異疹があれば，LE かどうかは臨床的に診断できる. 皮膚生検を行い，組織学的診断を行えばより確実である.

■ SLE の診断

- LE の中で，皮膚限局性エリテマトーデスか SLE か，あるいはその中間型（軽症 SLE）かは，臓器症状，検査所見を合わせて判断する.
- その際，アメリカリウマチ学会の SLE 分類基準（1997 年改訂），SLICC（Systemic Lupus International Collaborating Clinics）分類基準（2012 年）も診断の参考になる.
- SLE と診断する際に最低限行うべき検査は，血算（白血球数，赤血球数，血小板数），生化学（腎機能検査など），尿検査（尿蛋白など），免疫学的検査（抗核抗体，抗二本鎖 DNA 抗体，抗 Sm 抗体，血清補体価，抗リン脂質抗体 [抗 β_2 グリコプロテイン抗体，抗カルジオリピン抗体，ループスアンチコアグラント]），胸部 X 線写真，心電図などである.

▶ 治療

- 皮膚限局性 LE か SLE かを見極めて治療方針を立てる.
- 皮膚限局性 LE では，ステロイド外用とプラケニル®内服が中心となる.
- SLE では，ステロイド全身投与，プラケニル内服が治療の中心となる.

■ DLE

- DLE の皮疹を有する皮膚限局性 LE では，very strong 以上のステロイド外用が第一選択である.
  - 処方例 マイザー®軟膏　外用 2 回/日
- 上記例でステロイド外用の効果が不十分の場合はプラケニル内服を行う. 内服中は眼科で網膜症のチェックを定期的に行う.
  - 処方例 プラケニル 400 mg×1 回/200 mg×1 回/日
  - 　　　　隔日内服（身長 160 cm の女性）

■ 深在性 LE

- プレドニン® 0.5 mg/kg（初期量）内服またはプラケニル内服を行う.

III　血管炎・紫斑・脈管疾患・膠原病・類縁疾患

■ SLE

- 症状として皮疹が中心で，臓器症状が軽い例では，プラケニル内服またはプレドニン 0.5 mg/kg（初期量）内服を行う．
- 疾患活動性（臓器症状，検査所見より判断）が高い症例では，プレドニン 1 mg/kg（初期量）内服を基本に，症状に応じてステロイドパルス療法，プログラフ®内服を適宜併用する．既存治療で効果不十分の場合は，ベンリスタ®（抗 BLys モノクローナル抗体製剤）の併用も考慮される．
- ステロイド内服の副作用への対策として，胃潰瘍（エビデンスはない），骨粗鬆症，感染症への予防薬内服も行う．

  処方例 プレドニン 1 日量 50 mg 不均等 3 回内服（25-15-10）（初期量），パリエット® 10 mg 1 回/日，エディロール® 0.75 μg×1 回/日，バクタ配合錠® 1 錠 1 回/日

▶ 予後

- 慢性型皮疹は皮膚障害が強く，DLE の皮疹はあとに瘢痕を，深在性 LE の皮疹はあとに陥凹を残す．
- SLE の生命的予後に最も関与するのは，腎障害と中枢神経症状および合併症としての感染症である．

▶ 生活指導

- 日光曝露，寒冷曝露，過労などの悪化要因は極力避けるよう指導する．
- ステロイド内服の副作用のリスクついても詳しく説明し，うがい・手洗い（易感染性）を励行し，急激な運動負荷（大腿骨頭壊死，骨折）や過食（肥満など）を避けることも心がける．
- SLE で生じる脱毛を，治療の副作用と誤解してステロイド内服を自己判断でやめてしまわないように，予め脱毛についても詳しく説明しておくことが必要である．

One Point Advice

妊娠・出産の不安にも向き合う

SLE は若い女性に多く，妊娠・出産の不安も抱えている．基本的には，心臓，腎臓などに重篤な症状がなく，プレドニン 15 mg/日以下で病勢がコントロールされている例では妊娠・出産は可能である．特に注意すべきは，抗リン脂質抗体が関与する胎盤血管の血栓形成による子宮内胎児死亡，抗 SS-A 抗体による新生児エリテマトーデスの発症があり，これらの問題にも産婦人科医と連携して対応していく必要がある．

〈土田哲也〉

Essence 皮膚科診療で必須のスキル・アイテム・ツール　　Practice 皮膚科診療で必ず遭遇する Common Diseases

5 ▶ 強皮症

■ POINT

● 皮膚や内臓に症例によって種々の程度の炎症や線維化をきたす．皮膚硬化は四肢末端から始まり，重症例では四肢の近位や体幹にも及ぶ．
● 皮膚や内臓に血管障害を生じ，レイノー現象，指尖潰瘍などが皮膚科的には問題となる．
● ほとんどの症例では，特異的な自己抗体が血清中に検出される．

▶ 病因・病態

・詳細な病因や病態は明らかになっていない．
・遺伝的に発症しやすい素因を有する者が，何らかの環境要因によって誘発されて発症する．
・自己免疫異常を反映して，抗セントロメア抗体，次いで抗トポイソメラーゼ I 抗体が陽性となる症例が多い．頻度は低いが，抗 RNA ポリメラーゼ III 抗体陽性例や抗 U1 RNP 抗体（全身性強皮症 [systemic sclerosis: SSc] に特異的ではなく，混合性結合組織病や全身性エリテマトーデスに多くみられる）陽性例も認められる．一方で，それ以外の特異抗体や既知の抗体が陰性の症例も全体の 1～2 割に存在する．
・炎症や血管障害が先行し，その修復過程の異常で線維化が生じると考えられている．
・局所に浸潤した白血球が活性化して TGF-β や IL-6 などの線維化を促すサイトカインを産生し，これによって線維芽細胞からのコラーゲン産生が誘導されると考えられている．
・自己抗体産生に反映されるように，B 細胞の活性化も病態形成に関与していると考えられている．

▶ 皮膚所見・臨床症状

・ほとんどの症例ではレイノー現象（寒冷刺激や緊張で指などの皮膚の色が一時的に蒼白になり，その後，紫，赤などと変化しながら元に戻る現象）がみられ，しかも初発症状である 図1 ．
・皮膚硬化が肘や膝までの末端にとどまる限局皮膚硬化型の SSc（limited cutaneous SSc: lcSSc）と四肢の近位や体幹にも拡大したびまん皮膚硬化型の SSc（diffuse cutaneous SSc: dcSSc）の 2 つに，皮膚硬化の範囲から分類することができる 図2 ．
・lcSSc のほとんどは抗セントロメア抗体陽性例で，年余にわたって皮膚硬化の進行は緩徐であるが，長い経過の後に 1 割前後の症例は肺動脈性肺高血圧症を発症する 図3 ．
・dcSSc は抗トポイソメラーゼ I 抗体や抗 RNA ポリメラーゼ III 抗体が陽性の症例がほとんどで，発症から 1 年～1 年半までの間に皮膚硬化が急速に進行

130

JCOPY 498-06364

III 血管炎・紫斑・脈管疾患・膠原病・類縁疾患

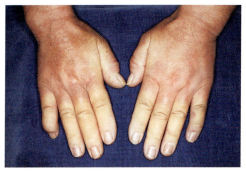

図1 レイノー現象

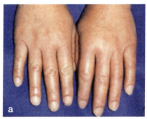
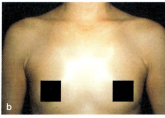

図2 全身性強皮症にみられる皮膚硬化
a）限局皮膚硬化型（lcSSc）にみられる皮膚硬化，b）びまん皮膚硬化型（dcSSc）にみられる皮膚硬化

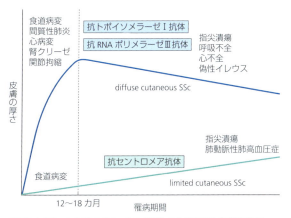

図3 lcSSc および dcSSc の皮膚硬化の自然経過と他臓器病変

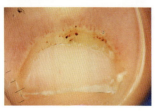

図4 **全身性強皮症にみられる爪郭部の毛細血管異常**
ダーモスコピーで爪上皮の出血点と後爪郭の拡張した毛細血管ループが確認できる.

し,内臓病変などの炎症,血管障害,線維化も進む.その後,皮膚硬化はゆっくりと改善するが,内臓病変には障害が残存して予後不良の症例も少なくない 図3 .
- 爪郭部の毛細血管所見は本疾患の早期診断に有用であり,肉眼だけでなく,ダーモスコピーや可能ならばキャピラロスコピーを用いて観察するのが望ましい 図4 .
- 手足の指などに潰瘍や壊疽を生じることが少なくなく,QOL を大きく阻害する.
- 内臓病変としては,間質性肺炎,肺動脈性肺高血圧症,強皮症腎クリーゼ,逆流性食道炎や偽性イレウスなどの消化管病変,不整脈などの心疾患に注意が必要である.

▶治療

- 皮膚硬化が強くて放置すると関節屈曲拘縮をきたしうる症例では,少量のステロイド内服を行い,必要に応じて免疫抑制薬の併用を行う.
  処方例 プレドニン® (5 mg) 2錠×2/日
- レイノー現象に対して,末梢循環を改善する治療薬を全身投与する.
  処方例 プロサイリン® (20μg) 1錠×3/日(保険適応外)
- 手指潰瘍を現在有している,またはその既往のある症例では,潰瘍予防のために肝機能検査異常に注意しながらボセンタンを内服する.
  処方例 トラクリア® (62.5 mg) 1錠×2/日
- 皮膚以外の臓器病変の治療としては,以下を考慮する.
  活動性のある間質性肺炎:ステロイドの少量内服に加えてシクロフォスファミドのパルス療法
  肺動脈性肺高血圧症:エンドセリン受容体拮抗薬やホスホジエステラーゼ5阻害薬の内服
  腎クリーゼ:アンギオテンシン変換酵素阻害薬の内服
  逆流性食道炎:プロトンポンプ阻害薬の内服

▶予後

- 日本人では間質性肺炎,次いで肺動脈性肺高血圧症が主な死因である.
- 強皮症腎クリーゼは早急かつ適切に治療しないと,短期間に不可逆的な腎不全に陥る.

▶ 生活指導

- 禁煙が原則である．
- 寒冷曝露を避けて，全身や手足の保温に努めてもらう．
- 内臓病変に応じた生活指導も必要である．

> **One Point Advice**
>
> **Modified Rodnan total Skin thickness Score（MRSS）の測定法**
>
> 皮膚硬化の程度を測定する良い方法はなく，触った皮膚の厚さの判定でスコア化して重症度を評価する．指で皮膚をはさみつけて持ち上げることで，少し厚ぼったい（軽度の皮膚硬化 1点）か，硬くて持ち上がらない（強度の皮膚硬化 3点）か，その中間（中等度の皮膚硬化 2点）かを判断する．これを体の17カ所で判定して合計したものがMRSSである 図5 ．詳細は強皮症研究会議のWEB（http://derma.w3.kanazawa-u.ac.jp/SSc/pamphret/Skin-Score.html）に記載されている．

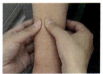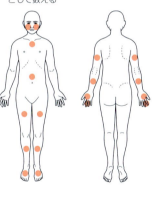

つまんだときの皮膚の厚さと下床との可動性で判定

顔は両頬を1カ所として数える

スキンスコア（m-Rodnan）

	（右）		（左）
手指	0 1 2 3	手指	0 1 2 3
手背	0 1 2 3	手背	0 1 2 3
前腕	0 1 2 3	前腕	0 1 2 3
上腕	0 1 2 3	上腕	0 1 2 3
	顔	0 1 2 3	
	前胸部	0 1 2 3	
	腹部	0 1 2 3	
大腿	0 1 2 3	大腿	0 1 2 3
下腿	0 1 2 3	下腿	0 1 2 3
足背	0 1 2 3	足背	0 1 2 3

合計 _____

図5 MRSSの測定方法
実際のはさみつけの様子，測定部位，スコアシートを示す．

〈長谷川 稔〉

6 ▶ 皮膚筋炎

■ POINT

- 皮膚筋炎が疑われたら，皮膚所見の有無を顔面と手を中心に全身を系統的に診察し，複数の所見をみつけ出す．
- 抗 ARS 抗体，抗 Mi-2 抗体，抗 MDA5 抗体，抗 TIF1γ抗体の測定は，診断のみならず病型分類と合併症・予後の推測に有用である．
- 間質性肺炎と悪性腫瘍が 2 大合併症であるが，両者が共存することは稀である．

▶ 病因・病態

- 皮膚，筋，その他の臓器における自己免疫機序と推測されている．
- 悪性腫瘍合併例では，腫瘍免疫により自己免疫が誘導される傍腫瘍症候群の側面がある．
- 一部の例ではウイルス感染も契機となる可能性がある．
- Ⅰ型インターフェロン関連遺伝子が病変部で高発現しており，Ⅰ型インターフェロンが重要な役割をもつと推測されている．

▶ 皮膚所見

- 顔面では，上眼瞼の浮腫性紅斑であるヘリオトロープ疹 図1 が特徴．
- 顔面，頭頸部のほかの好発部位として，鼻根部，鼻翼周囲（脂漏性皮膚炎様），側頰・耳介・側頭部，前額．
- 手指では，指関節（MP，PIP，DIP）背面の敷石様丘疹である Gottron 丘疹 図2 ，角化性紅斑や萎縮性紅斑である Gottron 徴候が特徴．
- 爪囲紅斑と爪上皮の出血点 図3 がしばしば認められ，診断に有用．

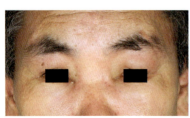

図1 ヘリオトロープ疹

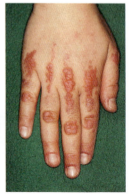

図2 Gottron 丘疹

Ⅲ 血管炎・紫斑・脈管疾患・膠原病・類縁疾患

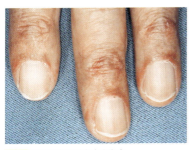

図3 爪囲紅斑と爪上皮出血点

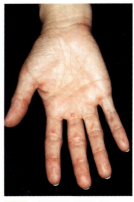

図4 手指屈側の紫紅色斑

- 指関節屈側にみられる紫紅色の鉄棒まめ様皮疹 図4 は，特に急速進行性間質性肺炎のリスクの高い抗MDA5抗体陽性例にみられることが多い．
- 拇指や示指側面の手湿疹様のメカニクスハンド（機械工の手）は抗ARS抗体陽性例にしばしばみられる．
- 頸部から前胸部のVネック部にみられるV徴候，肩から上背部にみられるショール徴候も特徴的．
- 体幹はかゆみが強いことが特徴で，しばしば搔破による線状の紅斑 図5 がみられ，診断の助けになる．

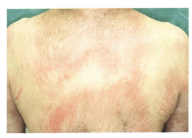

図5 ショール徴候と線状紅斑

▶ その他の臨床症状

- 筋症状のある例（古典的皮膚筋炎）とない例（無筋症性皮膚筋炎）あるいは軽微な検査異常のみの例（乏筋症性皮膚筋炎）がある．皮膚科を受診する例は筋症状が軽微なことが多いので，筋症状なしでも皮疹のみから的確に診断できる必要がある．
- 筋症状は近位筋優位の筋力低下，筋痛としてあらわれるが，倦怠感を訴える場合も多い．

- 四肢・体幹の筋症状が明らかでなくても,嚥下障害・構音障害を呈する場合がある.
- 関節痛や微熱を伴うことがある.
- 間質性肺炎を伴うことがある.間質性肺炎には急性ないし急速進行性の型と慢性の型がある.
- 成人例では約30％に悪性腫瘍を合併する.

▶ 検査所見

- 筋炎を伴う例では,血清のCK,アルドラーゼ,ミオグロビンが上昇する.
- AST＞ALTの肝酵素上昇は,筋炎を疑うきっかけになる.
- 筋酵素が上昇しなくてもLDHが上昇することがある.
- 筋炎特異抗体が高率に陽性となり,診断および病型分類に有用である.
- 蛍光抗体法による抗核抗体検査は,陰性や低力価陽性にとどまることが多い.
- 皮膚筋炎では,間質性肺炎と悪性腫瘍が死因として重要であり,それらのスクリーニングが必要である.
- 間質性肺炎は胸部X線のほか,胸部CTにて評価する.
- 悪性腫瘍は,頸部〜骨盤までのCT,上部下部消化管内視鏡,腹部超音波検査,女性の場合には乳腺科や婦人科的検査を行う.小児では原則として悪性腫瘍は合併しない.高リスク群では,同意が得られれば保険承認外でPET検査を行うのもよい.

■筋炎特異抗体検査による病型分類と予後推定

- 皮膚筋炎が疑われる例では,抗ARS抗体,抗Mi-2抗体,抗MDA5抗体,抗TIF1γ抗体を測定する **図6**.これらの抗体は通常一人に1種類しか陽性にならない.
- 抗ARS抗体は,抗Jo-1抗体を含む5種類の抗体群であり,慢性間質性肺炎,

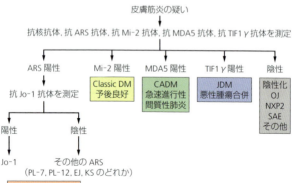

図6 筋炎特異抗体の測定

DM: dermatomyositis, CADM: clinically amyopathic DM, JDM: juvenile DM

III 血管炎・紫斑・脈管疾患・膠原病・類縁疾患

レイノー現象，メカニクスハンド，関節炎，発熱などが特徴であり，再燃を
しばしば繰り返す．皮膚症状を欠く場合も多い．

- 抗 Mi-2 抗体は，筋症状を伴う古典的皮膚筋炎の病型をとり，悪性腫瘍は低
頻度で，間質性肺炎を伴うことはほとんどない．

- 抗 MDA5 抗体は，無筋症性皮膚筋炎や乏筋症性皮膚筋炎の病型をとること
が多く，予後不良の急速進行性間質性肺炎を高率に伴う．抗 MDA5 抗体価
や血清フェリチン値が疾患活動性に相関するマーカーとなる．血管傷害性の
皮疹が特徴．

- 抗 TIF1γ抗体は，小児皮膚筋炎と成人の悪性腫瘍合併皮膚筋炎に高率に陽性
となる．筋症状は比較的軽症だが，嚥下障害を高率に伴う．浮腫性紅斑を主
体とする高度の皮膚症状を呈することが多い．

▶ 治療

- 筋症状を伴う例では，副腎皮質ステロイドの全身投与が標準治療．
   処方例 プレドニン® 10 mg×3 回/日

- 難治例では，免疫抑制薬を併用する．タクロリムス，アザチオプリン，シク
ロホスファミドなどが用いられる．急速進行性間質性肺炎が疑われる例では，
副腎皮質ステロイド単独で治療せず，初期から免疫抑制薬を併用する．
   処方例 プログラフ® 3 mg×1 回/日

- 筋炎が治療抵抗性の例や再燃する例では，免疫グロブリン大量静注療法も行
われる．
   処方例 献血ヴェノグロブリン® IH 5% 400 mg/kg 体重，
   5 日間点滴静注

- 皮膚症状のみの例は，副腎皮質ステロイドやタクロリムスの外用治療が行わ
れるが，重症例には上記の全身療法を考慮してもよい．

〈藤本　学〉

7 ▶ その他の膠原病・類縁疾患

1 シェーグレン（Sjögren）症候群

■POINT
- 全身の外分泌腺が系統的に障害される.
- 眼, 口腔の乾燥症状, 乾燥肌, 環状紅斑, 紫斑, 薬疹など多彩な皮膚症状がみられる.
- 関節症状, 間質性腎炎, 慢性甲状腺炎, 悪性リンパ腫などの全身症状に注意する.

▶ 病因・病態
- CD8（＋）T リンパ球による腺組織障害, 抗 M3 ムスカリン受容体抗体による発汗異常. 診断は抗 SSA, SSB 抗体, 小唾液腺生検, 耳下腺シンチ, シルマー試験, ローズベンガル試験など.

▶ 皮膚所見・臨床症状
- 乾燥症状としては口角炎, 赤い平らな舌, 乾皮症, 眼瞼炎などがみられる. 成人以降も冬期に繰り返す凍瘡様皮疹は非常に重要である.
- 薬疹は経過中その出現をみることが多く, 特に多剤過敏性を示す症例がみられる.
- リンパ腫は偽リンパ腫, B リンパ腫のみならず T リンパ腫の報告もみられる. 環状紅斑や繰り返す色素沈着性紫斑は比較的多くみられる **図1** .

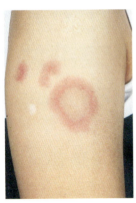

図1 シェーグレン症候群
環状紅斑は顔面に多く出現し, 辺縁隆起性であり, 表皮の変化に乏しいが, 多様性がみられる. 亜急性皮膚エリテマトーデス（SCLE）との鑑別が問題となる.

▶ 治療
- 乾燥症状にはムスカリン M3 レセプター選択的刺激薬. 人工唾液, アズレン

III 血管炎・紫斑・脈管疾患・膠原病・類縁疾患

による嗽.
- 乾皮症には保湿剤，凍瘡様紅斑にはビタミンE軟膏の外用を行う.
- 血管炎や環状紅斑には少量〜中等量の，プレドニゾロン，シクロフォスファミドの内服.

▶ **予後**

- リンパ腫や間質性肺炎，間質性腎炎などの合併がない場合，予後は良好である.

▶ **生活指導**

- 涙液減少による角結膜炎，口腔粘膜障害や齲歯，乾燥皮膚の予防などを心がける.

One Point Advice

Sjögren syndrome（SS）では皮膚症状から診断することが可能であり，SS診療において皮膚科医の果たす役割は大きく，不要な検査，投薬を減らすことで医療費の削減にも繋がる.

---

2 抗リン脂質抗体症候群

■ POINT

- 抗リン脂質抗体により，皮膚をはじめとする多臓器性の血栓症を生じる.
- 自己免疫学的機序により生じる.
- SLE患者に多くみられる.

▶ **病因・病態**

- 抗原が多様なリン脂質であることが明らかにされたことより抗リン脂質抗体症候群という名称が確立された.
- 抗凝固活性をもつリン脂質結合蛋白であるβ_2グリコプロテイン1（β_2GP1）に陰性荷電リン脂質が結合することにより生じる新しい抗原（ネオトープ）が形成されることが明らかにされているが血栓形成の機序は不明の点が多い.

▶ **皮膚所見・臨床症状**

- 全身性エリテマトーデス（SLE）患者に梅毒の生物学的偽陽性反応（BFP）や循環抗凝固因子が高頻度にみられることが知られており，このような患者では習慣性流産，血栓症，神経症状を呈する例の多いことが知られている.
- 皮膚科的には分枝状皮斑，血栓性静脈炎や手掌の有痛性紅斑（acral micro livedo）が報告されている **図2**.
- 多発性脳梗塞，虚血性心疾患などの動脈血栓症に基づく全身症状の報告も多い.

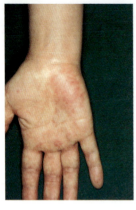

図2 抗リン脂質抗体症候群
原発性抗リン脂質抗体症候群患者にみられた手掌の有痛性硬結性紅斑と分枝状皮斑

▶治療

- アスピリンやワルファリン,抗血小板薬などによる抗凝固療法が基本となる.
- 副腎皮質ホルモンは末梢循環への影響が考えられ,原疾患の活動性の高い時,習慣性流産,劇症型抗リン脂質抗体症候群などの症例に短期間使用するのがよい.
- 免疫吸着療法を用いた抗リン脂質抗体の除去療法も試みられている.

▶予後

- 全身に多発性の血栓が生じ,急速な経過を呈する激症型 anti-phospholipid syndrome(APS)では予後不良である.

▶生活指導

- 寒冷やストレスなど血栓形成のリスクになるような生活を避ける.

> **One Point Advice**
>
> 原因不明の若年死亡者に APS や関連する凝固亢進状態が高頻度にみられることが報告され,その早期発見の重要さも指摘されている.

3 ベーチェット (Behçet) 病

■ POINT
- 眼，皮膚粘膜，血管病変を主徴とする．
- 関節炎，発熱などの膠原病に共通してみられる全身症状を呈する．
- 神経・心血管ベーチェットは予後不良である．

▶ 病因・病態
- 特定の化学物質（有機塩素），口腔内細菌（連鎖球菌），マイコバクテリア HSP65，ウイルス（単純ヘルペスなど）などに対する免疫応答の異常が考えられている．

▶ 皮膚所見・臨床症状
- 再発性口腔内アフタ性潰瘍，外陰部潰瘍のほか，結節性紅斑，血栓性静脈炎，毛包炎，痤瘡様皮疹，などが主症状としてあげられる 図3．
- 外陰部潰瘍は辺縁が鋭で，穿屈性で，疼痛も強い．女性では反対側にも同様

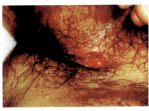
外陰部潰瘍

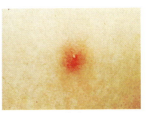
毛包炎

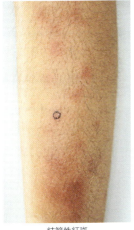
結節性紅斑　　図3 ベーチェット病

の潰瘍をみることがある（kissing ulcer）.

- 血栓性静脈炎は移動性で有痛性のことが多い.

▶ 治療

- 不全型の場合，HLA-B51 が陽性の場合には眼症状や神経症状に注意しながら経過観察を行う.
- アフタ性口内炎，外陰部潰瘍，結節性紅斑，毛包炎などの皮膚症状には外用薬や抗生剤，抗炎症薬などを適宜用いる.
- 虹彩毛様体炎，網膜ブドウ膜炎など眼病変がみられる時には眼科との連携が必要で，強力な免疫抑制薬や副腎皮質ステロイドパルス療法，最近では抗TNFα阻害薬などを使用する.

▶ 予後

- 腸管型ベーチェット，血管ベーチェット，神経ベーチェットでは予後は不良である.

▶ 生活指導

- 口腔内アフタはストレスなどで悪化することが多く，過労，睡眠不足，栄養の偏りなどがないような生活指導を行う.

One Point Advice

抗TNFα療法は近年ブドウ膜炎を中心にその有効性の EBM が集積されつつある.感染症などに対応できる施設で使用する.

4 成人 Still 病

■ POINT

- 若年性関節リウマチ（juvenile rheumatoid arthritis）に類似した病態がみられる.
- 16 歳以上の発症例にもみられることより 1971 年 Bywaters により提唱された.
- 非感染性で高熱，関節痛などがみられるが抗核抗体，リウマチ因子は陰性である.

▶ 病因・病態

- 皮膚科的には Wissler Fanconi 症候群（アレルギー性亜敗血症，subsepsis allergica）も同一スペクトラムの疾患と考えられている.病因は不明である.ウイルス，細菌に対する過敏反応と考えられているが，血液培養などは陰性である.
- 最近は，後天性自己炎症性症候群の観点から，インフラマゾームの活性化に伴

うサイトカインストームなどが病因として考えられている.

▶ 皮膚所見・臨床症状

- サーモンピンクと表現される一過性の淡い紅斑が体幹,四肢を中心にみられる.患者も気がつかない場合も多く,注意が必要である.リンパ節,関節腫大もみられる 図4 .
- 50％以上に薬物アレルギーがみられるとの報告がある.
- 全身症状としては多関節性の非破壊性の関節炎を 90％以上に,咽頭痛,リンパ節腫大,肝・脾腫を 50～60％に認める.

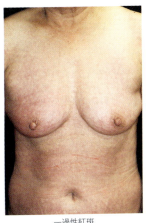

一過性紅斑　　　　　　　　　　線条紅斑

図4 成人 Still 病

▶ 治療

- 関節炎に対し NSAIDs が使用される.発熱,肝・脾腫などに対し,プレドニゾロン 30～40 mg を使用し,漸減していく.ステロイド無効例に対してはメトトレキサートやシクロスポリンなどの免疫抑制薬を使用する.

▶ 予後

- 約 50％に再燃がみられ,稀に破壊性の関節炎や DIC など予後不良を示す例が報告されている.他の膠原病への移行例など今後の解析が必要である.

▶ 生活指導

- 安静に心がけ睡眠不足,ストレスなどをさける.

One Point Advice

慢性関節リウマチ，成人パルボウイルスB19感染症，Felty症候群など関節症状とFUO（不明熱 fever of unknown origin）など高熱をきたす疾患との鑑別が重要である．特に敗血症との鑑別は重要である．

5 壊疽性膿皮症

■ POINT

- 非感染性の皮膚への好中球浸潤を特徴とする．
- 膿疱，潰瘍を主体とする疾患概念．
- 1930年にBrunsting, Goeckermanらにより記載された．

▶ 病因・病態

- 最近の考え方では pyogenic arthritis with pyoderma gangrenosum and ance（PAPAS）として報告された遺伝的にインフラマゾームの活性化を伴う機序が，後天的に生じ，好中球の異常活性化により組織障害が進行していくと考えられている．

▶ 皮膚所見・臨床症状

- 境界鮮明な潰瘍性の病変を認める．
- 潰瘍辺縁は鋸歯状の像を呈する．通常，膿疱性の紅色皮疹から始まり急激に拡大し，潰瘍することが多い．無菌性の潰瘍である．
- 血管エコーや造影検査でも異常所見は認めない．ストーマの辺縁に同様の皮

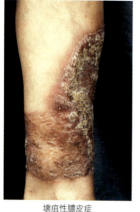

壊疽性膿皮症

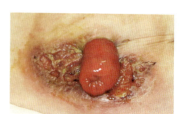

ストーマ辺縁壊疽性膿皮症

図5 壊疽性膿皮症

Ⅲ 血管炎・紫斑・脈管疾患・膠原病・類縁疾患

疹を認める例が増加しており，peristomal pyoderma gangrenosum として潰瘍性大腸炎などの炎症性腸疾患に伴ってみられることが報告されている.

▶ 検査と診断

- 白血球増多，CRP 陽性，血沈の亢進など急性炎症の像を呈し，高熱などもみられることより敗血症などが疑われることが多い．血液培養陰性，皮膚所見などより診断する.
- 重要な点として，関節リウマチ，骨髄異形成症候群，ベーチェット病，高安病などに伴ってみられることがあり，基礎疾患の検討が重要である.

▶ 治療

- 非ステロイド解熱鎮痛剤を投与する．この他，コルヒチン，DDS（ダプソン），ヨードカリなど好中球機能抑制作用をもつ薬剤が有効であることが多い.
- 副腎皮質ステロイドは基礎疾患の診断を誤らせる可能性もあり初期，急性期に少量使用する程度に留めるのが望ましい.
- 最近ネオーラルなどの免疫抑制薬やレミケードなどのバイオロジックス（生物学的製剤）の有効例が報告されている.

▶ 予後

- 基礎疾患によるが，潰瘍は時に難治である.
- 皮膚型結節性動脈周囲炎などとの鑑別が重要となる.

▶ 生活指導

- 安静に心がけ睡眠不足，ストレスなどをさける．基礎疾患があれば適切な治療を受ける.

One Point Advice

感染症を除外することがまず第一であり，局所治療においてハイドロサイトなどの貼付剤は疼痛軽減，処置の頻度を減らすなど有効である.

〈片山一朗〉

Essence 皮膚科診療で必須のスキル・アイテム・ツール　　**Practice** 皮膚科診療で必ず遭遇する Common Diseases

1 ▶ 熱傷

■POINT

- 熱傷とは熱による組織の損傷であり，深達度によってⅠ度，浅達性Ⅱ度，深達性Ⅱ度，Ⅲ度に分類される．
- 熱傷面積と深達度から重症度を評価し，治療を開始する．
- 広範囲の熱傷では，ときに生命の危険すらあり，呼吸・循環・栄養・感染の管理が必要である．

▶ 病因・病態

- 熱傷とは火炎や高温の固体，高温の液体などによって生じる熱による皮膚組織の損傷である．
- 広範囲の熱傷では全身性の炎症反応や感染により，局所の損傷のみならず，ときには生命の危険すらあり，特殊な輸液療法をはじめ，呼吸・循環・栄養・感染の管理が必要なため，専門施設での治療が必要である．
- 熱傷創の局所治療は，深達度によって異なり，後述する深達度の分類において，Ⅰ度熱傷は特別な治療を要さず，浅達性Ⅱ度熱傷は洗浄・外用療法によって治癒がえられ，深達性Ⅱ度やⅢ度熱傷は植皮術が必要となることが多い．

▶ 重症度評価

- 重症度の評価には種々の指標があるが，熱傷面積，熱傷の深達度，気道熱傷などの合併損傷の有無，年齢，基礎疾患の有無から重症度が決定される．
- 重症度評価の指標には，熱傷面積（% Total Burn Surface Area），Burn Index（BI），Prognostic Burn Index（PBI），Artz の基準などがある **表1**，**表2**．

表1　Artz の基準

1) 重症熱傷（総合病院，専門施設での入院加療を必要とするもの）
    ① Ⅱ度熱傷で 30％以上のもの
    ② Ⅲ度熱傷で 10％以上のもの
    ③ 顔面，手，足，陰部の熱傷
    ④ 気道の熱傷が疑われるもの
    ⑤ 軟部組織の損傷や骨折を伴うもの
    ⑥ 化学熱傷・電撃傷

2) 中等度熱傷（一般病院での入院加療を必要とするもの）
    ① Ⅱ度熱傷で 15～30％のもの
    ② Ⅲ度熱傷で 10％以下のもの

3) 軽度熱傷（外来通院で治療できるもの）
    ① Ⅱ度熱傷で 15％以下のもの
    ② Ⅲ度熱傷で 2％以下のもの

表2 Burn Index (BI) と Prognostic Burn Index (PBI)

Burn Index (BI, 熱傷指数)
　Ⅱ度熱傷面積 (%) ×1/2＋Ⅲ度熱傷面積 (%)
　BI　10～15以上であれば重症とする

Prognostic Burn Index (PBI, 熱傷予後指数)
　Burn Index＋年齢
　120～　　　：致死的熱傷で救命はまれ
　100～120：救命率20%程度
　　80～100：救命率50%程度
　　　～80：重篤な合併症や基礎疾患がなければ救命可能

▶ 熱傷面積

- 熱傷を受けた範囲の広さは体表面積に対する割合（%）で表され，簡易的な計算方法には，9の法則や5の法則がある 図1．
- 本人の手掌が1%に相当することから，これを用いても面積の算定を行える（手掌法）．

　9の法則（成人）：頭部9%，上肢 それぞれ9%，体幹前面18%，体幹後面18%，下肢 それぞれ18%，陰部1%で計算する．
　5の法則（小児）：頭部15%，上肢 それぞれ10%，体幹前面20%，体幹後面15%，下肢 それぞれ15%で計算する．小児は成人に比べ，頭部の割合が大きく，下肢の割合が小さい．

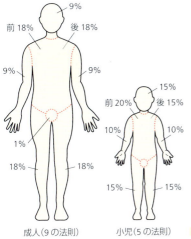

成人（9の法則）　　小児（5の法則）　　**図1　広さ（熱傷面積）**

▶ 深達度 表3

- Ⅰ度熱傷：表皮のみの熱傷で，症状は皮膚の発赤のみで，治療を要さない．海水浴での日焼けなどが代表的．

表3 深さ（熱傷深度の分類）

深さの分類		外観	症状	障害組織	治癒期間
Ⅰ度		発赤	痛み	表皮のみ	数日 治療を要さない
Ⅱ度	浅達性	水疱 （ピンク色）	強い痛み	真皮浅層	2週間以内 瘢痕は目立たない
	深達性	水疱 （白色）	知覚鈍麻	真皮深層	3，4週間 肥厚性瘢痕
Ⅲ度		白色，褐色レザー様， 黒色炭化	知覚消失	皮膚全層	植皮を要する

- Ⅱ度熱傷 表2：真皮に至る熱傷で，深さにより2つに分けられる．

  浅達性Ⅱ度熱傷（superficial dermal burn：SDB）：真皮浅層までの熱傷で，底の真皮が赤〜ピンク色の水疱を形成し痛みが強い．通常1〜2週間で上皮化治癒し，肥厚性瘢痕を残さない．

  深達性Ⅱ度熱傷（deep dermal burn：DDB）：真皮深層までの熱傷で，水疱底の真皮は白色で，知覚鈍麻のため痛みは鈍い．上皮化治癒するまでおよそ3〜4週間を要し，肥厚性瘢痕や瘢痕拘縮を残すことが多い．感染を合併しやすい．

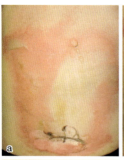
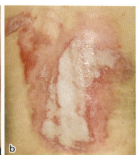
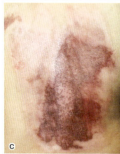

図2 Ⅱ度熱傷
a) 受傷当日　ピンク色のSDBと白色のDDBが混在している
b) 受傷後2週間 SDBは上皮化
c) 受傷後5週間 DDBも上皮化

IV 物理化学的皮膚障害

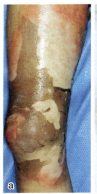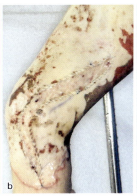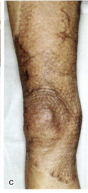

図3 Ⅲ度熱傷
a) 受傷当日 左大腿〜膝部の褐色レザー様のⅢ度熱傷
b) 受傷後1週間 中央は減張切開後
c) メッシュ植皮術後1年後

- Ⅲ度熱傷 図3：皮膚全層の熱傷で白色または褐色レザー様となり（黒色炭化のこともある），知覚消失により無痛である．皮膚全層の損傷のため上皮化は生じず一般に植皮術を要するが，面積がごく小さな場合（硬貨大程度）は創収縮と辺縁皮膚から伸展する上皮化により保存的に治癒がえられる場合がある．

▶ 初療アルゴリズム 図4

- Artzの分類にあるように，15％以下のⅡ度熱傷や2％以下のⅢ度熱傷は外来通院治療が可能で，それ以上は入院治療が必要である．
- しかしながら，仮に片側下腿全てのⅡ度熱傷という症例を考えてみたとき，これは9％のⅡ度熱傷ということになり入院適応にならないが，もしこれが深達性（DDB）の場合は感染を合併しやすく，入院治療や手術治療が必要となる確率が高い．よってⅡ度熱傷であっても，明らかにDDBが疑われる場合はⅢ度に準じて対応した方がよい．
- 受傷直後では前述したような創の外観から深達度を判定することは困難であり，受傷機転から深達度を予測する．熱湯によるものはⅡ度のことが多く，火炎や高温個体によるものはⅢ度のことが多い．乳幼児，高齢者，麻痺や感覚障害のある患者では回避行動が遅れるため，熱湯でもDDBやⅢ度に至る場合がある．
- 糖尿病や心不全，腎不全など重い併存疾患がある場合は重症化しやすく，入院適応基準を引き下げて判断した方がよい．
- これらをふまえ，まとめると 図4 のようなアルゴリズムで入院治療か，外来治療かを決定する．

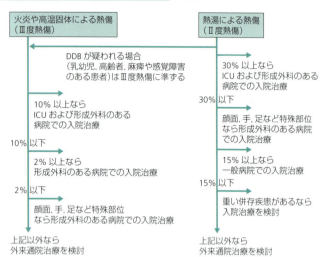

図4 初療アルゴリズム

▶ 治療

- 浅達性Ⅱ度熱傷（SDB）

  患部を湿潤環境で保護し，上皮化を促進させ治癒を待つことが治療の基本となる．

  原則として水疱は破らないが，感染の恐れや疑いがある場合には水疱を除去する．

  水疱が除去された場合はワセリン基剤の軟膏（ゲンタシン軟膏®やアズノール軟膏®）あるいは創傷被覆材（ハイドロコロイドやアルギン酸をはじめ，多種多様なものが発売されている）を用い湿潤環境を保持する．

- 深達性Ⅱ度熱傷（DDB）

  感染のリスクを重視し，スルファジアジン銀（ゲーベンクリーム®）や白糖ポビドンヨード軟膏（ユーパスタ®）を用いる．

  表面の壊死組織が減少し，感染がなければ上皮化を促進する軟膏療法や，最近はbFGF製剤（フィブラストスプレー®）が使用される．

  広範囲にわたる場合は植皮手術を考慮する．

- Ⅲ度熱傷

  感染を予防するため，早期にデブリードマン（壊死した皮膚を切除する）を行う．

  小範囲であればDDBに準じた保存的治療により瘢痕治癒を待ってもよいが，通常は植皮術を行う．

  四肢の全周性のⅢ度熱傷には腫脹による遠位の循環障害を防ぐために，減張切開が必要である．

Ⅳ　物理化学的皮膚障害

広範囲熱傷において自身の皮膚が不足する場合は，スキンバンクからの屍体皮膚移植や自身の表皮細胞を細胞培養して増殖させた培養表皮（ジェイス®）の使用が必要となる．

One Point Advice

同じⅡ度熱傷でも，SDB と DDB では感染のリスク，瘢痕の問題，植皮術を要するかどうかなど大きな差がある．しかし，SDB か DDB かを受傷直後に真に見分けるのは専門医でも難しく，経過を観察することが重要である．実際にはⅡ度熱傷に対してはまずワセリン基剤の軟膏を使用し，経過を観察する．DDBであることが明らかとなってきたならば，スルファジアジン銀（ゲーベンクリーム®）や白糖ポビドンヨード軟膏（ユーパスタ®）に変更する．

〈吉川勝宇〉

Essence 皮膚科診療で必須のスキル・アイテム・ツール　　Practice 皮膚科診療で必ず遭遇する Common Diseases

2 ▶ 褥瘡

■POINT

● 褥瘡とは身体に加わった外力により，骨と皮膚表層の間の軟部組織の血流が低下，あるいは停止し，それが一定時間持続することにより組織に不可逆的な損傷をきたしたものである.

● 骨が突出している部位に好発し，仙骨部を筆頭として，尾骨部，大転子部，坐骨部，踵部などに多くみられる.

● 褥瘡予防にあたっては，リスク評価を行い，DESIGN-R を用いて，経時的な評価を行う.

● 局所治療や全身状態の改善に加えて，体圧分散を中心とするケアが重要である.

▶ 病因・病態

・褥瘡の定義は日本褥瘡学会によると，「身体に加わった外力は骨と皮膚表層の間の軟部組織の血流を低下，あるいは停止させる．この状況が一定時間持続されると組織は不可逆的な阻血性障害に陥り褥瘡となる」となっている.

・褥瘡の病因は持続する外力と密接に関わるが，外力には垂直方向に加わる体圧と，水平方向に加わるずれ力の2種類に大別され，どちらも発症に重要である．垂直方向の外力は直接血管を閉塞し，水平方向のずれ力は血管を捻る．また一度褥瘡ができた後にずれ力が働くことにより褥瘡が前後左右に拡大し，ポケットが形成される.

・阻血性障害の程度は，圧力の強さや持続時間，回数によって決まり，これに加えて湿潤状態や感染といった局所の因子が影響する.

・褥瘡の発生部位は骨突出部に多く，仙骨部を筆頭として，坐骨部，踵部，大転子部などに多くみられ，この他，尾骨部，後頭部，肩甲部，肘頭部，腸骨部，踵部にも生じる．また，拘縮のある患者では通常の好発部位以外にも発症する.

・病院においては，手術室で生じる褥瘡にも注意が必要であり，長時間の手術や，側臥位，腹臥位など特殊な体位での手術に多い.

・また，末梢ライン，動脈ライン，酸素マスク，フットポンプなどといった機器による圧迫が原因となって生じる皮膚損傷は，医療関連機器圧迫創傷とよばれ，広義の褥瘡に含まれるが，現時点では褥瘡と区別して扱っている.

▶ 皮膚所見・臨床症状

・仙骨部などの骨突出部位の皮膚に消退しない紅斑，水疱，びらん，潰瘍などといった皮膚症状が出現する．重症のものでは壊死組織を伴い，ポケットを形成する 図1 ．また，感染を伴うものは周囲に発赤を伴い，悪臭が強い.

・褥瘡の自覚症状として疼痛があげられるが，自覚症状がない場合や自覚症状自体を原疾患のため訴えることができない場合が多く，逆に疼痛を感じるこ

152

IV 物理化学的皮膚障害

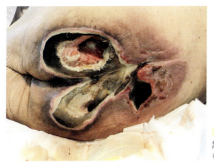

図1 仙骨部のD4の褥瘡
黒色壊死組織を伴い，滲出液も多量である．

とができないために圧迫および阻血性障害が持続し，褥瘡が生じる．

- 褥瘡と鑑別すべき皮膚疾患としては，まず，末梢動脈疾患（peripheral arterial diseases: PAD）があげられる．従来は閉塞性動脈硬化症とよばれていた疾患で，血管自体の閉塞に伴う虚血性疾患である．踵部などの褥瘡はPADとの鑑別は困難であり，両者の要素が複合して病変を形成する場合も多い．同様に糖尿病足病変との鑑別も困難な場合がある．
- 臀部や仙骨部の褥瘡に関しては便や尿の刺激による皮膚炎やおむつ皮膚炎，皮膚カンジダ症などとの鑑別が必要となる．便や尿の刺激による皮膚炎やおむつ皮膚炎はそれ自体が褥瘡の悪化因子にもなるため，両者が混在している場合もある．
- また，皮膚カンジダ症は鏡検により，鑑別が可能である．
- この他の鑑別を要する疾患としては接触皮膚炎，帯状疱疹，水疱症，乳房外パジェット病などが考えられる．
- また，ポビドンヨード液による化学熱傷は，一次刺激性皮膚炎であり，褥瘡との鑑別を要する．境界明瞭な不整形の紅斑が消毒範囲および消毒薬がたれ込んだ部位に生じる．
- また，軽度の褥瘡であるd0（**表1** 参照）の持続する紅斑は，反応性の充血との鑑別を要するが，硝子圧法で消えるかどうかによって判別する．
- 褥瘡患者は通常背景となる原疾患があり，悪性腫瘍，脳血管障害，循環器疾患，脊髄損傷などさまざまである．こうした原疾患を背景とした褥瘡リスクの高い患者に対しては医療従事者側で積極的に早期発見に努めることが大切である．

▶ 治療

- 褥瘡の管理・治療に関しては褥瘡予防・管理ガイドライン（第4版）を参考にするのがよい[1]．
- まず，褥瘡は治療以上に予防が重要であり，個々の患者さんに対する危険因子の評価が重要である．これには，厚生労働省から示されている「褥瘡対策に関する診療計画書」に記載されている項目が有用であり，日常生活の自立

| Essence 皮膚科診療で必須のスキル・アイテム・ツール | **Practice** 皮膚科診療で必ず遭遇する Common Diseases |

表1 DESIGN-R（褥瘡経過評価用）

DESIGN-R® 褥瘡経過評価用　　カルテ番号（　）
患者氏名（　）　　　　　　月日　／　／　／　／　／　／

Depth 深さ　創内の一番深い部分で評価し，改善に伴い創底が浅くなった場合，これと相応の深さとして評価する

d	0	皮膚損傷・発赤なし	D	3	皮下組織までの損傷							
	1	持続する発赤		4	皮下組織を越える損傷							
	2	真皮までの損傷		5	関節腔，体腔に至る損傷							
				U	深さ判定が不能の場合							

Exudate 滲出液

e	0	なし	E	6	多量：1日2回以上のドレッシング交換を要する							
	1	少量：毎日のドレッシング交換を要しない										
	3	中等量：1日1回のドレッシング交換を要する										

Size 大きさ　皮膚損傷範囲を測定：[長径(cm)×長径と直交する最大径(cm)] *3

s	0	皮膚損傷なし	S	15	100 以上							
	3	4 未満										
	6	4 以上　16 未満										
	8	16 以上　36 未満										
	9	36 以上　64 未満										
	12	64 以上　100 未満										

Inflammation/Infection 炎症/感染

| i | 0 | 局所の炎症徴候なし | I | 3 | 局所の明らかな感染徴候あり（炎症徴候，膿，悪臭など） | | | | | | | |
| | 1 | 局所の炎症徴候あり（創周囲の発赤，腫脹，熱感，疼痛） | | 9 | 全身的影響あり（発熱など） | | | | | | | |

Granulation 肉芽組織

g	0	治癒あるいは創が浅いため肉芽形成の評価ができない	G	4	良性肉芽が，創面の10%以上 50%未満を占める							
	1	良性肉芽が創面の90%以上を占める		5	良性肉芽が，創面の10%未満を占める							
	3	良性肉芽が創面の50%以上 90%未満を占める		6	良性肉芽が全く形成されていない							

Necrotic tissue 壊死組織　混在している場合は全体的に多い病態をもって評価する

| n | 0 | 壊死組織なし | N | 3 | 柔らかい壊死組織あり | | | | | | | |
| | | | | 6 | 硬く厚い密着した壊死組織あり | | | | | | | |

Pocket ポケット　毎回同じ体位で，ポケット全周（潰瘍面も含め）[長径(cm)×短径*1(cm)]から潰瘍の大きさを差し引いたもの

p	0	ポケットなし	P	6	4 未満							
				9	4 以上 16 未満							
				12	16 以上 36 未満							
				24	36 以上							

合　計 *2

部位 [仙骨部，坐骨部，大転子部，踵骨部，その他（　　　　　　）]　　©日本褥瘡学会/2013
*1：「短径」とは「長径と直交する最大径」である
*2：深さ（Depth: d.D）の得点は合計には加えない
*3：持続する発赤の場合も皮膚損傷に準じて評価する
（日本褥瘡学会ホームページから引用）

IV 物理化学的皮膚障害

度，基本的な動作能力，病的な骨突出の有無，関節拘縮の程度，栄養状態の低下，多汗，尿失禁，便失禁による皮膚の湿潤，浮腫について評価を行い，それに基づいて看護計画を立てていく．

- 予防は，体圧分散が基本であり，必要に応じて適切な体圧分散マットレスを用い，適切な頻度で体位変換を行う．
- 体位変換は基本的に2時間以内の間隔で行うが，エアマットレスなどによっては4時間以内でも構わない．また，ずれ力を防ぐことも重要であり，ギャッチアップの直後は背抜きなどを行う．
- 褥瘡の治療にあたっては褥瘡を正しく評価することが必要であり，それにはDESIGN-Rを用いる **表1** ．
- DESIGN-Rは褥瘡に関する評価項目の頭文字6つを並べたもので，各々Depth（深さ），Exudate（滲出液），Size（大きさ），Inflammation/Infection（炎症/感染），Granulation tissue（肉芽組織），Necrotic tissue（壊死組織）であり，これにPocket（ポケット）を加えた7項目を用いて評価を行う．また，DESIGN-RのRはrating（評価，評点）に由来する．DESIGN-Rには重症度分類用と経過評価用の2種類がある．

重症度分類用では各項目が軽度ならば小文字，重度ならば大文字で記し，褥瘡の大まかな状態を把握する．

経過評価用はより細かい評価を行うためのもので，前述の大文字小文字に加えて各項目を点数化し，さらに個々の項目の点数の合計が大まかな重症度の指標となる．DESIGN-RではDepth（深さ）を除いた6項目を点数化し，0〜66点の範囲の合計点を算出し，経過を追っていく．

- 褥瘡の治療は全身に対するものと局所に対するものの2本立てとなる．全身に対する治療は困難な場合が多いが，原疾患に対する治療，感染のコントロール，栄養状態の改善が必要である．
- アルブミンを2.5 g/dL以上にすることが一つの目標であり，30〜35 kcal/kg/dayの栄養が望ましく，また1.25〜1.5 g/kg/dayの蛋白質や亜鉛，アルギニンといった希少栄養素も褥瘡の治療に必要である．
- 褥瘡の局所治療に関しては，滲出液，感染，肉芽組織，壊死組織，ポケットといったDESIGN-Rに含まれている項目に応じて治療方法を定めていく．
- 真皮までの浅い褥瘡には感染に注意しつつ，適度な湿潤環境を維持しながら創面の保護を行う．滲出液の量に応じて，ポリウレタンフィルム，ハイドロコロイド，ポリウレタンフォームなどのドレッシング材を使用する．軟膏を用いる場合は創面保護効果の高いワセリン基剤の軟膏などを用いる．
- 皮下組織よりも深部に達する深い褥瘡の場合は褥瘡がどのような状態にあるのかに応じて，治療方針を立てる．

黒色の壊死組織がある場合は外科的デブリードマンを適宜行う．ただし，血行障害を伴う踵部の褥瘡などは外科的デブリードマンにより，かえって悪化するため感染の状態に応じて，必要最小限に止める．

- 黄色の壊死組織がある場合は，感染に注意しつつ，肉芽を上げていく．十分な洗浄を行い，黄色の壊死組織を適宜除去していく．滲出液が少なめの場合

155

は銀を含有するスルファジアジン銀（ゲーベン®クリームなど）などが用いられ，滲出液が多い場合はヨウ素を含有する精製白糖・ポビドンヨード（ユーパスタコーワ軟膏など），カデキソマー・ヨウ素（カデックス®軟膏など），ヨウ素軟膏（ヨードコート®軟膏）などが用いられる．ドレッシング材では銀を含有する製品が主に用いられる．

- また，褥瘡がポケットを形成した場合は，ずれ力が要因となるため，体圧分散や体位交換について再検討する．
- また，保存的治療で改善しない場合はポケット切開，陰圧閉鎖療法，外科的治療を検討する．壊死組織が概ね除かれた後は，適切な湿潤環境を維持しつつ，肉芽形成促進を目指す．
- この段階ではさまざまな治療の選択肢があり，外用薬では，トラフェルミン（フィブラスト®スプレー），トレチノイントコフェリル（オルセノン®軟膏），アルプロスタジルアルファデクス（プロスタンディン®軟膏），ブクラデシンナトリウム（アクトシン®軟膏）などが用いられる．ドレッシング材では，ポリウレタンフォーム/ソフトシリコン（メピレックス®ボーダーなど），ポリウレタンフォーム（ハイドロサイト®など），ハイドロファイバー®（アクアセル®）などが用いられる．
- 最後に上皮化を目指す段階において肉芽が過剰になり，上皮化が阻害されることがしばしば経験されるが，このような状況では1週間程度ステロイド外用を行うとよい．

処方例

- 壊死組織を伴う深い褥瘡
  - ・滲出液が少ない場合
    ゲーベン®クリーム（スルファジアジン銀）　1日1回　塗布
  - ・滲出液が多い場合
    カデックス®軟膏（カデキソマー・ヨウ素）　1日1回　塗布
- 壊死組織が少ない深い褥瘡
    フィブラスト®スプレー（トラフェルミン）　1日1回　噴霧
    オルセノン®軟膏（トレチノイントコフェリル）　1日1回　塗布
    アクトシン®軟膏（ブクラデシンナトリウム）　1日1回　塗布
    プロスタンディン®軟膏（アルプロスタジルアルファデクス）
    1日1回　塗布

▶予後

- 多くの浅い褥瘡は適切な体圧分散，局所治療，全身状態の改善により，治癒に至るが，深い褥瘡は治るにしても相当の期間を要する．また，原疾患や全身状態によっては褥瘡を治療に導くのは困難であり，できるだけ悪くしないことが目標になる．
- 一般にDEISGN-Rの合計点が9点以下の褥瘡であれば，約8割が1カ月以内に治癒し，合計点が18点以下であれば，1カ月以内では治癒に至らないものの，約6割が3カ月以内に治癒する．しかしながら，合計点が19点以

IV 物理化学的皮膚障害

上であれば約2割しか3カ月以内に治癒しない[2,3].

▶ 生活指導

- 褥瘡，ことに深い褥瘡は月単位に及ぶ長期間の治療を必要とし，また一度治癒してもしばしば再発するため，長期にわたる治療および予防が必要で，医療従事者と患者および家族の協力が不可欠であることを確認する.
- その上で，褥瘡治療および再発予防のための生活環境整備について往診医，訪問看護師，ケアマネージャーと連携して計画を立てる.
- 患者の状態，および家族の看護力に応じて，褥瘡処置や体位変換のやり方を決め，体圧分散用具を導入する.

One Point Advice

Deep tissue pressure injury（DTPI 深部損傷褥瘡）に注意

Deep tissue pressure injury は倒れて発見される場合などに多くみられる褥瘡で初期には一見浅くみえるが，時間と共に自然の経過で深くなっていく．

これは，皮膚よりも皮下組織や筋肉が阻血性障害に弱いため，皮膚が一見保たれているようにみえても，その深部が壊死に陥ることによる．

このため，deep tissue pressure injury が考えられる場合は，最適な治療をもってしても，自然の経過で予想以上に進展する可能性を予め患者家族に説明することで無用のトラブルを避けることができる．

文献

1) 日本褥瘡学会　学術教育委員会ガイドライン改訂委員会. 褥瘡予防・管理ガイドライン（第4版）. 褥瘡会誌. 2015; 17: 487-557.
2) 古江増隆，真田弘美，立花隆夫，他. 第3期学術教育委員会報告─ DESIGN-R 合計点の褥瘡治癒に対する予測妥当性. 褥瘡会誌. 2010; 12: 141-7.
3) Sanada H, Iizaka H, Matsui Y, et al. Clinical wound assessment using DESIGN-R total score can predict pressure ulcer healing: pooled analysis from two multicenter cohort studies. Wound Repair Regen. 2011; 19: 559-67.

〈門野岳史〉

3 ▶ 光線過敏症

■POINT
- 光線過敏症は日光中の紫外線または可視光によって惹起される皮膚疾患をいう.
- 露光部位に皮膚症状がみられる.
- 内因性（遺伝・代謝など）と外因性（薬剤など）がある.
- 作用波長に応じた光防御が重要である.

▶ 光線過敏症を疑う分布と発疹
- 皮膚症状が日光に曝露する部位（露光部位）にある時に光線過敏症を疑う.
- 露光部位とは, 顔面・耳介, 頸部, 四肢伸側, 手背, 足背である 図1 .
- 発疹の特徴は疾患によって異なる 表1 .

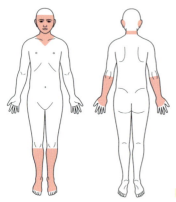

図1 露光部位を赤で示す

▶ 病態と分類
- 内因性と外因性に分類される 表1 .
- 内因性疾患には遺伝性疾患（色素性乾皮症）, 代謝性疾患（ポルフィリン症）, アレルギー性疾患（日光蕁麻疹, 多形日光疹, 慢性光線過敏性皮膚炎）, 原因不明（種痘様水疱症）がある.
- 外因性疾患として薬剤性光線過敏症, 光接触皮膚炎がある.

▶ 各光線過敏症の臨床症状と検査
■色素性乾皮症
病因・病態
- 常染色体劣性遺伝である. 遺伝的相補性により, A-G群とVariant群の8群に分類される. 日本では最重症のA群の頻度が高い.

IV 物理化学的皮膚障害

表 1 光線過敏症とその特徴

	皮疹	作用波長
内因性		
色素性乾皮症	激しいサンバーン症状 黒褐色色素斑の多発 皮膚の乾燥 皮膚悪性腫瘍の多発	UVA, UVB, UVC
骨髄性プロトポルフィリン症	痛みを伴う紅色丘疹・水疱・痂皮 小型の瘢痕	可視光，UVA
晩発性皮膚ポルフィリン症	痛みを伴う紅色丘疹・水疱・痂皮 多毛・色素沈着	可視光，UVA
日光蕁麻疹	膨疹	可視光，UVA, UVB
多形日光疹	湿疹・紅斑・丘疹・局面	UVB, UVA
慢性光線過敏性皮膚炎	紅斑・丘疹・鱗屑・苔癬化	UVA, UVB
種痘様水疱症	水疱・びらん・痂皮・水痘様	UVA
外因性		
薬剤性光線過敏症	紅斑・丘疹・水疱	UVA
光接触皮膚炎	紅斑・丘疹・水疱	UVA

- A 群では，乳幼児期から UVA，UVB，UVC 全てに対して光線過敏がみられ，短時間の露光で激しいサンバーン症状を示す.
- 幼児期から顔面に小型の黒褐色色素斑が多発し，皮膚の乾燥がみられる.
- 6〜7 歳から顔面や手背などに，基底細胞癌，有棘細胞癌，悪性黒色腫が多発する. 同時期から種々の神経障害，四肢の拘縮，難聴などを発症する.
  検査
- 検査は遺伝子解析を行う.
- 光線テスト[1] で UVA・UVB の最少紅斑量（minimal erythema dose：MED）が低下し，反応のピークが遷延する.

■ **先天性ポルフィリン症**
- ヘム代謝に関わる各種酵素の遺伝子異常による疾患である. 皮膚症状が主体の皮膚ポルフィリン症と，内科的症状が主体の急性ポルフィリン症に大別される.
- 本稿では皮膚ポルフィリン症のうちの骨髄性プロトポルフィリン症と晩発性皮膚ポルフィリン症を解説する.
  1）骨髄性プロトポルフィリン症
  病因・病態
- フェロケラターゼの遺伝子異常による常染色体優性遺伝性疾患である. UVAの一部と可視光が作用波長である.
  皮膚所見・臨床症状
- 幼児期から小児期に発症する.
- 露光部位に痛みを伴う紅色丘疹・水疱・痂皮が出現し，小型の瘢痕を残して治癒する.

159

| Essence | 皮膚科診療で必須のスキル・アイテム・ツール | **Practice** 皮膚科診療で必ず遭遇する Common Diseases |

- しばしば重篤な肝障害（急性肝不全）を合併し，致死的となる．

  検査
- 血中と尿中のポルフィリン体を検査し，血中プロトポルフィリンが高値となる．遺伝子解析を行う．

  2）晩発性皮膚ポルフィリン症

  病因・病態
- ウロポルフィリノーゲンデカルボキシラーゼの活性低下によって生じる．遺伝子異常によるものと特発性のものがあり，後者が多い．UVA の一部と可視光が作用波長である．
- 中高年の男性で C 型肝炎やアルコール多飲者に好発する．

  皮膚所見・臨床症状
- 露光部位に痛みを伴う紅色丘疹・水疱・痂皮が出現し，同部位に多毛と色素沈着がみられる．

  検査
- 血中と尿中のポルフィリン体を検査し，尿中ウロポルフィリンとコプロポルフィリンが高値となる．
- 遺伝子解析を行う．

■日光蕁麻疹

  病因・病態
- 日光曝露によって膨疹が出現する．
- 作用波長は可視光が多く，UVA，UVB もみられる．増強波長や抑制波長がみられることもある．
- 背部などの皮膚に可視光・UVA・UVB を照射して膨疹を誘発する．

■多形日光疹

  病因・病態
- 露光部に湿疹型・紅斑型・丘疹型・局面型などの病変が出現する．
- 作用波長は UVB が多いが，UVA のこともある．
- 背部などの皮膚に UVA や UVB を大量 1 回または少量複数回照射して皮膚症状を誘発する．

■慢性光線過敏性皮膚炎

  皮膚所見・臨床症状
- 中高年の男性に多い．
- 露光部に紅斑・丘疹・鱗屑・苔癬化などの多彩な急性～慢性湿疹の病変が出現する．強いかゆみを伴う．

  診断
- 光線テスト[1] では UVA の MED 低下，UVB の MED 低下，その両者がみられる．

■種痘様水疱症

  病因・病態
- 小児に多い．慢性の EB ウィルス感染が関与する．

160

JCOPY 498-06364

皮膚所見・臨床症状

- 顔面・手背・前腕伸側に水疱・びらん・痂皮がみられ，水痘様を呈する．
- 作用波長は UVA である．多くは自然軽快するが，一部では悪性リンパ腫などを合併する．

検査

- 生検して病理検査を施行する．

■薬剤性光線過敏症

病因・病態

- 光線過敏症型薬疹ともいう．薬剤（内服薬や注射剤）を使用している際に，日光曝露によって露光部に紅斑・丘疹・水疱が出現する 図2 ．
- 作用波長は UVA である．
- 原因薬剤はニューキノロン系抗菌剤[2]，ピロキシカム，塩酸チノリロール，シンバスタチン，テガフール，フルタミド，ダカルバジンなどが多い．
- 高血圧薬の配合剤のうちのヒドロクロロチアジドが原因のものが増加傾向にある．

診断

- 光パッチテストや光内服テストで原因薬剤を確認する[1]．

■光接触皮膚炎

病因・病態

- 種々の外因性物質を塗布後に露光して湿疹反応が生じる．
- 作用波長は UVA である．
- 原因薬剤はケトプロフェン（ゲル，テープ，湿布）が多い．

診断

- 光パッチテストで原因薬剤を確認する[1]．

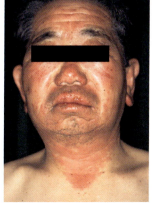

図2 アルプラゾラムによる光線過敏症型薬疹
65歳男性．顔面・頚部に境界明瞭な紅斑を認めた．

治療と予防

- 日常生活では紫外線量の多い 11〜14 時の外出を避ける[3]．基本的には日傘・帽子・長袖・長ズボンを着用し，物理的な遮光を心がける[3]．
- 作用波長に応じたサンプロテクションを行う．
- 作用波長が UVA や UVB であれば，サンスクリーン剤を外用する．可視光の場合はファンデーション剤を外用する．
- 日光蕁麻疹では抗ヒスタミン薬の内服を行う．多形日光疹・慢性光線過敏性皮膚炎・光線過敏症型薬疹・光接触皮膚炎にはステロイド剤の外用と抗ヒスタミン薬の内服を行う．

> ### コラム：光老化 photoaging とは？
>
> 正常人皮膚に紫外線が長期間継続して当たることによって生じる変化を光老化という．臨床的には種々の色素斑（シミ），深いシワ，たるみが，組織学的には膠原線維・細胞外基質の減少，日光弾性線維症がみられる．日光角化症・有棘細胞癌・基底細胞癌・悪性黒色腫などの悪性腫瘍を合併しやすい．

文献

1) 川田　暁．光線テスト・光パッチテストの手技と注意点．Visual Dermatol. 2013; 12: 364-6.
2) 川田　暁．光線過敏症に留意すべき抗菌薬．In: 宮地良樹，編．皮膚科頻用薬のコツと落とし穴．1 版．東京：文光堂；2016. p.220-3.
3) 川田　暁．光線過敏症への対応．アレルギーの臨床．2015; 35: 1192-4.

〈川田　暁〉

V 水疱症・膿疱症

1 ▶ 自己免疫性水疱症

■ POINT

- 皮膚に対する自己抗体によって皮膚に水ぶくれ（水疱）ができる．
- 表皮内水疱がみられる天疱瘡群と表皮下水疱がみられる類天疱瘡群に分ける．
- 天疱瘡には尋常性天疱瘡と落葉状天疱瘡，類天疱瘡には水疱性類天疱瘡がある．

1 天疱瘡

▶ 病因・病態

- 皮膚・粘膜に病変が認められ，表皮細胞間に自己抗体の沈着が認められる表皮内水疱症．
- 尋常性天疱瘡，落葉状天疱瘡，その他の 3 型に分類される．
- 表皮または粘膜上皮細胞間に発現するデスモグレイン（Dsg）蛋白に対する自己抗体が原因．尋常性天疱瘡の標的抗原は Dsg1 と Dsg3，落葉状天疱瘡の標的抗原は Dsg1．

▶ 皮膚所見・臨床症状

- 50～60 歳代に多い．
- 全身に水疱，びらんを生じる．尋常性天疱瘡は，弛緩性水疱がみられる 図1a．落葉状天疱瘡は，薄い鱗屑，痂皮を伴った紅斑，弛緩性水疱，びらんがみられる 図1b．
- 抗 Dsg3 抗体陽性の尋常性天疱瘡では口腔粘膜にも水疱びらんを生じる 図1c．

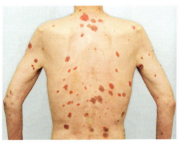

図 1a 尋常性天疱瘡
弛緩性水疱を認める．

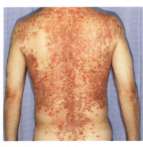

図 1b 落葉状天疱瘡
薄い鱗屑，痂皮を伴った紅斑を認める．

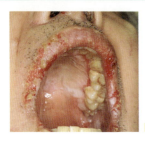

図1c 尋常性天疱瘡の粘膜疹

▶ 診断

- 水疱周囲の一見正常な皮膚より皮膚生検を施行し，表皮内水疱および棘融解像を認める 図1d．
- 蛍光抗体直接法で表皮または粘膜上皮細胞間に自己抗体の沈着を認める 図1e．
- CLEIA法で尋常性天疱瘡は，抗Dsg1抗体and/or抗Dsg3抗体が陽性．落葉状天疱瘡は抗Dsg1抗体が陽性．

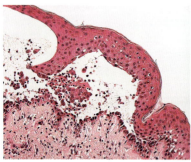

図1d 尋常性天疱瘡の病理所見
表皮内水疱および棘融解像がみられる．

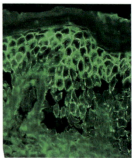

図1e 蛍光抗体直接法
表皮細胞間にIgG抗体の沈着を認める．

- 天疱瘡の診断基準

  (1) 臨床的診断項目
    ① 皮膚に多発する，破れやすい弛緩性水疱
    ② 水疱に続発する進行性，難治性のびらん，あるいは鱗屑痂皮性局面
    ③ 口腔粘膜を含む可視粘膜部の非感染性水疱，あるいはびらん
    ④ Nikolsky現象陽性
  (2) 病理組織学的診断項目
    表皮細胞間接着障害（棘融解 acantholysis）による表皮内水疱を認める．
  (3) 免疫学的診断項目
    ① 病変部ないし外見上正常な皮膚・粘膜部の細胞膜（間）部にIgG（ときに補体）の沈着を直接蛍光抗体法により認める．

② 血清中に抗表皮細胞膜（間）IgG 自己抗体（抗デスモグレイン IgG 自己抗体）を間接蛍光抗体法あるいは CLEIA 法により同定する．

[判定および診断]
① (1) 項目のうち少なくとも 1 項目と (2) 項目を満たし，かつ (3) 項目のうち少なくとも 1 項目を満たす症例を天疱瘡とする．
② (1) 項目のうち 2 項目以上を満たし，(3) 項目の①，②を満たす症例を天疱瘡とする．

（天谷雅行，他．日皮会誌．2010; 120: 1443-60[1] より．©日本皮膚科学会）

▶ 重症度分類

- 天疱瘡の重症度診断基準 PDAI（Pemphigus Disease Area Index）に基づき重症度分類を行う **表1**．
- PDAI は，皮疹，粘膜疹を指標として算出し，急性期における病勢の変化をより鋭敏に反映する．

▶ 治療

- 天疱瘡診療ガイドラインに基づき治療する．

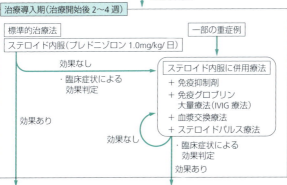

図1f 天疱瘡治療アルゴリズム

（天谷雅行，他．日皮会誌．2010; 120: 1443-60[1] より．©日本皮膚科学会）

Essence 皮膚科診療で必須のスキル・アイテム・ツール　　**Practice** 皮膚科診療で必ず遭遇する Common Diseases

表1　天疱瘡の重症度診断基準 PDAI

（天谷雅行, 他. 日皮会誌. 2010; 120: 1443-60[1]）より. ©日本皮膚科学会）

部位	点数
耳	0・1・2・3・5・10
鼻	0・1・2・3・5・10
顔（鼻・耳を除く）	0・1・2・3・5・10
頸部	0・1・2・3・5・10
胸部	0・1・2・3・5・10
腹部	0・1・2・3・5・10
背部・臀部	0・1・2・3・5・10
上肢	0・1・2・3・5・10
手	0・1・2・3・5・10
下肢	0・1・2・3・5・10
足	0・1・2・3・5・10
陰部	0・1・2・3・5・10
A	

部位	点数
眼	0・1・2・5・10
鼻腔	0・1・2・5・10
頬粘膜	0・1・2・5・10
硬口蓋	0・1・2・5・10
軟口蓋	0・1・2・5・10
上歯肉	0・1・2・5・10
下歯肉	0・1・2・5・10
舌	0・1・2・5・10
口腔底	0・1・2・5・10
口唇	0・1・2・5・10
後咽頭	0・1・2・5・10
外陰部	0・1・2・5・10
C	

部位	点数
頭皮	0・1・2・3・4・10
B	

皮膚：びらん/水疱または新しい紅斑
0点＝なし
1点＝1〜3個　かつ　長径2cm以上の皮疹は1個以下
2点＝2〜3個　かつ　長径2cm以上の皮疹が2個以上
3点＝4個以上　かつ　長径6cm以上の皮疹はない
5点＝4個以上　または　長径6cm以上の皮疹が1個以上
10点＝4個以上　または　長径16cm以上の皮疹が1個以上　あるいは
　　　　領域全体に認める
注：上皮化した部分や炎症後の色素沈着は含まない

頭皮：びらん/水疱または新しい紅斑
0点＝なし
1点＝1/4領域に皮疹が限局
2点＝1/2領域に皮疹が限局
3点＝3/4領域に皮疹が限局
4点＝頭皮全体に認める
10点＝少なくとも1個は長径6cm以上

粘膜：びらん/水疱
0点＝なし
1点＝1個
2点＝2〜3個
3点＝4個以上　または　長径2cm以上の粘膜疹が2個以上
10点＝領域全体に認める

合計　A＋B＋C
軽症　　　8点以下
中等症　　9〜24点
重症　　　25点以上

▶ 予後

- 尋常性天疱瘡は，一般的に落葉状天疱瘡に比べ，難治性で，予後は悪く，特に口腔粘膜病変は治療抵抗性であることが多い．
- ステロイド療法導入により，その予後は著しく向上したが，その副作用による合併症に注意が必要である．

▶ 生活指導

- 機械的刺激によって水疱が形成されないようにする．
- 免疫抑制療法による易感染性に対し，うがい・手洗いの励行を指導する．
- ステロイドの副作用に注意．

2 水疱性類天疱瘡・後天性表皮水疱症

▶ 病因・病態

- 表皮基底膜部に自己抗体が線状に沈着する表皮下水疱症．
- 類天疱瘡と後天性表皮水疱症に大別される．類天疱瘡の亜型には水疱性類天疱瘡と粘膜類天疱瘡がある．
- BP の標的抗原は BP180（XⅦ型コラーゲン）や BP230，粘膜類天疱瘡の標的抗原は主に BP180 やラミニン 332，EBA の標的抗原はⅦ型コラーゲンである．

▶ 皮膚所見・臨床症状

- 70〜90 歳代の高齢者に好発する．
- 全身に瘙痒を伴う浮腫性紅斑と緊満性水疱が多発する 図 2a ．口腔粘膜病変を生じることもある．

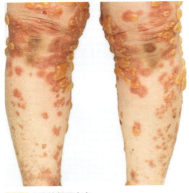

図 2a 水疱性類天疱瘡
浮腫性紅斑と緊満性水疱を認める．

▶診断

- 水疱周囲の一見正常な皮膚より皮膚生検を施行する．表皮下水疱および好酸球浸潤がみられる 図 2b ．
- 蛍光抗体直接法で表皮基底膜部に自己抗体の線状沈着を認める 図 2c ．
- 水疱性類天疱瘡は CLEIA 法で抗 BP180 抗体 and/or ELISA 法で抗 BP230 抗体が陽性になる．後天性表皮水疱症は ELISA 法で抗Ⅶ型コラーゲン抗体が陽性になる．
- 粘膜類天疱瘡は，免疫ブロット法を用いてラミニン 332 や BP180C 末端部のリコンビナントタンパクに対する自己抗体を検出する．

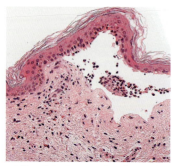

図 2b 水疱性類天疱瘡の病理所見
表皮下水疱および好酸球浸潤を認める．

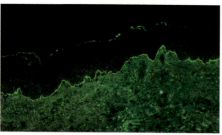

図 2c 蛍光抗体直接法
表皮基底膜部に補体 C3 の線状沈着を認める．

- 類天疱瘡（後天性表皮水疱症を含む）診断基準

  A 症状
  1. 皮膚に多発する，瘙痒性紅斑
  2. 皮膚に多発する，緊満性水疱およびびらん
  3. 口腔粘膜を含む粘膜部の非感染性水疱およびびらん

  B 検査所見
  1. 病理組織学的診断項目
     1) 表皮下水疱を認める．

V 水疱症・膿疱症

  2. 免疫学的診断項目
    1) 蛍光抗体直接法により, 皮膚の表皮基底膜部に IgG, あるいは補体の沈着を認める.
    2) 蛍光抗体間接法により, 血中の抗表皮基底膜部抗体 (IgG) を検出する. あるいは CLEIA 法により, 血中の抗 BP180 抗体 (IgG), ELISA 法により, 血中の抗 BP230 抗体 (IgG) あるいは抗Ⅶ型コラーゲン抗体 (IgG) を検出する.
  C 鑑別診断
    以下の疾患を鑑別する.
    表皮水疱症, 虫刺症, 蕁麻疹様血管炎, ポルフィリン症, 多形紅斑, 薬疹, アミロイドーシス, 水疱型エリテマトーデス

〈診断のカテゴリー〉
Definite: 以下の①または②を満たすもの
  ①: A のうち 1 項目以上かつ B-1 かつ B-2 のうち 1 項目以上を満たし, C の鑑別すべき疾患を除外したもの.
  ②: A のうち 1 項目以上かつ B-2 の 2 項目を満たし, C の鑑別すべき疾患を除外したもの.

(氏家英之, 他. 日皮会誌. 2017; 127: 1483-521[2]) より. ©日本皮膚科学会)

▶ 重症度分類

- 類天疱瘡 (後天性表皮水疱症を含む) 重症度判定基準 BPDAI (Bullous Pemphigoid Disease Area Index) **表2** に基づき重症度分類を行う.
- BPDAI はびらん・水疱, 膨疹・紅斑, 粘膜疹それぞれの範囲を指標として算出され, 急性期における病勢の変化をより鋭敏に反映する.

表2 類天疱瘡 (後天性表皮水疱症を含む) 重症度判定基準 BPDAI

(氏家英之, 他. 日皮会誌. 2017; 127: 1483-521[2]) より. ©日本皮膚科学会)

1. 皮膚

部位	びらん/水疱	膨疹/紅斑
頭部・顔面		
頸部		
胸部		
左上肢		
右上肢		
手		
腹部		
陰部		
背部・臀部		
左下肢		
右下肢		
足		
計	/120	/120

2. 粘膜

部位	びらん/水疱
眼	

鼻腔	
頬粘膜	
硬口蓋	
軟口蓋	
上歯肉	
下歯肉	
舌	
口腔底	
口唇	
後咽頭	
外陰部	
計	/120

皮膚：びらん/水疱
0点＝なし
1点＝1〜3個　かつ　長径1cm以上の皮疹はない
2点＝1〜3個　かつ　長径1cm以上の皮疹が1個以上
3点＝4個以上　かつ　長径2cm以上の皮疹はない
5点＝4個以上　かつ　長径2cm以上の皮疹が1個以上
10点＝4個以上　かつ　長径5cm以上の皮疹が1個以上または領域全体に認める
注：上皮化した部分は含まない

皮膚：膨疹/紅斑
0点＝なし
1点＝1〜3個　かつ　長径6cm以上の皮疹がない
2点＝1〜3個　かつ　長径6cm以上の皮疹が1個以上
3点＝4個以上　あるいは　長径10cm以上の皮疹が1個以上
5点＝4個以上　かつ　長径25cm以上の皮疹が1個以上
10点＝4個以上　かつ　長径50cm以上の皮疹が1個以上または領域全体に認める
注：炎症後の色素沈着は含まない

粘膜　：びらん/水疱
0点＝なし
1点＝1個
2点＝2〜3個
5点＝4個以上　または　長径2cm以上が2個以上
10点＝領域全体に認める

下記①〜③でそれぞれ判定を行い，最も高い重症度を採用する．
① 皮膚：びらん／水疱の合計スコア
　　1. 軽　症　≦14点
　　2. 中等症　15〜34点
　　3. 重　症　≧35点
② 皮膚：膨疹／紅斑の合計スコア
　　1. 軽　症　≦19点
　　2. 中等症　20〜34点
　　3. 重　症　≧35点
③ 粘膜：びらん／水疱の合計スコア
　　1. 軽　症　≦9点
　　2. 中等症　10〜24点
　　3. 重　症　≧25点

V 水疱症・膿疱症

▶治療 図 2d

- 類天疱瘡(後天性表皮水疱症を含む)診療ガイドラインに基づき治療をする.

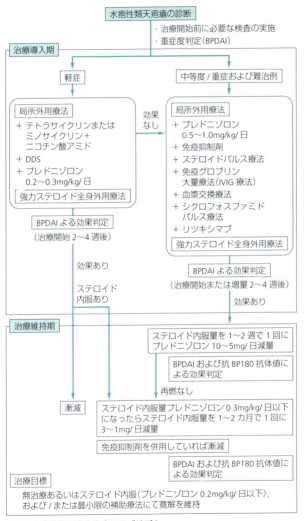

図 2d 水疱性類天疱瘡治療アルゴリズム
(氏家英之, 他. 日皮会誌. 2017; 127: 1483-521[2]) より. ©日本皮膚科学会)

Essence 皮膚科診療で必須のスキル・アイテム・ツール　　**Practice** 皮膚科診療で必ず遭遇する Common Diseases

▶ 予後

- 水疱性類天疱瘡は尋常性天疱瘡より治療に対する反応性は概して良好である.
- 治療抵抗性を示す難治例も存在する.
- 高齢者に好発するため, 治療による副作用に注意が必要.

▶ 生活指導

- 天疱瘡と同様に免疫抑制療法およびステロイド療法の副作用に注意する.
- 高齢者に好発するため, 呼吸機能や嚥下機能の低下による肺炎, 生活習慣病, 骨粗鬆症の合併に注意する.

One Point Advice

確定診断が適切な治療選択には必須

プライマリーケアとして重要なことは, 皮膚または粘膜に水疱をみたら自己免疫性水疱症を疑うことである. 高齢者のかゆみを伴う紅斑や難治性の口内炎も天疱瘡や類天疱瘡の可能性もある. 治療は免疫抑制療法が中心になるので, まずは診断基準に基づいた確定診断が最も重要である. なかでも蛍光抗体直接法は難病申請時にも必要である. 確定診断および治療について専門医と密接な連携が必要である.

文献

1) 天谷雅行, 谷川瑛子, 清水智子, 他. 天疱瘡診療ガイドライン. 日皮会誌. 2010; 120: 1443-60.
2) 氏家英之, 岩田浩明, 山上　淳, 他. 類天疱瘡 (後天性表皮水疱症を含む) 診療ガイドライン. 日皮会誌. 2017; 127: 1483-521.

〈立石千晴, 鶴田大輔〉

2 ▶ その他の水疱症

■POINT
- 表皮水疱症は，軽微な機械的刺激・外力により皮膚・粘膜に水疱・びらんを生じる遺伝性疾患の総称である．
- 新生児期では，色素失調症や表皮融解性魚鱗癬の初期症状を鑑別する必要がある．
- その他の鑑別すべき疾患として，自己免疫性水疱症，糖尿病性，ヘルペス，熱傷による水疱性皮膚疾患などがあがるが，発症年齢や契機誘因を考慮すると鑑別が容易となる．

▶ 表皮水疱症の病因・病態
- 水疱の形成部位および遺伝形式により，単純型，接合部型，栄養障害型とKindler症候群の4型に分類される．
- 同定されている原因遺伝子の多くは，皮膚の表皮真皮境界部を構成する構造タンパクであり，それらをコードする遺伝子の変異により発症する．
- 病型により重症度，合併症，臨床予後が異なる．

▶ 皮膚所見・臨床症状
- 一般に生下時より四肢を中心に水疱・びらんを生じやすい **図1a**．
- 中等症以上では四肢・体幹に難治性の潰瘍を形成する．
- 栄養障害型では水疱治癒後に瘢痕や稗粒腫を残す **図1b**．
- ある特定の遺伝子変異では筋ジストロフィー症状や幽門閉鎖症を合併する．

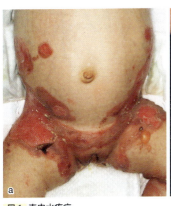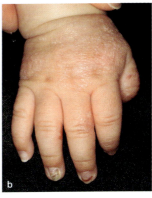

図1 表皮水疱症
a) 繰り返す水疱とびらん．b) 水疱治癒後の稗粒腫形成

Essence 皮膚科診療で必須のスキル・アイテム・ツール | **Practice** 皮膚科診療で必ず遭遇する Common Diseases

▶ 診断

- 新生児あるいは乳児期に靴擦れや口内炎を繰り返す際は，表皮水疱症を想起する．
- 爪の変形や脱落，瘢痕形成や歯牙の異常なども診断の参考となる．

▶ 治療

- 表皮水疱症では根治的な治療法は確立されていない．対症療法が中心となる．

  処方例 アズノール®軟膏，白色ワセリン，バラマイシン®軟膏など

  1日1〜2回，貼付

- 被覆材：メロリン®ガーゼ，トレックス®ガーゼなど
- 口腔粘膜や食道病変を伴い，栄養状態が悪い場合は，高カロリー食や流動食・高カロリー輸液などの栄養管理，輸液管理が必要となる．

  処方例 エンシュア・リキッド®；経口

▶ 予後

- 軽症の病型では予後は良好で成人になるにつれ出現頻度が減少する傾向を示す．
- 栄養障害型の合併症として，指趾の癒着，関節拘縮，食道狭窄，栄養不良，発育障害などをきたすことがある．
- 青年期以降の栄養障害型では難治性潰瘍部における扁平上皮癌の発症に留意する．

▶ 生活指導

- 機械的刺激・温暖を避ける．
- 煎餅や空揚げなど固い食品の摂取に注意が必要である．
- 入浴，患部の洗浄をする際は，食塩水（生理食塩水と同等濃度を目安）を用いると，患部の疼痛緩和に期待ができる．

One Point Advice

表皮水疱症は病型を問わず，重症度基準に応じて指定難病に認定される
指定難病は医療費助成の対象であるため，新規申請や更新に際し皮膚科医は正確な診断や重症度判定における専門的知識を必要とされる．診断には臨床所見のほかに，病理組織所見，遺伝型，基底膜部タンパクのマッピング（蛍光抗体法），遺伝子検査，電子顕微鏡学的検査などにより行う．在宅難治性皮膚疾患処置指導管理料を算定した場合は，特定保険医療材料としてガーゼ・包帯・絆創膏などの衛生材料を保険償還することが可能となる．患部の状態にあわせて被覆材を選び，非固着性ガーゼを選ぶことが多い．

〈石井文人，名嘉眞武国〉

3 ▶ 膿疱症

■POINT
- 無菌性の膿疱形成を特徴とする原因不明の疾患である．
- 掌蹠膿疱症は掌蹠の好中球性膿疱が特徴で，感染病巣の治療が重要である．
- 好酸球性膿疱性毛包炎は顔面主体の毛包一致性好酸球性膿疱が特徴で，インドメタシンの内服が奏効する．

1 掌蹠膿疱症

▶ 病因・病態
- 病巣感染や金属アレルギーが増悪因子となる．
- 胸鎖肋関節症，関節炎，糖尿病，甲状腺異常を合併しうる．
- 多臓器にわたる自己炎症性機序の存在が示唆される（synovitis, acne, pustulosis, hyperostosis, and osteitis［SAPHO］症候群）．

▶ 皮膚所見・臨床症状
- 紅斑，水疱，膿疱，鱗屑，痂皮が混在する発疹が掌蹠に出現する 図1a，図1b．
- 片側性，手掌のみ，足蹠のみのこともある．
- 掌蹠に出現した小水疱が数日で膿疱化する．
- 時に手足関節を超えて角化性紅斑をみる（掌蹠外病変）．
- 時に痤瘡や骨関節症が合併する（SAPHO症候群）．

▶ 検査・診断
- 問診すべきこと6項目：①喫煙，②金属アレルギー，③骨関節痛（前胸部痛），

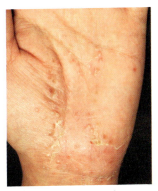

図1a 手掌に分布する小膿疱

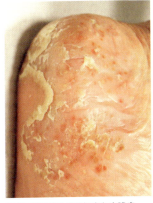

図1b 踵部の角化性紅斑と小膿疱

Essence 皮膚科診療で必須のスキル・アイテム・ツール　　**Practice** 皮膚科診療で必ず遭遇する Common Diseases

④病巣感染（齲歯，歯周病，扁桃炎，蓄膿症，中耳炎），⑤口渇や易疲労性（糖尿病），⑥動悸息切れ（甲状腺疾患）の有無.

- 鑑別：異汗性湿疹（膿疱まれ），白癬（KOH 陽性）.
- 検査：CRP，血沈，ASLO，HbA1c，TSH，T3，T4，膿疱内容のスワブ培養.
- 骨関節痛がある場合：リウマチ因子，骨単純 X 線，骨シンチグラフィ，X 線 CT.
- 歯科金属のある患者：金属貼付試験（歯科金属の除去は，金属補綴の分析結果と貼付試験結果が合致した場合に考慮）.

▶ 治療

- 病巣感染の治療を優先する.

    処方例 クラリス®錠（200 mg）1 錠　朝夕食後（保険適用外），または，
    　　　　　ミノマイシン®（50 mg）4 錠　朝夕食後（保険適用外）

- 膿疱に対して外用療法や光線療法が有効である.

    処方例 アンテベート®軟膏，または，オキサロール®軟膏
    　　　　　PUVA，ナローバンド UVB，エキシマライト

- ビオチンの内服が時に有効である.

    処方例 ビオチン®散（0.2%）　6〜12 mg　朝昼夕食後（保険適用外）

▶ 予後

- 病巣感染治療が唯一の根治治療法である.
- 関節症状を有する場合は難治である.
- 生物製剤の有効性については，現在，定見はない.

▶ 生活指導

うがい，禁煙（軽快することが多い），齲歯の治療，歯科金属の除去.

One Point Advice

> KOH 法で白癬を除外する．ステロイド外用治療による二次的白癬があるので注意する．耳鼻科，歯科と連携し感染巣を検索するとよい．

2 好酸球性膿疱性毛包炎（eosinophilic pustular folliculitis：EPF 太藤病）

▶ 病因・病態

- 難治性の痤瘡様，湿疹様発疹をみたら想起すべきである.
- 1970 年に太藤らが提唱した原因不明の疾患概念である.
- HIV 感染症や血液腫瘍に続発しうる（免疫抑制関連型 EPF）.
- インドメタシンの有効性からプロスタグランジンの関与が示唆される.

V 水疱症・膿疱症

▶ 皮膚所見・臨床症状

- 毛包一致性膿疱が,融合性局面を形成して遠心性に拡大し,中心治癒傾向を示しつつ色素沈着を残して消退する 図1c .
- 発疹の分布は顔面,次いで体幹四肢が多い.
- 掌蹠病変の先行例は掌蹠膿疱症との鑑別を要する.
- 毛包脂腺系に好酸球主体の炎症細胞が浸潤する.

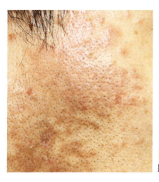

図1c 顔面に出現した毛包一致性丘疹・膿疱からなる融合性局面

▶ 検査・診断

- KOH 直接検鏡で白癬を除外する.
- 膿疱内容のスワブ培養で細菌感染を除外する.
- 確定診断には皮膚生検組織検査が必要である.
- 血算,抗 HIV 抗体検査で血液腫瘍,HIV 感染を除外する.
- インドメタシン内服への反応性は診断の一助となる.

▶ 治療

- 90％でインドメタシン内服が有効だが,禁忌(消化管潰瘍・妊婦など)に注意する.

 処方例 インテバン®SP(25 mg)1 カプセル 朝夕 食後(保険適用外)

▶ 予後

- 瘙痒が強く,再燃・寛解を繰り返す.
- 免疫抑制関連型 EPF は原疾患の治療で改善/治癒する.

▶ 生活指導

歯槽膿漏や齲歯があれば治療する.

> **One Point Advice**
>
> EPFの診断治療アルゴリズムが提唱されている（Nomura T, Katoh M, Yama-moto Y, et al. Eosinophilic pustular folliculitis: a proposal of diagnostic and therapeutic algorithms. J Dermatol. 2016; 43: 1301）.

〈野村尚史〉

Ⅵ 角化症

1 ▶ 遺伝性角化症

■POINT

- 魚鱗癬は広範囲の皮膚に鱗屑ないし過角化がみられる疾患群で,多数の病型がある.
- 掌蹠角化症は掌蹠の角質肥厚を主徴とする疾患群で,重篤な合併症を伴う病型を見逃さないことが大切.
- その他の病型にはDarier病,変動性進行性紅斑角皮症,毛孔性紅色粃糠疹などがある.

・遺伝性角化症は角化細胞の分化に関連する遺伝子異常によって角質肥厚や鱗屑が顕著となる疾患群である.
・皮疹を生じる範囲により魚鱗癬,掌蹠角化症,その他の遺伝性角化症に分けられる.

1 魚鱗癬

・遺伝性の魚鱗癬は広範囲の皮膚に過角化や鱗屑がみられる疾患で多数の病型がある.皮膚症状のみの非症候性魚鱗癬と,他臓器症状を伴う症候性魚鱗癬に大別される.
・頻度的には症状の軽い非症候性魚鱗癬である尋常性魚鱗癬とX連鎖性魚鱗癬が多いが,その他に稀ではあるが重症な病型が多数ある.
・重症例は指定難病の対象となる.
主要な病型を解説する.

■尋常性魚鱗癬

・生後2カ月頃から四肢伸側に細かな鱗屑がみられる 図1 .毛孔角化や手掌

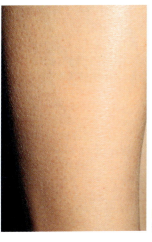

図1 尋常性魚鱗癬患者の下腿伸側
細かな鱗屑がみられる.

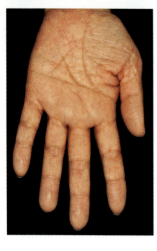

図2 尋常性魚鱗癬患者の手掌
皺が目立つ.

の皺の増加を伴う 図2 .
- 最もよくみる魚鱗癬で (100〜250人に1人), 常染色体半優性遺伝性. フィラグリン遺伝子変異による. 皮膚のバリア機能が低下しており, アトピー性皮膚炎, 食物アレルギー, 喘息の危険因子となる.
- 新生児期からの適切なスキンケアがその後の皮膚炎やアレルギーを予防する.

■ X連鎖性劣性魚鱗癬
- 尋常性魚鱗癬よりやや重症で褐色, 葉状の鱗屑が新生児期には全身に, その後は体幹, 四肢を中心としてみられる.
- 伴性劣性遺伝性で, 男児2,000〜6,000人に1人の発症. ステロイドサルファターゼ遺伝子の欠損によることが多い.

■ ケラチン症性魚鱗癬 (表皮融解性魚鱗癬を含む)
- 角化細胞の細胞骨格をなすケラチン線維の遺伝子変異による. 侵されるケラチンの種類や変異の種類により症状が異なる. 多くが常染色体優性遺伝性で, ドミナントネガティブ作用をもつ変異ケラチンが細胞骨格を破綻することによる.
- 表皮融解性魚鱗癬はその代表疾患で, 30万人に1人の発症と稀. 新生児期には全身のびまん性潮紅, 鱗屑, 水疱, びらんが主徴で, その後にほぼ全身の角質肥厚が主症状となる. 表皮の基底層の直上から発現するK1もしくはK10の, 主にロッドドメインのアミノ酸置換変異による. 組織学的に顆粒変性がみられる.
- 浅在性表皮融解性魚鱗癬は軽微な外傷で水疱が主に手足, 四肢に生じ, 表皮浅層が剝離する. 紅皮症はなく角質増殖も四肢の一部に限局する. K1やK10と比べて表皮のより上層で発現するK2のロッドドメインのアミノ酸置換変異による. 組織学的に表皮上層で顆粒変性がみられる.

VI 角化症

- Curth-Macklin 型魚鱗癬は K1 のフレームシフト変異による. 体幹四肢に棘状あるいは疣状の角質肥厚がみられる. 掌蹠の角質肥厚もきたしうる. 電顕にて角化細胞のケラチン線維の特徴的な異常がみられる.

- Ichthyosis with confetti は K1 もしくは K10 遺伝のフレームシフト変異による疾患で, 出生時は全身の紅皮症と鱗屑がみられるが, やがて無数の小さな島状の正常皮膚があらわれる. 正常皮膚部位は復帰変異モザイクによりケラチン遺伝子が正常化している.

■ 常染色体劣性遺伝性魚鱗癬（道化師様魚鱗癬を含む）

- 常染色体劣性の遺伝様式をとる一群の魚鱗癬であり, 原因遺伝子が多数報告されている. 皮膚症状の違いによりいくつかの臨床病型に分けられている. 発症は 10 万〜20 万人に 1 人と稀である.

- 道化師様魚鱗癬は最重症型で, 出生時に全身皮膚が厚い鎧状の角質で被われ, 眼瞼や口唇の外反や耳介の変形が顕著である. 角層細胞間脂質を運ぶトランスポーターである ABCA12 の遺伝子の機能喪失変異による. 新生児期をすぎると鎧状の角質は脱落し, 全身が白色の鱗屑でおおわれ, 紅皮症を伴う.

- 葉状魚鱗癬と先天性魚鱗癬様紅皮症は ABCA12 のミスセンス変異の他, トランスグルタミナーゼ 1, ALOX12B, ALOXE3 などの遺伝子異常による. 全身が大型の褐色の鱗屑で被われ, 紅皮症を伴わない場合は葉状魚鱗癬, 細かい白色の鱗屑で被われ, 紅皮症を伴う場合は先天性魚鱗癬様紅皮症と臨床分類されるが, 中間的な表現型もとりうる. コロジオンベビーとしての出生, 種々の程度の眼瞼や口唇の外反を伴う. 自然軽快例も報告されている.

■ 炎症型ピーリングスキン病

- 新生児期から全身皮膚の角質が容易に剥離することを主徴とする. 痒み, 高 IgE 血症, 食物アレルギーを合併する.

- 角層細胞同士の接着に関与するコルネオデスモシン分子の欠損による常染色体劣性遺伝性疾患.

■ 魚鱗癬症候群

- 魚鱗癬の他に括弧内に示すような他臓器症状を伴う疾患群である. Netherton 症候群（毛髪異常, 高 IgE 血症）, SAM 症候群（掌蹠角化症, 高 IgE 血症）, Sjögren-Larsson 症候群（精神発達遅滞, 痙性四肢麻痺）, Refsum 症候群（非定型的色素性網膜炎, 多発性末梢性ニューロパチー, 無嗅覚症, 難聴, 小脳性運動失調）, ゴーシェ病 2 型（肝脾腫, 発育障害）, Chanarin-Dorfman 症候群（白内障, 肝脾腫, 難聴, ミオパチー, 発達障害）, NISCH 症候群（黄疸, 肝腫大, 乏毛）, CEDNIK 症候群（小頭症, 精神運動発達遅滞）などがある.

▶ 予後

- 尋常性魚鱗癬, X 連鎖性劣性魚鱗癬など軽症例は予後良好. 重症例は新生児期の死亡率が高い. 魚鱗癬症候群の予後は他臓器障害の程度による.

> **治療**

- 現時点では根治的な治療法は確立していない.
- 軽症例はワセリンなどの外用により低下している皮膚バリア機能をおぎない, アトピー性皮膚炎の予防に努める. 重症な先天性魚鱗癬の新生児期は NICU で全身管理する.
- 道化師様魚鱗癬の新生児期は保湿剤外用と保育器内の加湿で角層を軟化し, エトレチナート投与により厚い角質を除去することで呼吸障害を緩和すると生命予後が改善されるが[1], 本剤には口唇炎, 爪囲炎, 脱毛, 肝機能障害, 脂質代謝異常, 過骨症, 骨端閉鎖, 活性型ビタミン D_3 外用との併用による高カルシウム血症などの副作用がある.
- さらに催奇性があるため投与中および中止後女性は 2 年間, 男性は 6 カ月の避妊が必要. 閉眼困難な眼瞼外反にたいしては外科的治療.

処方例

白色ワセリン, ヘパリン類似物質クリーム 1 日 2 回 全身に外用
尿素製剤 1 日 2 回 手足に外用
マキサカルシトール軟膏 1 日 2 回 手足に外用
サリチル酸ワセリン (10%サリチル酸ワセリン軟膏) 1 日 2 回 手足に外用
アダパレンゲル 1 日 1 回就寝前 顔に外用 (適応外使用) (表皮融解性魚鱗癬の顔面の皮疹に有効との報告あり[2])
エトレチナート (10 mg) 0.2〜1 mg/kg/日 分 1-3

2 掌蹠角化症

- 手掌足底の角質肥厚を主徴とする疾患群. 掌蹠の角質肥厚の形状 (びまん性, 限局性, 線状, 点状), 掌蹠外に皮疹が及ぶか, 他臓器症状の有無, 原因遺伝子により多くの病型に分けられている[3,4].
- 本邦で比較的頻度の高い病型と, 稀ではあるが重篤な合併症を見逃してはいけない病型をあげる.

■長島型掌蹠角化症

- 本邦で最も多い病型 (1 万人に 1〜3 人). 乳幼児期に発症し, びまん性の潮紅と軽度〜中程度の過角化が掌蹠を超えて背側, 手首, 足首, 肘, 膝にも及ぶ. 多汗を伴い, 浸水により掌蹠が白くふやけるのが特徴的.
- 常染色体劣性遺伝性疾患. *SERPINB7* 遺伝子変異による.

■びまん性表皮融解性掌蹠角化症 (Vörner 型)

- 掌蹠にびまん性の過角化, 境界部の紅斑がみられる. 小児期ではときに水疱形成も伴う. 常染色体優性遺伝性. 組織学的に顆粒変性を示す.
- 主に K9 遺伝子の変異による.

■線状掌蹠角化症

- 手指屈側, 手掌に線状の, 足底では加圧部位に限局した角質肥厚がみられる.
- 常染色体優性遺伝性でデスモソームやケラチンの遺伝子変異による.

Ⅵ 角化症

■点状掌蹠角化症
- 小児期から掌蹠にカップ状に陥凹した角化性丘疹が多発する.
- 常染色体優性遺伝性. AAGAB 遺伝子変異が報告されている.

■ロリクリン角皮症
- 幼小児期から発症する高度な掌蹠角化症は蠟様光沢と蜂の巣状の外観を呈する. 手指足趾の絞扼輪の形成が特徴的. 全身の軽い魚鱗癬や紅斑性角化性局面を伴う.
- 常染色体優性遺伝性. ロリクリン遺伝子のフレームシフト変異による.

■先天性爪甲厚硬症
- 掌蹠角化症に加えて,爪甲の過角化,粘膜の白色の角化,多発性脂腺囊腫などを伴う.
- 常染色体優性遺伝. ケラチン遺伝子の変異による.

■ Olmsted 症候群
- 生後まもなくから掌蹠の高度で有痛性の角質肥厚,手足の拘縮,手指足趾の絞扼・脱落,口囲の角化性局面を伴う. 激しいかゆみ,脱毛,爪甲ジストロフィーなども伴う.
- 常染色体優性,劣性,X 連鎖性劣性遺伝性の病型が報告されており,それぞれ原因遺伝子が異なる.

■難聴を伴う掌蹠角化症
- Vohwinkel 症候群(高度な掌蹠の角質肥厚,手指足趾の絞扼輪,膝蓋や肘頭の角化性丘疹に感音性難聴を伴う. 常染色体優性遺伝性. コネキシン 26 の遺伝子 GJB2 の変異による),KID 症候群(敷石状の掌蹠角化に加えて掌蹠外の紅斑性角化性皮疹,脱毛,爪甲ジストロフィーなど多彩な皮疹を示す. 角膜炎,難聴を伴う. 多くは孤発例. GJB2 などの変異による),母系遺伝性の難聴を伴う掌蹠角化症(ミトコンドリア遺伝子変異による)などがある.

■ Richner-Hanhart 症候群
- 掌蹠の有痛性の角化性丘疹,局面に角膜潰瘍,精神遅滞を伴う.
- 常染色体劣性遺伝性. チロシンアミノ基転移酵素の異常による. 早期にフェニルアラニン,チロシン制限食を開始すれば精神症状を予防できる.

■ Papillon-Lefevre 症候群
- 小児期から掌蹠角化と歯周炎を生じる. エトレチナート内服により永久歯の脱落を防ぐことができる.
- 常染色体劣性遺伝性. カテプシン C 遺伝子変異による.

■ Howel-Evans 症候群
- 10 歳以降に掌蹠や四肢の加圧部位に過角化を生じ,成人期に食道癌を発生する.
- 常染色体優性遺伝性. RHBDF2 遺伝子の変異による.

■心筋症を伴う掌蹠角化症
- 掌蹠角化,羊毛状の頭髪,心筋症を生じる. 青年期に心不全を起こし予後不良.
- 常染色体劣性遺伝性. デスモソームの遺伝子変異による.

▶ 治療

- 治療は掌蹠の肥厚した角質を削るなどの対症的な対応がなされている.
- 指先の虚血壊死の恐れのある高度の絞扼輪は外科的治療の適応.

  処方例 マキサカルシトール軟膏　1日2回　手足に外用
  　　　　　10%サリチル酸ワセリン軟膏　1日2回　手足に外用

3 その他の遺伝性角化症

- 遺伝性角化症の中には, その他の病型として角質肥厚を伴う丘疹や局面が体の広い範囲にみられる次のような疾患がある.

■ Darier 病　図3

- 10歳代から脂漏部位を中心に褐色の角化性丘疹, 局面を生じる.
- 組織学的に角化細胞の特徴的な異常角化と棘融解がみられる.
- 神経精神学的異常を伴うことがある.
- 常染色体優性遺伝性. 小胞体膜上のカルシウムポンプの遺伝子 *ATP2A2* の変異による.
- 治療はエトレチナート内服, ステロイドや活性型ビタミン D_3 製剤の外用, 炭酸ガスレーザーによる剝離術などが行われている.

■ 変動性進行性紅斑角皮症

- 短時間で形を変える地図状の紅斑と固定性の角化性局面が全身皮膚にみられる[5]. 半数の症例で掌蹠角化症を伴う.
- 大部分が優性遺伝性で, コネキシンの遺伝子変異による. 治療は角質融解剤や保湿剤の外用, 低用量のエトレチナート内服が行われる.

■ 毛孔性紅色粃糠疹　図4, 図5

- 鱗屑を伴う境界明瞭な紅色局面, 掌蹠角化症, 毛孔性角化性丘疹を特徴とする. いくつかの臨床型があるが, このうち小児期発症で優性遺伝性のものは *CARD14* 遺伝子の変異による.
- エトレチナート内服, 経口ビタミンA油, 活性型ビタミン D_3 外用などが行われている[6].

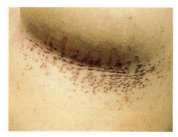

図3　Darier病の乳房下部の皮疹
褐色の角化性丘疹が集簇している.

Ⅵ 角化症

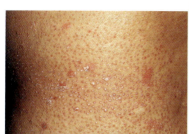

図4 毛孔性紅色粃糠疹の腰臀部の皮疹
毛孔一致性の角化性丘疹が多発している.

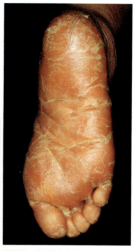

図5 毛孔性紅色粃糠疹
足底全体に角質肥厚が著しく,
亀裂と潮紅を伴っている.

文献

1) Shibata A, Akiyama M. Epidemiology, medical genetics, diagnosis and treatment of harlequin ichthyosis in Japan. Pediatr Int. 2015; 57: 516-22.
2) Ogawa M, Akiyama M. Successful topical adapalene treatment for the facial lesions of an adolescent case of epidermolytic ichthyosis. J Am Acad Dermatol. 2014; 71: e103-5.
3) Sakiyama T, Kubo A. Hereditary palmoplantar keratoderma "clinical and genetic differential diagnosis". J Dermatol. 2016; 43: 264-74.
4) Has C, Technau-Hafsi K. Palmoplantar keratodermas: clinical and genetic aspects. J Dtsch Dermatol Ges. 2016; 14: 123-39.
5) Ishida-Yamamoto A. Erythrokeratodermia variabilis et progressiva. J Dermatol. 2016; 43: 280-5.
6) Kan Y, Sumikawa Y, Yamashita T. Successful treatment of pityriasis rubra pilaris with oral Vitamin A in oil (Chocola A) for an 18-month-old child. J Dermatol. 2015; 42: 1210-1.

〈山本明美〉

2 ▶ 後天性角化症

1 胼胝・鶏眼

診断の要点,プライマリ・ケア,足底疣贅との鑑別

■ POINT
- 胼胝は一般にいう"たこ"のことで,鶏眼は"うおのめ"のことである.
- 過重な外力に対する皮膚の防御反応であり,痛みのない胼胝・鶏眼を治療する必要はない.
- 鶏眼は,皮膚の加齢の徴候でもあり,体重の軽い若年者には生じない.

▶ 病因・病態
- 皮下脂肪が少なく下床に骨のある部位に生じやすい.自重や機械的な外力の反復により,反応性に角質の増殖をきたした状態である.

▶ 皮膚所見・臨床症状 図1 図2
- 胼胝は角質が平坦に一様に肥厚し,鶏眼は皮膚の内側に向かって芯のように角質が増殖した状態である.
- 胼胝は指,手掌,足首などに,ペン,ラケット,バット,ゴルフクラブなどの慢性的な刺激や正座による負荷によって生じる.体重や握力の強くなった学童期以降には,誰しも趣味やスポーツや日常的な嗜好を反映した何らかの"たこ"が生じることがある.鶏眼は年齢的に胼胝よりも遅れて生じ,窮屈で底の硬い靴を頻繁に履き出す頃より顕著になる.肥満や足の変形,足にフィットしない靴や歩き方も原因となる.
- 胼胝は日常生活であまり支障はないが,鶏眼は足の裏,足の指の側面などの

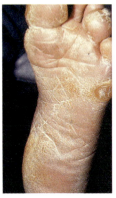

図1 高齢男性の足底の鶏眼

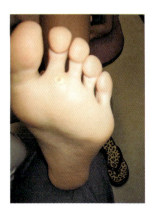

図2 小学生の足底のウイルス疣贅

Ⅵ 角化症

内側に向かって陥入する角質の塊により疼痛をきたす．糖尿病などの神経鈍麻より，鶏眼の皮下に血腫や二次感染を併発することも多い．

- 足底に生じた尋常性疣贅（ウイルス疣贅）は皮下へと成長するため鶏眼との鑑別が難しいことがある．鶏眼は必ず加重部位に生じるが，疣贅は足底のどこにでも生じる．

▶ 治療

- いずれも生理的に皮膚を守る反応性の過形成であり，痛みを伴う病変のみが治療対象となる．
- 施術者の好みでニッパー型の爪切りやメス，鑷子で，硬くなった円錐型の角質を削り取る．鶏眼治療用の電池式の簡易グラインダーは，患者自身が安全に使えて便利である．
- スピール膏®を2～3日貼布し角質が浸軟した後に削ってもよいが，境界が不明瞭となり，糖尿病患者などでは浸軟した皮膚より感染を生じることもある．
- 重症の鶏眼には，局所の荷重を防ぐ靴の中敷きや，時に足の変形に合わせた靴の作成も必要になる．皮下血腫や膿瘍は，穿刺や排膿が必要である．

▶ 予後

- 胼胝は必ずしも治療の対象とはならないが，鶏眼は通常再発は必須である．
- 糖尿病の患者に生じた鶏眼は，容易に二次感染を併発し，時に下肢の切断にいたる．

▶ 生活指導

- ヒールが高く足先の窮屈なパンプスやサンダルは避ける．靴が窮屈でも大きすぎても，鶏眼の原因となりうる．体重減少も1つの有効な手段である．

One Point Advice

体重の軽い小児の足底に，鶏眼が生じることはない．ほぼ全ては角層下に増殖するウイルス疣贅（ミルメシア）である．足底のウイルス疣贅は，表面の角層を薄く削ると，点状の毛細血管の拡張や出血斑が点状に観察され，鶏眼と鑑別できる．

---

2 その他，実地医家が知るべき後天性角化症（毛孔性苔癬，発がんに伴う黒色表皮腫など）

1 毛孔性苔癬

■ **POINT**

- 思春期以降の男女の上腕伸側や大腿に，粟粒大の毛孔性の丘疹が多発する．
- ざらざらした感触から「さめ肌」とよばれることもある．
- 毛孔性角化症ともいい，毛包上皮の体質的な軽度の角化異常と考えられる．

▶ 病因・病態

- 優性遺伝傾向のある毛囊上皮の角化体質と考えられる．家族内発症がしばしばみられ，きわめて頻度の高い皮膚症の1つである．
- アトピー性皮膚炎や尋常性魚鱗癬に合併する．

▶ 皮膚所見 図3

- 思春期以降に目立ち上腕伸側や肩，臀部，大腿に，左右対称性のざらざらとした小丘疹が多発する．正常皮膚色から淡紅色の小丘疹で，毛囊より突き出た円錐状の硬い角質よりなる．
- 冬季に悪化し肥満者に目立つ傾向があり，日本人健常人の半数近くに多少の毛孔性角化症の所見がある．
- 自覚症状はほとんどない．

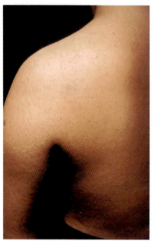

図3 10歳代後半の男性背部の毛孔性苔癬の臨床像

▶ 治療

- 整容的な訴えより，治療の相談は女性患者が大多数である．
- 角質溶解作用のある外用薬である10〜20%尿素軟膏（ウレパール®，パスタロン®，ケラチナミン®）や5〜20%のサリチル酸ワセリン，ビタミンA軟膏（ザーネ®）などを1日2〜3回単純塗布する．
- 入浴時にスポンジパフなどでよくこすり，毛囊の角化性丘疹を機械的にこすり取るのも有効である．

▶ 予後

- 思春期を過ぎ，30歳代以降に自然軽快する．

> **One Point Advice**
>
> 皮膚病というほどの変化ではなく，30歳以降には軽快することを理解してもらった上で，患者の希望や好みに合わせた外用や対処法を呈示する．

2 黒色表皮腫

■ POINT

- 病名が示すように，黒褐色の色素沈着を伴う粗糙に角化した表皮が，腋窩，後頸部，手足，鼠径部に広がる．
- 肥満や糖尿病を基礎とする患者が多いが，稀に悪性型として内臓悪性腫瘍のデルマドロームとして発症する．

▶ 病因・病態

- 多くは肥満や糖尿病，内分泌疾患などを背景として発症する．
- 悪性型に合併する腫瘍は腺癌が多い．

▶ 皮膚所見 図4

- 頸部，腋窩，臍，鼠径部などに，黒褐色の粗糙な皮膚として発症する．

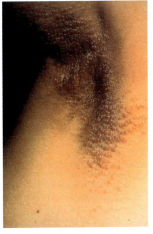

図4 肥満に伴う10歳代男性の右腋窩の黒色表皮腫（仮性型）

▶治療

- 潜在する糖尿病,内分泌疾患,内臓悪性腫瘍の検索が重要となる.早期の悪性腫瘍の発見につながり得る.
- 角質融解作用のある,10〜20%サリチル酸ワセリンや尿素軟膏を外用する.通常,外用のみでは改善は難しいが,肥満解消で皮膚症状は改善し得る.

▶予後

- 合併する基礎疾患への対処が優先される.

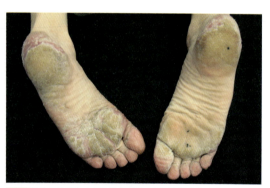

図5 胃癌に合併した70歳代男性の後天性掌蹠角化症

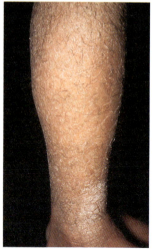

図6 悪性リンパ腫に伴った後天性魚鱗癬,70歳代男性の下腿

Ⅵ 角化症

▶ 生活指導

- 肥満の解消が大事である．悪性型の黒色表皮腫の再燃は，悪性腫瘍の再発，転移拡大のマーカーともなり得る．

One Point Advice

その他に稀であるが，悪性腫瘍のデルマドロームとして，食道，気管支，肺，胃などの内臓悪性腫瘍に伴って掌蹠角化症 **図5** や，ホジキン病，白血病などリンパ系の悪性腫瘍に合併し魚鱗癬 **図6** が，後天的に発症することがあり，悪性腫瘍の早期診断に役立つことがある．

〈高橋健造〉

1 ▶ 乾癬

■ POINT

- 全身に多発する厚い鱗屑と境界明瞭な紅斑を特徴とする慢性炎症性皮膚疾患.
- メタボリックシンドロームを合併しやすく心血管イベントのリスクが高い.
- 骨破壊を伴う乾癬性関節炎の骨破壊進展抑制のエビデンスがあるのは生物学的製剤だけである.

▶ 病因・病態

- 遺伝的素因(多因子遺伝)を有する人に薬剤,細菌感染,肥満や喫煙といった生活習慣を含む環境因子が影響して発症する,慢性の炎症性皮膚疾患.
- ケブネル現象を反映して,外的な刺激,炎症,皮膚の伸展刺激が発症,増悪因子となる.
- TNF-α, IL-23, IL-17 の 3 つのサイトカインが乾癬の免疫学的病態に重要.
- 乾癬の病型には尋常性乾癬,関節炎を伴う乾癬性関節炎,発熱など全身症状を伴う膿疱性乾癬,ほぼ全身が乾癬の皮疹で覆われる乾癬性紅皮症,細菌感染を契機に生じる滴状乾癬がある.
- 尋常性乾癬が先行しない膿疱性乾癬(汎発型)の多くが *IL-36RN* 遺伝子の変異を有する.

▶ 皮膚所見,病理組織学的所見

- 全身に多発する厚い鱗屑と境界明瞭な紅斑を特徴とする 図1a. 約8割の患者がかゆみを伴う.
- 診断に迷う症例では,被髪頭部,耳,肘,臍部,膝,臀部,下腿,爪といった好発部位に典型疹を探す.

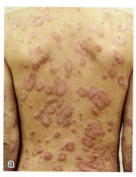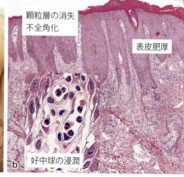

図1 乾癬患者の臨床像と組織像
a) 乾癬の皮疹. b) 乾癬の病理組織

Ⅶ 炎症性角化症

- 爪病変には爪母由来（点状陥凹，爪甲白斑，爪甲半月の red spot，粗糙化），爪床由来（爪剝離，裂片状出血，爪下の過角化，色素異常）の病変がある
- 病理組織像は不全角化を伴う角質肥厚，好中球からなる角層下微小膿瘍，顆粒層の消失と表皮突起の棍棒状の延長，真皮乳頭層の上方への突出，真皮上層の毛細血管拡張，炎症細胞浸潤を特徴とする **図1b**．
- 膿疱性乾癬は公費負担の対象疾患であるため，申請のためにも生検を含めて，必要な検査を行う **表1**．

表1 膿疱性乾癬（汎発型）の定義と診断に必要な主要項目

Definite と Probable を対象とする．
膿疱性乾癬（汎発型）の定義と診断に必要な主要項目（2006 年）

【定義】
膿疱性乾癬（汎発型）は，急激な発熱とともに全身の皮膚が潮紅し，無菌性膿疱が多発するような疾患である．病理組織学的に Kogoj 海綿状膿疱を特徴とする角層下膿疱を形成する．尋常性乾癬皮疹が先行する例としない例があるが，再発を繰り返すことが本症の特徴である．経過中に全身性炎症反応に伴う臨床検査異常を示し，しばしば粘膜症状，関節炎を合併するほか，まれに眼症状，二次性アミロイドーシスを合併することがある．

1. 主要項目
   1) 発熱あるいは全身倦怠感等の全身症状を伴う．
   2) 全身または広範囲の潮紅皮膚面に無菌性膿疱が多発し，ときに融合し膿海を形成する．
   3) 病理組織学的に Kogoj 海綿状膿疱を特徴とする好中球性角層下膿疱を証明する．
   4) 以上の臨床的，組織学的所見を繰り返し生じること．ただし，初発の場合には臨床経過から「3. 膿疱性乾癬（汎発型）の除外項目」記載の事項を除外できること．

診断のカテゴリー
以上の 4 項目を満たす場合を膿疱性乾癬（汎発型）（Definite）と診断する．
主要項目 2) と 3) を満たす場合を Probable と診断する．

2. 膿疱性乾癬（汎発型）診断の参考項目
   1) 重症度判定および合併症検索に必要な診療検査所見
      (1) 白血球増多，核左方移動
      (2) 赤沈亢進，CRP 陽性
      (3) IgG または IgA 上昇
      (4) 低蛋白血症，低カルシウム血症
      (5) 扁桃炎，ASLO 高値，その他の感染病巣の検査
      (6) 強直性脊椎炎を含むリウマトイド因子陰性関節炎
      (7) 眼病変（核結膜炎，ぶどう膜炎，虹彩炎など）
      (8) 肝・腎・尿所見：治療選択と二次性アミロイドーシス評価

（照井　正，他．日皮会誌．2015; 125: 2211-57[1] より．©日本皮膚科学会）

▶ 重症度と PASI スコア

- 皮疹重症度（紅斑，落屑，浸潤，範囲 psoriasis area and severity index：PASI），皮疹面積，患者の QOL 障害度（dermatology life quality index：

	紅斑	浸潤	落屑	病巣範囲の点数		
頭部	(□ +	□ +	□) ×	□	× 0.1=	□
体幹	(□ +	□ +	□) ×	□	× 0.3=	□
上肢	(□ +	□ +	□) ×	□	× 0.2=	□ →
下肢	(□ +	□ +	□) ×	□	× 0.4=	□ 合計が PASI スコア 最高 72 点

各皮膚所見（紅斑, 浸潤, 落屑）の点数
なし→0
軽度→1
中等度→2
高度→3
極めて高度→4

病巣範囲の点数
0%→0
0〜10%→1
10〜30%→2
30〜50%→3
50〜70%→4
70〜90%→5
90〜100%→6

手のひら＝体表面積 1%
頭部：10 枚
体幹：30 枚
上肢：20 枚
下肢：40 枚

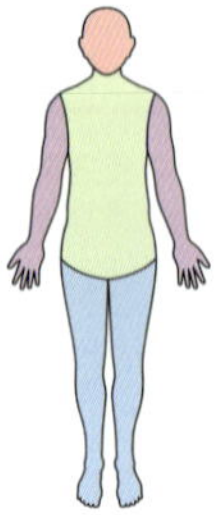

頭部：10%
上肢：20%
体幹：30%
下肢 40%

＊臀部は下肢, 外陰部は体幹に含まれる

図 2 PASI スコア

DLQI などの質問票に基づいた評価方法）により，PASI スコア 10 以上，または皮疹面積が体表の 10%以上, または DLQI スコアが 10 以上の場合を中等症以上とする **図 2** .

▶ 乾癬性関節炎の診断，検査

- 付着部炎（腱や靭帯が骨に付着する部位の炎症）を伴う乾癬性関節炎 **図 3a** は本邦で乾癬全体の 15%前後．皮膚症状が先行する例が 84%.
- 関節リウマチとの違い：①大関節よりも DIP 関節をおかすことが多い，②非対称性の関節炎，③滑膜炎ではなくて付着部炎，④脊椎炎の頻度が高い．
- CASPAR 基準 **表 2** が診断に汎用されている．
- 骨びらんと骨増殖像が混在する骨 X 線所見が特徴的．この他，MRI，関節エコーが初期病変の描出に有効 **図 3b** **図 3c** .

▶ 予後

- 基本的には慢性に経過し，自然治癒はないとされているが，経過中皮疹出現を長期間認めなくなる症例もある．「乾癬はなおらない病気です」という医師の一言は患者の治療意欲，アドヒアランスの顕著な低下をもたらす．

Ⅶ 炎症性角化症

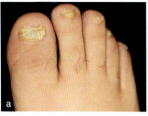
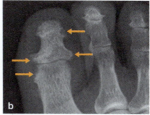
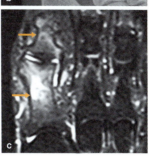

図3 乾癬性関節炎患者の右第1足趾の臨床,単純X線,MRI像
a) 右第1足趾全体の腫脹を認める.
b) 骨X線にて第1足趾基節骨および末節骨に骨びらん,毛羽立ち状の骨増殖変化を認める.
c) 第1足趾基節骨および末節骨に骨髄浮腫を認める.

表2 CASPAR分類基準

関節,脊椎または付着部の炎症があり,さらに以下の5項目で3点以上を満たす場合乾癬性関節炎に分類する

乾癬の存在 (a, b, c のいずれかがある)
 a. 現在みられる[※1] (2点)
 b. 乾癬の既往がある[※2] (1点)
 c. 乾癬の家族歴(一または二親等;1点)[※3]
2. 爪剝離,点状陥凹,爪甲下角質増殖を含む乾癬に典型的な爪甲の変形 (1点)
3. リウマトイド因子陰性 (1点)[※4]
4. 指趾炎(dactylitis) a, b のいずれかがある (1点)
 a. 現在,指または趾の全体の腫脹を認める
 b. 過去にリウマチ専門医による記録がある
5. 手または足の単純X線画像で傍関節骨増殖像を認める.ただし,骨棘形成は除外する.[※5]
 (1点)

[※1] 皮膚科またはリウマチ科の専門医が診断
[※2] 患者の申告,皮膚科やリウマチ科の専門医,家庭医,またはその資格を持つその他の医療提供者からの情報
[※3] 患者からの情報
[※4] ラテックス法以外の検査法,できれば,ELISA法または非濁分析法で,施設の基準値内である
[※5] 関節境界付近の境界不明瞭な骨化(骨増殖体形成は含めない)
(Taylor W, et al. Arthritis Rheum. 2006; 54: 2665-73[2] より改変)

▶ 治療方針

- 乾癬の重症度に応じる.軽症例には外用治療,中等症から重症では外用に加

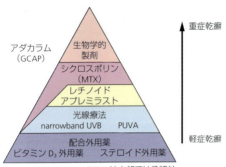

図4 乾癬治療ピラミッド計画 2017
(飯塚 一. Visual Dermatol. 2017; 16: 850-1[4] より改変)

えて，光線療法，内服加療（シクロスポリン，レチノイド，アプレミラスト），生物学的製剤などの全身的治療が行われる 図4 .
- 関節炎に対しては GRAPPA の治療推奨などを踏まえて重症度や症状に応じて治療方針を考える 図5 .

▶ 外用療法

- 効果発現の高さと速効性から活性型ビタミン D_3 と very strong クラスのステロイドとの配合外用剤による寛解導入が一般的.
    処方例 ドボベット®軟膏またはマーデュオックス®軟膏
    　　　　　 1日1回入浴後外用
- 寛解維持には活性型ビタミン D_3 外用薬が長期外用による副作用が少なく，寛解維持の成績もよく，向いている.
    処方例 オキサロール®軟膏　1日1回入浴後外用
- 難治部位には数日〜1週間に1回の配合外用剤頓用を検討する.
- 冬に増悪する患者では，保湿剤外用も寛解維持に有効.
- 頭皮にはシャンプー製剤がアドヒアランスが高く，副作用も出にくい.
    処方例 コムクロ®シャンプー　入浴時

▶ 内服療法

■シクロスポリン

- 効果発現が早く，爪乾癬や瘙痒にも有効だが，併用禁忌薬，併用注意薬が多い.
- 高血圧，長期投与に伴う不可逆性の腎障害などの副作用があるため，定期的な血圧測定，血液検査，薬物血中濃度モニタリングが必要.
- 低用量1日1回朝食前投与が血中濃度，副作用の観点から有利.
    処方例 ネオーラル®カプセル 100〜150 mg 朝食前×1回/日

VII 炎症性角化症

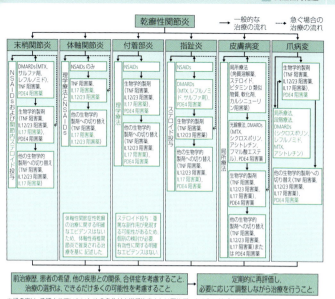

※緑の字は，承認されていないための条件付き推奨治療または要約データのみに基づく推奨治療を示す．
※GRAPPA：Group for Research and Assessment of Psoriasis and Psoriatic Arthritis 乾癬および関節症性乾癬の研究・評価グループ
※MTX，サルファ剤，レフルノミド，フマル酸エステル，アシトレチンは乾癬に本邦未承認．

図5 GRAPPAによる乾癬性関節炎の治療推奨
(2015年改訂版．Ritchlin CT, et al. Ann Rheum Dis 2009; 68: 1387-94[3] より改変)

■エトレチナート
- 膿疱や過角化病変に効果が期待でき，高齢者は 10 mg/日の低用量でも効果が見込める．
- 体内蓄積性で催奇形性の副作用のため，内服中止後，女性は2年間，男性は6カ月間の避妊が必要で，処方時に同意書を取得する．(https://chugai-pharm.jp/hc/ss/pr/drug/tig_cap0010/pref/index.html よりダウンロード可能)
- 患者の内服拒否につながる口唇炎や手足の落屑が高用量ではほぼ必発のため，重症例以外は，10 mg/日から開始し，症状と副作用をみながら漸増．
    処方例 チガソン® 10 mg×1回/日

■アプレミラスト
- 定期的な検査が不要で，爪，頭皮，関節炎，瘙痒に対して比較的効果が高い．
- 下痢，頭痛，悪心などの副作用が特に開始後1カ月は出現しやすく，そのリスク軽減目的でスターターパックを使用．
- 下痢出現時には水分摂取を控えめにしてもらい，正露丸®を併用．
    処方例 オテズラ® 30 mg×2回/日

Essence 皮膚科診療で必須のスキル・アイテム・ツール　　**Practice** 皮膚科診療で必ず遭遇する Common Diseases

薬剤名	Adalimumab アダリムマブ	Infliximab インフリキシマブ	Ustekinumab ウステキヌマブ
商品名	ヒュミラ	レミケード	ステラーラ
標的	TNF-α	TNF-α	IL-12/23 p40
注射の形態	皮下注射	静脈注射	皮下注射
乾癬における 国内の 承認状況	尋常性乾癬 関節症性乾癬	尋常性乾癬 関節症性乾癬 乾癬性紅皮症 膿疱性乾癬	尋常性乾癬 関節症性乾癬
投与間隔	初回 80 mg を投与 以後 40 mg を 2 週間 隔で投与 ※ 80 mg まで増量可能	体重 1 kg あたり 5 mg を初回，2 週，6 週に 投与 以後 8 週間隔で投与 ※ 6 週以後，増量および投与間隔の短縮可能	1 回 45 mg を初回，4 週に投与 以後 12 週間隔で投与 ※ 90 mg まで増量可能

図6 乾癬に対する生物学的製剤一覧

▶ 光線療法

- 皮疹の範囲が広い，内臓疾患，感染症，免疫低下があり免疫抑制薬，生物学的製剤が難しい，皮疹が主に非露光部にみられる，瘙痒が強い，頻回通院可能な患者で考慮.
- 光線療法とエトレチナートあるいはアプレミラストは併用可能.

▶ 生物学的製剤

- TNF-α，IL-23，IL-17 を標的とした製剤が 6 種類あり，既存治療抵抗性の皮疹，関節炎に対しても高い効果 **図6**.
- 使用前の検査，注意点を記載した『乾癬における生物学的製剤の使用指針および安全対策マニュアル (2011 年版)：日本皮膚科学会生物学的製剤検討委員会』を参照する.
  https://www.dermatol.or.jp/uploads/uploads/files/news/1309834922_1.pdf
- 患者の重症度，全身状態，希望，生活スタイル，経済事情なども総合的に考慮した上で，生物学的製剤の種類を選択する.

Ⅶ 炎症性角化症

Secukinumab セクキヌマブ	Brodalumab ブロダルマブ	Ixekizumab イキセキズマブ
コセンティクス	ルミセフ	トルツ
IL-17A	IL-17 受容体 A	IL-17A
皮下注射	皮下注射	皮下注射
尋常性乾癬 関節症性乾癬 膿疱性乾癬	尋常性乾癬 関節症性乾癬 乾癬性紅皮症 膿疱性乾癬	尋常性乾癬 関節症性乾癬 乾癬性紅皮症 膿疱性乾癬
1 回 300 mg を初回，1 週，2 週，3 週，4 週に投与 以降 4 週間隔で投与 ※体重 60 kg以下 150 mg 考慮	1 回 210 mg を初回，1 週，2 週に投与 以降 2 週間隔で投与	初回のみ 160 mg を投与 以後 80 mg を 12 週後までは 2 週間隔で投与 以後 4 週間隔で投与

▶ 生活指導

- 肥満，高脂血症，糖尿病，高血圧などを合併している症例では，合併症の治療や食生活の改善をすすめる．
- 重度の肥満患者ではダイエットも皮疹改善に有効である．
- ゴシゴシこするなどの皮膚への過度の刺激は避けてもらう．

▶ 専門医への紹介を考慮する患者

- 手のひら 10 枚分以上の皮疹があり，さらに拡大傾向を示している症例；発熱，全身倦怠感などの全身症状の出現が懸念されるため．
- 非ステロイド性抗炎症薬が無効な関節炎を有し，日常生活に支障がでている症例：骨変形から不可逆的な関節変形をきたす恐れあり．
- 微熱が継続して出現している患者：膿疱性乾癬，または移行が疑われる．
- シクロスポリンの中止ができない症例：不可逆的な腎障害，腎不全に至る可能性あり．

文献

1) 照井　正, 秋山真志, 池田志孝, 他. 膿疱性乾癬（汎発型）診療ガイドライン 2014年度版. 日皮会誌. 2015; 125: 2211-57.

2) Taylor W, Gladman D, Helliwell P, et al. Classification criteria for psoriatic arthritis: development of new criteria from a large international study. Arthritis Rheum. 2006; 54: 2665-73.

3) Ritchlin CT, Kavanaugh A, Gladman DD, et al. Treatment recommendations for psoriatic arthritis. Ann Rheum Dis. 2009; 68: 1387-94.

4) 飯塚　一. 乾癬治療のピラミッド計画. Visual Dermatol. 2017; 16: 850-1.

〈多田弥生〉

2 ジベル薔薇色粃糠疹

■ POINT

- 体幹を主とした部位に多発性小紅斑が生じる疾患の1つ，体幹ではクリスマスツリー様と表現される皮膚割線に沿った紅斑の分布が特徴的である 図1．
- 多発性紅斑発症の1～2週間前に初発疹としてヘラルドパッチ（Herald patch）図2 といわれる紅斑が1～数個みられる場合が多い．
- 瘙痒はないかあっても軽度で，1～2カ月の経過をもって自然治癒する．
- 比較的若い年齢層にできやすい．

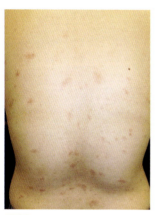

図1 体幹の多発性紅斑

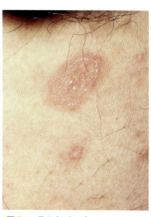

図2 ヘラルドパッチ

▶ 病因・病態

- この病気の原因は不明である．最近ではウイルス感染症や薬剤などによる二次的な反応が原因である可能性が示唆されている．

▶ 皮膚所見・臨床症状

- 前駆的な全身症状はほとんどないが，まれに風邪様症状を呈することがある．
- 初発疹として，体幹か四肢中枢側にヘラルドパッチ（Herald patch）図2 とよばれる直径数cmの襟飾り様鱗屑をもつ比較的炎症の強い紅斑が1～数個生じることが多いが，これを欠く場合や自覚されないこともある．
- その1～2週間後，体幹を主とした部位に初発疹より小さな軽度の鱗屑を伴う類円形小紅斑が急に多発する．四肢末端や顔面には原則的に生じない．
- これらの皮疹は大小が比較的揃っており，背部においては長軸が皮膚割線の方向に沿って分布するのが特徴で，クリスマスツリー様と表現される 図1．
- 自覚症状には乏しく，瘙痒はないかごく軽度である．

| Essence 皮膚科診療で必須のスキル・アイテム・ツール | **Practice** 皮膚科診療で必ず遭遇する Common Diseases |

- 皮膚症状の経時的変化は少なく，全身症状もほとんどない．稀に，炎症症状が強い症例やかゆみが強い症例がある．

▶ 診断

- 診断には，ヘラルドパッチの有無，多発性紅斑の発症部位とその皮疹の体幹における特徴的配列，個々の皮疹の特徴，瘙痒がない，皮疹の径時的変化が少ないなどが手がかりになる．
- 本疾患には毛孔性丘疹が主体となる丘疹型，水疱形成をみる水疱型，粘膜疹型など症状が強い症例が稀にあり，鑑別疾患との区別も含めて臨床検査，病理組織検査，真菌検査などを必要に応じて実施する．
- 病理組織学的には軽度の表皮肥厚や海綿状態，真皮血管周囲性リンパ球浸潤など湿疹に類似するが，鱗屑部に相当するマウンド状の不全角化が診断の手がかりとなる．
- 鑑別疾患としては多型滲出性紅斑，薬疹・中毒疹，ウイルス性発疹症，梅毒Ⅱ期疹，乾癬，扁平苔癬，白癬，癜風，脂漏性皮膚炎，慢性苔癬状粃糠疹などがあげられる
- 血液検査で疾患特有の異常所見はない．

▶ 治療

- 自然治癒が望める疾患であるため，不快な症状がなければ特に治療の必要はない．
- 対症療法として，かゆみが強いときには抗アレルギー剤の内服，紅斑の炎症が強い時には副腎皮質ステロイド剤の外用を行う．

  処方例 アンテベート®軟膏
  　　　 アレグラ®60 mg×2 回/日

▶ 予後

- ほとんどが色素沈着など残さず 1〜2 カ月で自然治癒する．再発はほとんどない．

▶ 生活指導

- 一般生活に特に制限はない．
- 重篤にならず自然治癒する疾患であること，伝染性疾患ではないことを説明する．

> **One Point Advice**
>
> 本疾患のように全身に紅斑が多発する疾患には多形滲出性紅斑，薬疹・中毒疹，ウイルス性発疹症など重症化する症例もあるため，これらの鑑別も含めて経過観察を十分心がける必要がある．

〈桐生博愛，桐生美麿〉

3 その他の炎症性角化症

1 扁平苔癬

■ POINT

- 原因が不明である特発性のほか，薬剤性，金属アレルギー，C型肝炎ウイルスが原因で発症する．
- 一般的に皮疹は硬く，多角形，扁平隆起性の紅斑，丘疹であり難治である．口腔粘膜や爪甲にも生じる．
- 副腎皮質ステロイド軟膏による治療が軸であるが，保険適応外ながらタクロリムス軟膏が著効する例もある．
- 問診が重要である（既往歴，職業歴，薬剤や歯科金属の使用など）．

▶ 病因・病態

- 明らかな原因はいまだ不明である．
- 薬剤性，金属アレルギー（特に歯科金属），C型肝炎ウイルスなどによるものがあげられる．薬剤性の場合は苔癬型薬疹とよばれる．
- 固定薬疹や骨髄移植後の慢性 GVHD と類似した組織学的所見がみられることから，何らかの原因によって生じた表皮細胞に対するT細胞の攻撃が中心をなす[1]と考えられている．

▶ 皮膚所見・臨床症状

- エンドウ大までの多角形，扁平隆起性の紅色〜紫紅色の丘疹．かゆみを伴うことが多い 図1．

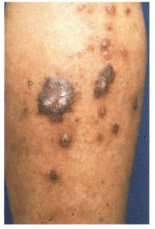

図1 扁平苔癬
下腿の皮疹

- 主に四肢に好発するが，軀幹，陰部，口唇や口腔粘膜，爪甲にも出現する.
- Wickham 線条（皮疹表面にオリーブ油を垂らすと，ルーペで灰白色の細い線がみられ，融合部では網目として観察される）がみられる.
- ケブネル現象が陽性である.
- 口唇はびらん，頬粘膜ではレース状の白色線条を呈することが多い.
- 爪甲の症状は，縦線，菲薄化，爪甲剥離症，爪床角質増殖症など多彩である.

▶ 組織像

- 角質増殖，顆粒層肥厚，不規則な表皮の鋸歯状肥厚，基底層の液状変性，真皮上層の帯状細胞浸潤，組織学的色素失調などが特徴である.
- 薬剤性の場合は，苔癬型組織反応はみられるが扁平苔癬の典型的な組織像とはならない[2].

▶ 治療

- 原因が薬剤など明らかであれば，まずは内服の中止や変更を行う.
  β遮断薬，ACE 阻害薬，サイアザイド，NSAIDs など
- 副腎皮質ステロイド軟膏の外用療法（密封包帯療法［ODT］も含め），またステロイド含有テープ剤にて治療する.
  処方例 アンテベート®軟膏など　1 日 2 回外用
  　　　　　ドレニゾンテープ®など　1 日 1〜2 回貼付（皮疹の大きさに切る）
- 保険適応外ではあるがタクロリムス®外用薬が著効する例もあるため（特に口唇など），試す価値はあると思われる.
  処方例 プロトピック®軟膏
- かゆみが強い場合は非鎮静性抗ヒスタミン薬にて軽減をはかる.
  処方例 タリオン® 10 mg×2 回/日，ザイザル® 5 mg×1 回/日

▶ 予後

- 通常は長期にわたり治療を継続する必要がある.
- 薬剤が原因の場合は，中止しても皮疹の改善までは時間を要する.

2 類乾癬

■ POINT

- 明らかな原因はいまだ不明であるが，現在は滴状類乾癬，局面状類乾癬の 2 つに大別されている.
- 通常，副腎皮質ステロイド軟膏，活性型ビタミン D$_3$ 軟膏を中心とした外用治療を行う. 難治例に対しては紫外線療法も併用する.
- 局面状類乾癬（大局面型）の場合は，菌状息肉症への移行に注意が必要である.

VII 炎症性角化症

▶ 病因・病態

- 明らかな原因はいまだ不明であり，本疾患の独立性や分類についてもいまだ明確な意見の一致はみられていない．
- 現在は滴状類乾癬，局面状類乾癬の 2 つに大別されている．
- 滴状類乾癬は慢性苔癬状粃糠疹と同義と扱われており，急性痘瘡状苔癬状粃糠疹の慢性型と捉えられている．

▶ 皮膚所見・臨床症状

■滴状類乾癬

- 躯幹，四肢に 10 mm 大までの境界明瞭な紅斑，紅色丘疹が多数みられ，表面には鱗屑を有する．
- 皮疹は次々に新生し，新旧の皮疹が混在する．消失後は色素沈着，色素脱失をみる．
- 顔面，手掌足底を除く全身に生じる．通常，自覚症状はない．
- 壮年男性に好発し，慢性に経過する．

■局面状類乾癬

- 躯幹，四肢に比較的境界明瞭な淡紅色~褐紅色調の類円形の紅斑局面がみられ，表面にわずかに鱗屑を有する．
- 壮年〜老年男性に好発する．通常，自覚症状はない．
- 皮疹の直径が 5 cm 以下のものを小局面型，5 cm 以上のものを大局面型と分類されている．
- 小局面型の皮疹は左右対称性に多発し，表面には細かい皺がみられるが皮膚萎縮はない．
- 大局面型の皮疹は表面に細かい鱗屑がみられ，皮膚萎縮を伴う．

▶ 治療

- 副腎皮質ステロイド軟膏，活性型ビタミン D_3 軟膏の単剤または配合剤にて治療する．

  処方例 アンテベート®軟膏，オキサロール®軟膏など　1 日 2 回
  ドボベット®軟膏など　1 日 1 回

- 難治例では紫外線療法（PUVA 療法，ナローバンド UVB 療法など）も併用する．

▶ 予後

- 皮疹は長期にわたり出現，消退を繰り返し，慢性に経過する．
- 局面状類乾癬（大局面型）の場合は，菌状息肉症へ移行する可能性があるため注意が必要である．

文献

1) 塩原哲夫. 扁平苔癬の病因. 皮膚病診療. 1992; 14: 799-802.
2) 竹中　基. 苔癬型薬疹と扁平苔癬の違いは何か. In: 古江増隆, 相原道子, 編. 皮膚科臨床アセット 2. 1 版. 東京: 中山書店; 2011. p.221-3.

〈遠藤幸紀〉

1 ▶ 尋常性白斑

■ POINT

- 脱色素斑の鑑別診断には先天性か後天性かどうか，完全か不完全脱色素斑かを区別することが第1歩である．
- 頻度が高いのは後天性の尋常性白斑である．
- 鑑別として美白化粧品による白斑，フォクト小柳原田病なども念頭に置く．
- 尋常性白斑には治療ガイドラインがあり，標準治療が提示されている．

はじめに

尋常性白斑の研究・診断・治療はここ10年で急速な進歩を遂げている．これまでは，尋常性白斑は生命予後には関わらない，かつ，治療法のない疾患とみなされ，臨床家が興味をもちにくい疾患であった．しかし，近年では美白化粧品に含有されていたロドデノールによる白斑がマスコミ報道で大きく取り上げられたことから白斑への注目度は高まっている．また，白斑診療ガイドライン[1]（以下，ガイドラインとする）の策定に代表されるように，尋常性白斑に対する疫学調査や治療法のエビデンスレベルの評価も進んでいる．

▶ 尋常性白斑の疫学

白斑患者数は全国262施設の調査によると1年当たり912,000人の新患数である[1]．日本皮膚科学会の全国調査でも尋常性白斑は皮膚科を受診する疾患の第18位であり，決して稀な疾患ではない．プライマリケアの現場でも遭遇しうる疾患である．また，自己免疫性疾患の合併症として白斑についてのコンサルトはあり得る．詳しい疫学についてはガイドラインを参照されたい[1]．

▶ 尋常性白斑の鑑別診断

皮膚色の白く抜ける皮膚疾患は尋常性白斑だけではない．尋常性白斑は頻度こそ高いものの脱色素斑の鑑別疾患の1つにすぎない 図1 ．先述した全

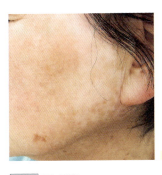

図1 尋常性白斑

国調査によると尋常性白斑はおよそ脱色素斑のうち60%を占めている[1]. 逆にみると残りの40%はそれ以外の脱色素斑であり, その鑑別すべき疾患は多岐にわたる. 皮疹として認識できる脱色素斑は, メラノサイトの先天的欠失, メラノサイトの機能異常, メラノサイト数の減少・消失など, 原因はさまざまであるが, 起こってくる皮膚症状は脱色素斑のみだからである. 鑑別診断の詳しいアルゴリズムについてはガイドラインを参照されたい.

▶ 脱色素斑鑑別の要点

脱色素斑の鑑別の第1歩は脱色素斑が先天性か後天性を見極めることである 図2 .

ただし, 先天性といっても生下時に明らかなものから, 生後数カ月してからはっきりしてくるものもあるので注意が必要である. 例えば, 典型的な先天性脱色素斑である脱色素性母斑は生下時に小児科医にも指摘されなかったが, 1歳頃になって両親がはじめて色調の変化に気がつくということもある 図3 .

次のステップは, 脱色素斑が完全脱色素斑なのか不完全脱色素斑なのか見極めることである. 完全脱色素斑の代表例として尋常性白斑が, 不完全脱色素斑の代表例として脱色素性母斑がある. ただし, この点にも注意が必要で,

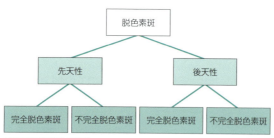

図2 脱色素斑の鑑別

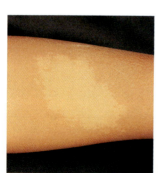

図3 脱色素性母斑

Ⅷ 色素異常症

たとえば，発症当初は完全脱色素斑であった尋常性白斑が色素再生してくると不完全脱色素斑に臨床上はみえてくる．

鑑別チャートの詳しいアルゴリズムは，ガイドラインを参照されたい[1]．

▶ 社会的に注目されている白斑

最近では，ロドデノール関連白斑が注目されている 図4 ．美白化粧品に含有されていたロドデノールにより脱色素斑が生じて製品回収に至った．現在でも製造会社による補償が続いている．化粧品による脱色素斑はこれまで症例が少なかったことから問題が起こってから社会的に公表されるまで時間がかかった．また，化粧品による脱色素斑は不完全脱色素斑が予想されるが，実際の臨床像は完全脱色素斑であることが多かった．そのため，筆者自身も恥ずかしながら，ロドデノール関連白斑を尋常性白斑と誤診していた症例を経験している．後天性で，かつ，完全脱色素斑であれば，尋常性白斑の可能性が高いが，尋常性白斑の確定診断となる客観的指標はない．あくまで，鑑別診断の1つとしてのみ取り扱い，ほかの完全脱色素斑を呈する疾患を念頭に置いておく必要がある．

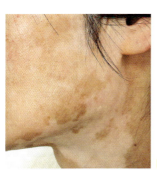

図4 ロドデノール

▶ 尋常性白斑の病態と合併症

尋常性白斑患者には，甲状腺に対する抗サイログロブリン抗体や抗ペロキシダーゼ抗体が出現すること，悪性貧血・Ⅰ型糖尿病の合併，抗核抗体陽性症例が多数みられることから，発症機序として自己免疫の関与が示唆されている．また，サットン母斑とよばれる色素性母斑の脱色と周囲皮膚の白斑を伴う症状が以前から知られており，母斑細胞に対する自己免疫応答が正常メラノサイトに及ぶと想定されていた．さらに悪性黒色腫患者は抗メラノサイト抗体を有していることも知られており，白斑が合併することが知られている．

また，眼の症状や頭痛・発熱を伴う場合は，フォクト小柳原田病を疑う．通常，白斑は眼症状に遅れて出現するが順番は前後しうる．

近年のゲノム研究の進歩によって，尋常性白斑関連遺伝子が明らかにされ

ている．興味深いのは，前述した自己免疫に関連した遺伝子 NALP1 が関連していると報告されたことである．本邦の調査においても HLA-A＊02：01との関連が報告されており，遺伝子学的側面からも尋常性白斑の病態解明が進み，治療に応用されることが予想される．

以上の疫学データや遺伝的因子の関与を考えると，本邦においても，尋常性白斑患者に対する甲状腺ホルモンや抗核抗体のスクリーニングが重要であろう．

▶ 尋常性白斑の治療

副腎皮質ステロイド外用

先述した全国調査で 90％以上の皮膚科専門医が治療の選択肢にあげている第 1 選択薬である．ガイドラインにおける推奨度も A または B と高いエビデンスを有する．体表面積が 10〜20％ 以下の限局型の白斑においては，治療の第 1 選択となりえる．12 歳以下では，クラス 4，1 日 1 回，4 カ月を目安に外用させる．また 12 歳以上では，クラス 2 か 3 の外用を 4〜6 カ月外用させる．ただし，皮膚萎縮などの長期ステロイド外用の副作用に注意しながら治療を進めることが求められており，外用開始 2 カ月間までに効果がみられないときには他の治療法に変更したほうがよい．

タクロリムス外用薬

タクロリムス軟膏は本邦では皮膚科専門医の 70％程度が使用している．2000 年代に入り，尋常性白斑に対するタクロリムス局所投与の有効性を報告した海外の論文が多数みられる．ガイドラインでの推奨度は B となっている．いずれの報告でも長期観察したものはなく，特に紫外線併用による発がん状況や白斑の再発についても十分に検討した報告が待たれる．

▶ 紫外線療法

紫外線療法はソラレンと UVA を併用した PUVA 療法がながらく紫外線治療の手段として用いられてきたが，近年ではナローバンド UVB や308 nm エキシマレーザーライト治療が広がりをみせている．その理由として，手技が簡便なことと治療効果が PUVA と比較して遜色ないことがあげられる．ガイドラインにおいても，ナローバンド UVB を紫外線治療の第 1 選択として評価しており，推奨度 B を位置づけている．308 nm エキシマレーザーライト治療は本邦でのエビデンスが乏しいことから推奨度 C となっている．紫外線療法は現在のところ症状の固定した尋常性白斑に対する治療のメインストリームをなしている．紫外線治療により毛孔一致性の色素新生をみるが，これは，メラノサイト幹細胞が毛孔のバルジ領域に存在しているからだと考えられている 図5 ．

外科的治療

症状が固定した尋常性白斑には外科的治療も検討される．現在，本邦では水疱蓋吸引植皮や 1 mm ミニグラフトが行われている．外科的治療は主に基幹病院で行われているのが現状である．

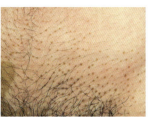 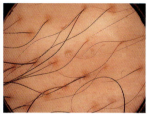

図5 ナローバンドUVB治療開始後10回目

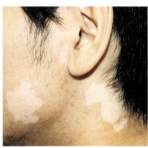 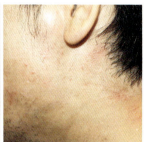

図6 カモフラージュメイクの例

カモフラージュ療法

　カモフラージュ療法は，白斑を治癒させるわけではないが，患者の感情面を改善させうる．ガイドラインに掲載されている全国調査によると90％程度の皮膚科専門医が白斑の治療選択肢としてカモフラージュメイクをあげている．そのため，ガイドラインでもカモフラージュ療法を推奨度C1ではあるが，選択肢の1つとして推奨している．白斑のカモフラージュ療法を目的とした白斑専用の化粧品が開発されている **図6**．

文献

1) 鈴木民夫, 金田眞理, 種村 篤, 他. 尋常性白斑診療ガイドライン. 日皮会誌. 2012; 122: 1725-40.

〈谷岡未樹〉

Essence 皮膚科診療で必須のスキル・アイテム・ツール　　**Practice** 皮膚科診療で必ず遭遇する Common Diseases

2 ▶ シミ

■ **POINT**

● シミは 5 つほどの異なる疾患の複合体である.
● それぞれの病変を正確に診断して, 適切な治療を施すことが重要である.
● 正確な診断を行わずに漫然と治療を加えると, 改善効果が得られないばかり
　でなく悪化を招くこともある.

▶ シミに対する考え方

・顔面に出現するシミは, 雀卵斑, 老人性色素斑, 後天性真皮メラノサイトー
　シス (acquired dermal melanocytosis: ADM), 肝斑, 炎症後色素沈着
　(post-inflammatory hyperpigmentation: PIH) の 5 種類の病変の組み合
　わせである.
・まれに母斑 (扁平母斑・太田母斑) をシミと誤認している場合がある.
・5 種類のシミは, それぞれ原因も性質も治療に対する反応性も異なるので,
　個々の患者のシミの組み合わせ状況に合わせて適切な治療計画を立てる必要
　がある. たとえば肝斑と老人性色素斑が重なっている患者では, まず保存的
　治療で肝斑を薄くしてから老人性色素斑に対するレーザー治療を行わないと,
　レーザーで肝斑が増悪する危険がある.

1 雀卵斑

▶ 病因・病態

・雀卵斑は唯一学童期から発症するシミで, 多くは家族性で, 色白・乾燥肌に
　多く, 鼻を中心に左右対称に米粒大の褐色斑が多発する **図1a**. 日焼け・妊
　娠などで増悪するが, 中年期以降消退することもある. 一種の先天性色素失
　調状態である.
・レーザーも IPL (光) 治療も有効で症状改善効果がある **図1b** が, 根治的で
　はなく, 患者が日焼けをすれば必ず再発する.

2 老人性色素斑

▶ 皮膚所見・臨床症状

・老人性色素斑は, 顔面のどこにでも発症し, 単発・多発する褐色斑で, おそ
　らく紫外線障害による表皮の良性腫瘍性変化である. 炎症を起こして腫れる
　ことがある. 厚みを増したものを脂漏性角化症とよぶが, 本質的には同じも
　のである.

▶ 治療

・治療としては, IPL 治療やトレチノイン・ハイドロキノンの外用も症状改善

212

JCOPY 498-06364

VIII 色素異常症

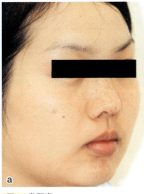
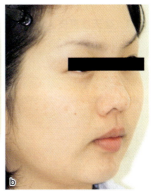

図1 雀卵斑
a) 顔面の大部にわたる雀卵斑，b) ピコ秒レーザー治療 1 回により改善した.

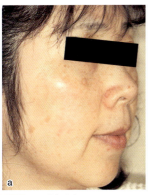
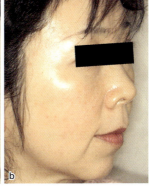

図2 老人性色素斑
a) 頬部に多発する老人性色素斑，b) QR により除去された.

効果があるが，部分的除去に留まるので再発は早い．炭酸ガスレーザー（CO_2）・Q スイッチルビーレーザー（QR）による完全除去が望ましい **図 2a**，**図 2b**．

- 近年，ダウンタイムのない（絆創膏を貼らなくてもよい）治療がもてはやされているが，ダウンタイムのない治療はどれも治療効果が不完全で病変の部分摘徐に留まるので再発が早い．結局，治療としては価値が低いと考えられる．

3 ADM（後天性真皮メラノサイトーシス）

▶病因・病態

- ADM（後天性真皮メラノサイトーシス）は，特徴的な顔面6部位のうちの組み合わせ病変として出現する色素斑である[1] 図3．20歳以上に発症することが多い．本症の本態は，原因不明の真皮メラノサイトの活性化である．

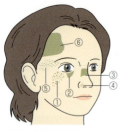

①頬骨突出部（小斑性）……………85%
②下眼瞼（びまん性）………………24%
③鼻根部（びまん性）……………… 7%
④鼻翼（小斑性）……………………14%
⑤こめかみ～上眼瞼外側（小斑性）……11%
⑥前額外側（びまん性）……………28%

図3 ADMの分布
＊葛西形成外科で509例のADM患者を調べたところ各部位の病変出現頻度はこの通りであった．病変は重複して出現するので合計は100%にならない．
（葛西健一郎．ADMとはどんなシミか．In：葛西健一郎．シミの治療―このシミをどう治す．第2版．東京：文光堂；2016．p.16-25[1] より）

▶診断

- 肝斑や多発性老人斑との鑑別が問題となるが，ADMの独特な分布を頭に入れておけば鑑別可能である．

▶治療

- 真皮メラノサイトーシスであるから，あらゆる外用・内服治療が無効で，IPLや普通のレーザーも効果がない．QRあるいはピコ秒レーザー治療が唯一の解決方法である 図4a，図4b．

4 肝斑

▶病因・病態

- 肝斑という疾患が存在することについてはコンセンサスが得られているが，その本態や治療法については，まったく意見が分かれている．

▶治療

- 筆者は，肝斑は慢性炎症性色素沈着症なので，患部に刺激を与える治療は禁忌であり，炎症を鎮めるための保存的治療が適応であると考えている．レー

Ⅷ 色素異常症

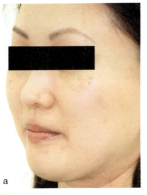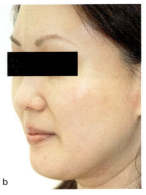

図4 ADM
a) 頬骨部の色素斑は ADM である. b) QR 照射1回後6カ月. ADM は完全に除去された.

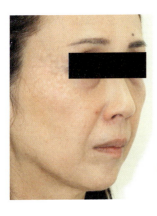

図5 肝斑に対するレーザートーニング（10回）を受け，肝斑増悪と難治性白斑をきたした例

ザートーニングと称して，低フルエンスで頻回に Q スイッチ Nd：YAG レーザーを当てる治療を推奨する意見があるが，治療中止後すみやかに再発するばかりでなく，すでに多数の肝斑増悪や難治性白斑形成した症例が出ていて 図5 ，危険である[2]．絶対にこれを行うべきではない．

- 肝斑という疾患の本態は，まだ解明されていないが，筆者は肌のこすりすぎとバリア破壊による慢性炎症が最も疑わしいと考えている．したがって，最も望ましい治療は，肌をこすらないように患者教育すること 図6a ， 図6b だといえる．トラネキサム酸内服は有効である．

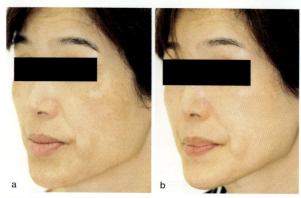

図6 肝斑

a) 頬骨部に肝斑を認める．b) トラネキサム酸内服 500 mg/日と肌をこすらない指導の保存的治療法を行い10カ月，肝斑は軽快した．

5 PIH（炎症性色素沈着）

▶ 病因・病態

- PIH（炎症性色素沈着）は，外傷・軽傷のあとばかりではなく，レーザー治療のあとにも出現するので臨床医に恐れられている．しかし，よく考えてみると，PIH は組織破壊の炎症が起こったあとの正常な生体反応であると考えることもできる．何も治療を行わなくても，時間の経過とともに必ず軽快する方向に向かうことを忘れてはならない．逆に，刺激のある外用剤や無用なレーザー治療によって炎症の持続を促進して治癒を遅らせるようなことは厳に慎むべきである．

▶ 治療

- 筆者は，PIH の患者に対して，何も治療や薬剤投与をしないだけでなく，定期的に来院させて患者が変なことをしないように指導し続ける方法を「積極的無治療」とよんで推奨している．

シミ治療の醍醐味はもつれた糸を解きほぐすこと

それぞれのシミ患者には，それぞれの生活史と考え方の個性があり，信条も影響力を受ける友人の層も違う．普通では考えられない行為を普通だと考えて毎日行っているケースもある．患者の顔面に現れた各種シミ病変を見ながら適切な治療法を組み上げていく作業が，シミ治療の一番おもしろいところだと思われる．何かひとつの治療器で，患者の全病変が改善することなどあるわけがないことを理解していただきたい．

Ⅷ 色素異常症

表1 シミ分類と正しい治療方針

雀卵斑	(IPL) Pico／QR
光線性色素斑	QR・CO$_2$／Er
ADM	QR
肝斑	保存療法
炎症性色素沈着	積極的無治療

　5種類のシミ分類とそれぞれに対する最善の治療について再度まとめる
表1．この公式を基本に，個々の患者に最適の解を与えていくことが，最善のシミ治療ということになる．

One Point Advice

自信のある病変からしっかり治療せよ

すべてのシミ病変を正確に診断して適切な治療を行うことが理想だが，すべての病変を正確に診断するのが難しいケースもある．ただ，そんな場合でも，この病変だけは間違いなく〇〇だと診断できることは多いだろう．そういう場合には，まずその自信のある病変の治療を確実に施行することである．その病変が確実に治療できれば，患者の信用度も上がるだろうし治療側の自信も深まるだろう．それより何よりも，何回も患者の顔をみていると，それまで診断がつかなかった病変の診断が自然とみえてくることが多い．シミ治療は，診断が9割である．診断が決まれば治療法が決まり，あとは決まった通りにやれば結果も決まっているのである．

文献

1) 葛西健一郎. ADMとはどんなシミか. In: 葛西健一郎. シミの治療―このシミをどう治す. 第2版. 東京: 文光堂; 2016. p.16-25.
2) 葛西健一郎. レーザートーニングの真実; www.anti-lasertoning.com

〈葛西健一郎〉

Essence 皮膚科診療で必須のスキル・アイテム・ツール　**Practice** 皮膚科診療で必ず遭遇する Common Diseases

1 ▶ 糖尿病性皮膚疾患

■ POINT

- デュピュイトラン（Dupuytren）拘縮，澄明細胞汗管腫，色素性痒疹，汎発性環状肉芽腫などの皮膚疾患が糖尿病の診断契機となりうる．
- 耐糖能異常，軽症糖尿病も動脈硬化症を促進するため，皮膚症状から糖尿病が疑われる場合は積極的な検査を行う．
- 糖尿病フットケアでは神経障害や血行障害の有無など病態を評価した上で，個々の病態に合った処置方法や生活指導を行う．

▶ 病因・病態

- インスリン作用の不足に基づく糖代謝異常あるいは脂質異常を直接反映して生ずる皮膚疾患群がある．その頻度は低いが糖尿病の診断契機となることが多い．この群では糖尿病治療が皮膚疾患にも有効なことが多い．
- 高血糖は生体タンパクのグリケーションを亢進し，生体タンパクの機能低下から皮膚においても糖尿病神経障害，微小血管障害，大血管障害，結合組織異常，免疫機能異常，創傷治癒障害，内因性老化の亢進などの病態を生じ，これらの組み合わせにより多彩な皮膚病変がみられる．
- 糖尿病患者では表皮のターンオーバーが遅延しており，バリア機能は保たれているものの角層水分量の減少，自律神経機能障害による発汗低下と相まって乾皮症を生じやすい．瘙痒を伴うことがあるが，汎発性皮膚瘙痒症については米国における健常者との群間比較試験で有意差がないことから，Fitzpatrick 教本の最新版でも糖尿病の徴候ではないと明記されている．
- 真皮コラーゲンはグリケーションにより架橋形成が促進され，コラゲナーゼの酵素活性低下と相まって分解過程が障害されることから真皮へのコラーゲンの蓄積により異常な線維化を生ずる．
- 大血管障害として生ずる動脈硬化性血管閉塞症は糖尿病患者では以下の特徴を有する．①若年者にも生じうる，②性差がない，③より広範囲に血管閉塞を生ずる，④より早く進行する，⑤多分節性に生ずる，⑥より末梢に生じやすい，⑦耐糖能異常・軽症糖尿病も促進因子となる．

▶ 糖尿病の診断に役立つデルマドローム

　　糖尿病は自覚症状に乏しい疾患であり，健康診断などの検査で指摘されることが多い．近年では上述のように耐糖能異常や軽症糖尿病でも心筋梗塞や脳梗塞などの重大な内科疾患の発症要因になることから，早期診断，食事・生活指導などの早期介入の必要性が高まっている．糖尿病診断の契機となりうるデルマドロームとして以下のような疾患がある（ **表1** ， **図1** ）．

■デュピュイトラン（Dupuytren）拘縮 図2

　　掌蹠の皮下に線維腫が多発する疾患である．環指基部に小豆大程度の下床と癒着する皮下結節が数珠状に連なって触知される．手掌に本症の病変を有

IX 代謝異常症

表1 糖尿病における皮膚疾患の臨床的意義からみた分類

I. 糖尿病・耐糖能異常の診断契機となりうる皮膚疾患
- Dupuytren 拘縮
- 澄明細胞汗管腫
- 色素性痒疹
- 汎発性環状肉芽腫
- リポイド類壊死症

II. 糖尿病のコントロール不良・三大合併症を示唆する皮膚疾患
- 糖尿病性黄色腫
- 糖尿病水疱
- 前脛骨部色素斑
- verrucous skin lesion on the feet in diabetic neuropathy
- 糖尿病性浮腫性硬化症
- 後天性反応性穿孔性膠原線維症
- diabetic thick skin

III. 生命予後・QOL に影響を及ぼす皮膚疾患
- 壊死性筋膜炎
- Fournier 壊疽
- ガス壊疽
- 糖尿病性潰瘍・壊疽

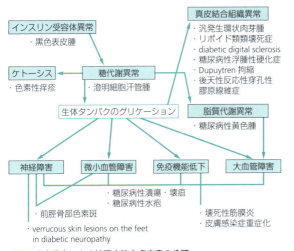

図1 発症機序による糖尿病性皮膚疾患の分類
(末木博彦. 糖尿病の皮膚病変. 診断と治療. 2011; 99 [Suppl.]: 83)

する患者の65%に耐糖能異常を含む糖尿病を合併するとされる. 糖尿病を指摘されていない場合は経口糖負荷試験を行う必要がある.

■澄明細胞汗管腫

臨床的には通常の汗管腫と差異はないが, 生検組織では腫瘍細胞は澄明細

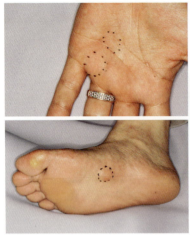
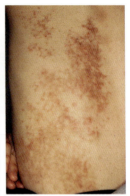

図2 Dupuytren拘縮

図3 色素性痒疹

胞のみの胞巣からなり,グリコーゲン顆粒を大量に含有する.発症機序としては高血糖がグリコーゲン分解酵素であるホスホリラーゼ活性を抑制するために細胞内にグリコーゲンが蓄積するとされる.40歳以上の本症患者では経口糖負荷試験を行えば90%以上に糖尿病もしくは耐糖能異常が認められる.

■色素性痒疹 図3

発症にケトーシスの関与が指摘されている.ダイエットを契機に発症する症例が多い.体幹を中心に瘙痒を伴う紅斑,紅色丘疹が多発し網状を呈する.ケトーシスの治療に伴って軽快するが,軽快後に強い色素沈着を残す.糖尿病に伴う本症の本邦報告例は30例あり,このうち約半数で本症を契機に糖尿病が発見されている.ペットボトル症候群と称され,糖含有飲料を日常的に摂取して発症した症例も報告されている.

■汎発性環状肉芽腫 図4

紅斑,丘疹からなる環状皮疹が1解剖学的領域を越えて汎発し,組織学的に柵状肉芽腫を呈する.本邦報告例では大半の症例で糖尿病との関連性が検討されており,80%以上の症例で糖尿病もしくは耐糖能異常が指摘されている.一方,米国メイヨークリニック1施設で20年間に経験された100例の解析では糖尿病合併は21%と報告されている.人種差の可能性も否定できないが,本邦報告例の集積では糖尿病との関連性にバイアスがかかっている可能性がある.

IX 代謝異常症

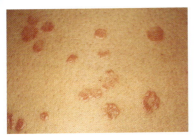

図4 汎発性環状肉芽腫

▶コントロール不良，糖尿病合併症の存在を示唆するデルマドローム

■糖尿病性黄色腫　図5

　糖尿病を指摘されているにもかかわらず放置していたり，治療を自己中断して血糖コントロールが悪化して発症することが多い．物理的刺激を受けやすい四肢伸側などに黄色調，紅色調，紅褐色調の丘疹が多発する．脂質異常症Ⅴ型，次いでⅣ型，Ⅰ型が多く，厳格な糖尿病のコントロールにより脂質異常，皮疹とも軽快する．

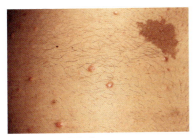

図5 糖尿病性黄色腫

■糖尿病性水疱

　糖尿病神経障害，微小血管症，血液凝固系異常を背景に表皮の栄養障害から組織の脆弱性を生じ水疱形成に至る．明らかな誘因なく突如として生ずる水疱・血疱で周囲の発赤などの炎症を欠如する．糖尿病合併症の存在を想起させる．

■前脛骨部色素斑　図6

　皮下脂肪組織に乏しい前脛骨部に多発する褐色調の瘢痕様皮疹で糖尿病歴が長く，コントロール不良の患者に好発する．皮疹が多発する場合は糖尿病神経障害，網膜症，腎症の合併を疑う．

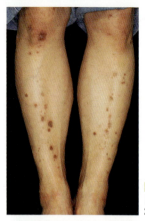

図 6 前脛骨部色素斑
(末木博彦. 糖尿病の皮膚病変. 診断と治療. 2011; 99[Suppl.]: 88 より)

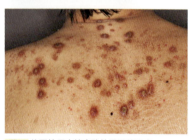

図 7 後天性反応性穿孔性膠原線維症

■後天性反応性穿孔性膠原線維症 図 7

本邦報告例の集計では糖尿病の合併が 86％，慢性腎不全の合併が 52％，透析患者が 40％を占める．Advanced glycation end product（AGE）により修飾されたコラーゲンが掻破により表皮細胞と接触すると，表皮細胞の角層への急速な分化が促され，経表皮排泄を生ずると考えられている．

■糖尿病性浮腫性硬化症

項部から上背部に限局性の膠原線維の増生とヒアルロン酸の過剰産生を生ずる疾患である．

糖尿病コントロール不良に加え，肥満，高血圧，脂質異常症との関連を有する．

▶糖尿病皮膚潰瘍・壊疽への皮膚科的ケア

胼胝・鶏眼のフットケア

- 糖尿病神経障害のうち筋肉を支配する運動神経の障害は足のバイオメカニクスに影響を与え，足趾を中心に足の変形，特定部位への荷重集中により高率

に胼胝・鶏眼を発症する．進行すると胼胝・鶏眼の下床に潰瘍を形成し，角質は浸軟して悪臭を伴う．定期的な角質塊を除去する処置が基本であるが，クッション性素材を用いた中敷きやウオノメ保護パッド，底まめ保護パッドなどによる免荷指導が重要である．

乾燥・亀裂のフットケア

- 糖尿病患者では表皮のターンオーバーの遅延により角層が貯留しやすく，自律神経障害による発汗低下から下肢，特に足部は乾燥しやすく皮膚表面の粗造・鱗屑が目立ち，進行すると深い亀裂を生ずる．亀裂に対しては白色ワセリンの連日外用が有効であるが，高度な場合はサリチル酸ワセリンや尿素軟膏を用いる．これらの角質溶解剤は趾間など浸軟しやすい部位に用いるとびらんし，皮膚潰瘍に進展したり細菌感染を併発することがあり，定期的な診察を要する．

足白癬のケア

- 趾間型，汗疱状小水疱型に加え，稀に角質増殖型を伴うことがあり，角質増殖部の真菌鏡検も必要である．趾間の浸軟部は細菌感染の温床となるため，亜鉛華軟膏を貼布し，乾燥化後に抗真菌薬外用を行う．

履物・装具による免荷

- 足の変形が高度な場合は糖尿病足病変に習熟した装具師に依頼し，足形を採取しオーダーメイドの中敷きや医療靴を作成する．神経障害性皮膚潰瘍を有する患者では外出用のみではなく自宅室内でも病変部に荷重がかからない履物の着用が望ましい．

重症虚血肢のフットケア

- 重症虚血下肢を有する患者では健常人では考えられないような軽微な刺激が皮膚潰瘍/壊疽の引き金を引くことがある．テーピング，陥入爪のガター法，弾性ストッキング着用，持続陰圧吸引療法，デブリドマンなどの医療行為が誘因となった場合，患者とのトラブルに発展することもあり注意が必要である．これらの処置の前には足背動脈触知の有無を確認するなどしてリスクに対するインフォームドコンセントを行うことが推奨される．

文献

1) 末木博彦．糖尿病と皮膚（穿孔性皮膚症も含む）．平成 29 年度日本皮膚科学会研修講習会テキスト―必須（夏）―．日本皮膚科学；2017. p.1-7.
2) 末木博彦．合併症の成因・病態・治療．In: 門脇 孝，羽田勝計，他編．糖尿病学．東京：西村書店；2015. p.562-6.

〈末木博彦〉

Essence 皮膚科診療で必須のスキル・アイテム・ツール　　Practice 皮膚科診療で必ず遭遇する Common Disease

2 ▶ その他の代謝異常症

■ POINT

- 代謝異常症は病変が皮膚のみならず他臓器にも存在することが多いので，常に全身状態を観察する必要がある．
- 先天性，後天性にかかわらず発症あるいは症状悪化の誘因となる因子が存在する場合があるので注意する．
- 原因遺伝子が判明している代謝異常症は遺伝子診断で確定診断できるが，これに先立って臨床診断を絞り込むことが重要である．

▶ 病因・病態

■ 皮膚アミロイドーシス

　　アミロイドの沈着が皮膚に限局する皮膚限局性アミロイドーシスと全身に沈着する全身性アミロイドーシスに分けられる 表1 ．皮膚限局性アミロイドーシスにおいては，局所に沈着するアミロイドはケラチン由来である．

表1 皮膚病変を生じるアミロイドーシスの分類と皮膚症状

	好発部位	皮膚症状
皮膚限局性アミロイドーシス		
原発性皮膚アミロイドーシス		
アミロイド苔癬	下腿，前腕伸側，背部	淡褐色丘疹集簇，瘙痒
斑状アミロイドーシス	中年女性上背部	点状・網状色素沈着
萎縮性結節性皮膚アミロイドーシス	中年女性腹部	黄褐色結節，表皮萎縮
多形皮膚萎縮症様アミロイドーシス	不定	多形皮膚萎縮
肛門仙骨部皮膚アミロイドーシス	高齢者肛囲	過角化，色素沈着
続発性皮膚アミロイドーシス	原疾患による	原疾患による
全身性アミロイドーシス		
AL アミロイドーシス	眼瞼，舌，手指ほか	眼瞼紫斑，巨舌，手指硬化，結節，水疱など
反応性 AA アミロイドーシス	皮疹は稀	脱毛，紫斑など
透析アミロイドーシス	体幹，殿部	丘疹，皮下結節など

■ 黄色腫症

　　リポタンパクを貪食した組織球である泡沫細胞が真皮に集簇した状態である．高リポタンパク血症にみられる 表2 ．正脂血症にみられるものもあり，この場合眼瞼黄色腫が最多である．

■ ムチン沈着症

　　粘液に含まれる糖タンパクであるムチンが真皮に沈着した疾患の総称であ

IX 代謝異常症

表2 高リポタンパク血症に伴う黄色腫症の分類

病型	高リポタンパク血症 (Fredrickson 分類)	好発部位
結節性黄色腫	高コレステロール血症 (II, III)	肘, 膝, 手足
腱黄色腫	高コレステロール血症 (II)	アキレス腱, 膝
扁平黄色腫	免疫グロブリン異常に伴う高脂血症, 高コレステロール血症 (II, III)	体幹, 手掌
眼瞼黄色腫	高コレステロール血症 (II, III)	上眼瞼
発疹性黄色腫	高トリグリセリド血症 (I, IV, V)	体幹, 四肢

表3 ムチン沈着症の分類と皮膚症状

病型	好発部位	皮膚症状	背景
浮腫性硬化症	顔面, 頸部, 上背部	非圧痕性硬化	急性感染症, 糖尿病
汎発性粘液水腫	顔面, 四肢	非圧痕性浮腫	甲状腺機能低下
脛骨前粘液水腫	脛骨前部	淡紅色褐色局面, 結節, 多毛	甲状腺機能亢進症
粘液水腫性苔癬	顔面, 手指, 前腕	黄色小丘疹多発集簇	多発性骨髄腫, 糖尿病, 肝障害, 膠原病
網状紅斑性ムチン沈着症	前胸部, 背部	前胸部, 背部	膠原病, 糖尿病, 甲状腺疾患, 内臓悪性腫瘍
毛包性ムチン沈着症	頭部, 顔面	頭部, 顔面	悪性リンパ腫

る. 糖尿病, 甲状腺疾患などに伴ってみられ, 病型によって皮膚症状が多彩である **表3**.

■ペラグラ

ナイアシン (ニコチン酸, ニコチン酸アミド) の欠乏症であり, アルコール依存症, 胃切除後などに伴う低栄養状態やイソニアジド内服に起因する.

■ポルフィリン症

ヘム生合成にかかわる8つの酵素の活性異常により, ポルフィリン体あるいはそれらの前駆物質が蓄積することによって発症する, 9つの病型の総称である **表4**. 皮膚症状が主体の皮膚型と腹部疝痛, 四肢麻痺などの急性症状を呈する急性型とに分けられる. 最も報告が多いのは晩発性皮膚ポルフィリン症 (porphyria cutanea tarda: PCT) であり, 骨髄性プロトポルフィリン症 (erythropoietic protoporphyria: EPP) がこれに次ぐ **表5**. 急性型ポルフィリン症は特定の薬剤が発作の誘因になる.

■亜鉛欠乏症

微量必須元素である亜鉛の欠乏による. 先天性と後天性に分類される **表6**. 一過性新生児亜鉛欠乏症 (transient neonatal zinc deficiency: TNZD) は乳腺細胞に存在する亜鉛輸送タンパク ZN12 の障害により, 母乳中亜鉛濃度が低値になり, この母乳を哺乳した児に腸性肢端皮膚炎 (acrodermatitis enteropathica: AE) と同様の症状を生じる疾患である. 責任遺伝子は SLC30A2 である.

Essence 皮膚科診療で必須のスキル・アイテム・ツール   **Practice** 皮膚科診療で必ず遭遇する Common Disease

表4 ポルフィリン症の病型と原因遺伝子

	病型	原因遺伝子産物	遺伝形式
皮膚型	1 先天性骨髄性ポルフィリン症（CEP）	ウロポルフィリノーゲン合成酵素	常劣
	2 骨髄性プロトポルフィリン症（EPP）	フェロケラターゼ	常優
	3 X 連鎖優性プロトポルフィリン症（XDPP）	アミノレブリン酸合成酵素 2	X 連
	4 晩発性皮膚ポルフィリン症（PCT）	ウロポルフィリノーゲン脱炭酸酵素	常優
	5 肝性骨髄性ポルフィリン症（HEP）	ウロポルフィリノーゲン脱炭酸酵素	常劣
急性型	6 急性間欠性ポルフィリン症（AIP）	ポルフォビリノーゲン脱アミノ酵素	常優
	7 アミノレブリン酸脱水素酵素欠損性ポルフィリン症（ADP）	アミノレブリン酸脱水素酵素	常劣
	8 異型ポルフィリン症（VP）	プロトポルフィリノーゲン酸化酵素	常優
	9 遺伝性コプロポルフィリン症（HCP）	コプロポルフィリノーゲン酸化酵素	常優

常劣，常染色体性劣性遺伝；　常優，常染色体性優性遺伝；X 連，X 染色体連鎖．

表5 皮膚ポルフィリン症の臨床症状

病型	発症年齢	皮膚症状※	消化器症状	神経症状	その他
先天性骨髄性ポルフィリン症	乳児期	耳介鼻尖脱落，強皮症様皮膚，多毛	肝脾腫	なし	溶血性貧血，着色尿，指趾拘縮，短指症，歯牙着色
骨髄性プロトポルフィリン症	乳幼児期	爪甲剥離	肝障害	なし	
X 連鎖優性プロトポルフィリン症	乳幼児期	症例数不十分	肝障害	なし	
晩発性皮膚ポルフィリン症	成人以降	強皮症様皮膚，多毛	肝障害	なし	
肝性骨髄性ポルフィリン症	乳児期	耳介鼻尖脱落，強皮症様皮膚，多毛	肝障害，脾腫	なし	溶血性貧血，着色尿，指趾拘縮，短指症
異型ポルフィリン症	思春期以降	多毛	腹痛，嘔吐，便秘，下痢，肝障害	痙攣，筋麻痺，昏睡	
遺伝性コプロポルフィリン症	乳児期以降	特になし	腹痛，嘔吐，便秘，下痢，肝障害	痙攣，筋麻痺，昏睡	

※各病型に共通する光線過敏症状は省略．

IX 代謝異常症

表6 亜鉛欠乏症の分類と病因

分類	病因
先天性 　腸性肢端皮膚炎 　一過性新生児亜鉛欠乏症	*SLC39A4* 変異，常染色体劣性遺伝 *SLC30A2* 変異，常染色体優性遺伝
後天性 　後天性亜鉛欠乏症	中心静脈栄養，低亜鉛母乳など

▶ 皮膚所見・臨床症状

■皮膚アミロイドーシス 表1 ， 図1

病型により皮膚症状は多彩である．アミロイド苔癬は激痒を伴う．全身性アミロイドーシスの AL アミロイドーシスにみられる上眼瞼内側の紫斑と巨舌は診断価値が高い．この巨舌は多結節性あるいは皺襞舌であることが多い．

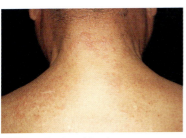

図1 原発性アミロイドーシス

■黄色腫症 表2 ， 図2

皮疹は黄色調を帯び，時に赤みが混じる．発疹性黄色腫は瘙痒を伴い，糖尿病にみられることあり．Ⅲ型脂質異常では手掌の掌紋に沿って黄色腫がみられることがある．腱黄色腫に若年性白内障，神経症状を伴う場合は脳腱黄色腫症を考える．

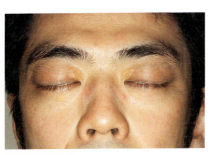

図2 眼瞼黄色腫

■ムチン沈着症 表3, 図3

背景にある基礎疾患により症状が多彩である．汎発性粘液水腫の浮腫は柔らかく触れるが，圧痕を残さない non-pitting edema である．

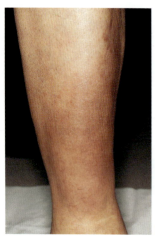

図3 前脛骨部粘液腫

■ペラグラ 図4

皮膚炎（dermatitis），下痢（diarrhea），認知障害（dementia）を3徴（3D）とする．頸部に生じた光線過敏性の皮疹を Casal の首飾りと称する．口角炎，口内炎，舌炎，嘔吐，末梢神経障害，せん妄などをきたすことがある．

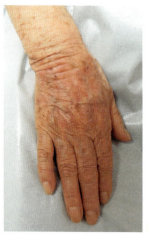

図4 ペラグラ

IX 代謝異常症

■ポルフィリン症 表5, 図5

主症状は皮膚症状（光線過敏症など），消化器症状（腹部疝痛，便秘など），神経精神症状（四肢脱力，痙攣など）である．病型により固有の症状もみられる．なお，急性間欠性ポルフィリン症とアミノレブリン酸脱水素酵素欠損性ポルフィリン症は蓄積するポルフィリン代謝産物が光毒性を有しないので，光線過敏を生じない．

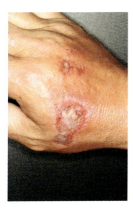

図5 晩発性皮膚ポルフィリン症

■亜鉛欠乏症 表6, 図6

先天性，後天性によらず，皮膚炎，下痢，脱毛などを生じる．皮疹は眼囲，口囲，肢端，外陰部，肛囲など開口部に，紅斑，水疱，びらんを生じる．慢性期には脂漏性皮膚炎様，乾癬様の皮疹を生じる．

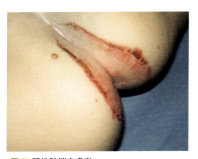

図6 腸性肢端皮膚炎

▶診断

■皮膚アミロイドーシス

皮膚病変部の生検でコンゴーレッド染色，ダイロン染色などにより，アミ

ロイドの沈着を証明する．全身性アミロイドーシスでは尿中 Bence Jones タンパク，血清 M タンパクを証明する．

■黄色腫症
病変部生検組織に泡沫細胞，Touton 型巨細胞を認める．血中トリグリセリド，コレステロール，LDL の値に異常を認める．腱黄色腫に若年性白内障，神経症状を伴う場合は脳腱黄色腫症を考える．

■ムチン沈着症
病変部生検組織にアルシアンブルー染色，トルイジンブルー染色でムチンの沈着を証明する．血糖値，HbA1c，血中遊離 T3，T4，TSH などに異常を認めることがある．

■ペラグラ
血中ニコチン酸の低値を認める．

■ポルフィリン症
臨床症状とポルフィリン検査などの検査データから病型を推測し，最終的に遺伝子診断で確定診断を得る（弘前大学皮膚科ホームページ）．ポルフィリン体の検査は血中，尿中両方の検体を用いて，保険適応のあるすべての項目について検索を行う必要がある．EPP，PCT では血中トランスアミナーゼの異常値の有無が参考になる．PCT では C 型肝炎ウイルス感染の有無もチェックする．

■亜鉛欠乏症
血清亜鉛低値が認められる．母乳中亜鉛値も血清と同様に測定できる．
原因遺伝子が同定されている代謝異常症では遺伝子診断が有用であるが，これに先立って臨床診断をできるだけ絞り込んでおくことが確定診断の近道である．

▶ 治療

■皮膚アミロイドーシス
局所病変に対してステロイド外用，ナローバンド UVB 照射，炭酸ガスレーザー照射，外科的切除などを行う．瘙痒に対して抗ヒスタミン剤内服を行う．

■黄色腫症
高コレステロール血症に対してはスタチンの経口投与，高トリグリセリド血症に対してはフィブラート製剤の経口投与を行う．正脂血性黄色腫，特に眼瞼黄色腫ではコレステロールの異化促進作用を有するプロブコールの内服の有効性が報告されている．局所療法としては病変の外科的切除，炭酸ガスレーザー照射，液体窒素冷凍凝固術などを行う．

■ムチン沈着症
糖尿病，甲状腺疾患など，背景にある全身性疾患の治療が主体となり，外用療法の効果は期待できない．

■ペラグラ
ニコチン酸アミドの経口投与を行う．光線過敏性皮膚炎にはステロイドの外用を行う．

IX 代謝異常症

■ポルフィリン症

光線過敏に対しては遮光を行う．UVA をカットできるサンスクリーンは部分的な遮光効果がある．光線過敏による紅斑，びらんに対してはステロイド外用剤，抗菌薬外用剤などを用いる．EPP で肝障害が合併した場合は肝庇護剤，利胆剤を投与する．EPP の肝障害は進行すると肝不全に至るので，早期の発見，治療が重要である．鉄負荷のある PCT には瀉血を行う．C 型肝炎，アルコール性肝障害を合併した PCT はそれぞれ抗ウイルス療法，禁酒指導などを行う．腹部疝痛，痙攣，麻痺などの急性症状に対してはブドウ糖輸液，抗痙攣薬投与などを行う．最近，急性症状に対してヘミン製剤（ノーモサング®）が適応になった．急性ポルフィリン症の誘因になる薬剤の服用があれば中止すべきであるが，禁忌薬剤のリストはインターネットで参照可能である（全国ポルフィリン代謝障害友の会．http://www.sakuratomonokai.com/posts/categories/180485）．

■亜鉛欠乏症

AE では経口亜鉛投与が行われる．硫酸亜鉛（自家調剤），ポラプレジンク（プロマック®，保険適応外）が投与される．最近ウィルソン（Wilson）病治療薬である酢酸亜鉛水和物製剤（ノベルジン®）が亜鉛欠乏症に適応追加された．後天性亜鉛欠乏症の場合は亜鉛補充療法を行う．

▶ 予後

■皮膚アミロイドーシス

皮膚限局性であれば予後は悪くない．

■黄色腫症

脂質代謝異常に伴う血管病変による．

■ムチン沈着症

背景にある疾患による．皮膚限局性のムチン沈着症の予後は良好である．

■ペラグラ

ナイアシン欠乏が改善されれば予後良好である．

■ポルフィリン症

EPP は肝不全を生じた場合は肝移植が必要であるが，根治のためには骨髄移植が必要になる．PCT は肝細胞癌が合併すると予後不良である．急性ポルフィリン症は急性症状のコントロールができないと予後不良である．

■亜鉛欠乏症

AE は亜鉛補充療法がなされている限り予後良好である．

▶ 生活指導

■皮膚アミロイドーシス

瘙痒がある場合は患部を清潔に保ち，刺激性の強い食餌を避けさせる．

■黄色腫症

脂質代謝異常があれば食事療法，薬物療法を継続させる．

■ムチン沈着症

糖尿病，甲状腺疾患など，背景にある疾患の治療に努めさせる．

■ペラグラ

アルコール多飲，極端な偏食があれば改善させる．

■ポルフィリン症

遮光を励行させる．飲酒，薬剤などの誘因を避ける．EPP では肝障害のモニタリングを定期的に行う．

■亜鉛欠乏症

AE は生涯亜鉛補充療法が必要であることを患者に認識してもらう．TNZD 罹患児は離乳後治癒するが，変異保有者である可能性があり，疾患を次世代に伝達する可能性があるので，この旨を保護者に伝えておく．

〈中野　創〉

X 真皮・皮下疾患

1 ▶ 肉芽腫性疾患

1 サルコイドーシス

■POINT
- 多臓器を侵す全身性肉芽腫性疾患である.
- 皮膚病変は頻度が高く,確定診断に必須の組織所見を得られやすい.
- 多彩な皮膚病変の特徴的所見と好発部位を理解することが大切である.
- 各臓器病変は異時性に出現することがある.
- 整容的な QOL の低下を把握し治療を行う.

▶ 病因・病態
- サルコイドーシスは組織学的に非乾酪壊死性類上皮細胞肉芽腫を呈し,皮膚,眼,肺,リンパ節,心臓などを侵す全身性疾患である.病因は明らかでないが,Propionibacterium acnes (P. acnes) の関与が示唆されている.皮膚病変の発症頻度は胸郭内,リンパ節,眼病変について 10〜30% 程度と報告されているが,発見動機となる自覚症状や発見時に存在する症状としては眼症状について多い.

▶ 皮膚症状
- 結節性紅斑,瘢痕浸潤と,特異的病変である皮膚サルコイド(結節型,局面型,びまん浸潤型,皮下型 図1 と,その他の病型)に大別される.
- 結節性紅斑 図2a は肉芽腫のない非特異的病変である.皮下脂肪組織を反応の場とする一種の反応性炎症で,両側下腿伸側に発赤を伴う有痛性の皮下硬結が多発する.
- 瘢痕浸潤 図2b は過去の傷跡に肉芽腫反応が生じ赤く腫れるもので,外傷を受けやすい膝蓋や肘頭,顔面に好発する.組織学的に類上皮細胞肉芽腫に加えて異物が病変部に観察される.サルコイドーシスの皮膚病変全体で頻度の高い病変の 1 つである.
- 皮膚サルコイドの結節型 図2c は隆起性病変で,皮膚サルコイドの中では最

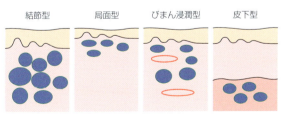

図1 皮膚サルコイドの 4 大病型

233

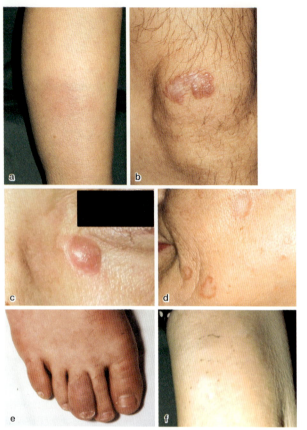

図2 サルコイドーシスの皮膚病変

も頻度が高い．紅色の丘疹，結節で，鼻の周囲を中心に顔面に好発する．
- 局面型 **図2d** は隆起しない病変で，環状を呈することが多い．顔面に好発し多発する傾向がある．
- びまん浸潤型 **図2e** はしもやけ様の病変で，指趾などのしもやけが好発する部位に生じる．
- 皮下型 **図2f** は皮下の弾性硬の結節，硬結で，多発する傾向があり，四肢に好発する．
- その他，乾癬，疣贅，白斑，苔癬様などさまざまな臨床型が報告されている．

▶ 皮膚症状と他臓器病変との関連性

- 他の臓器病変と合併頻度の高い傾向にあるのは、結節型で眼病変、局面型で心病変、びまん浸潤で骨病変、結節性紅斑様皮疹で眼病変などである.

▶ 診断

- 本症が全身性肉芽腫性疾患であることから、基本的には、1臓器以上に組織学的肉芽腫像があり、2つ以上の臓器に臨床症状を認めれば診断される. しかし、各臓器病変が異時性に出現することがあるため、他の疾患を鑑別し、1臓器病変から組織所見が得られれば、現在の日本の診断基準では確定診断となる. 一方、組織所見がない例では、心臓、肺、眼の3臓器中2臓器以上に病変があり、特徴的な検査所見5項目中2項目以上を満たせば臨床診断群として診断される 図3.
- 各臓器病変を検索するために、診断基準にあげられているサルコイドーシスに特徴的な検査:両側肺門リンパ節腫脹 (BHL), アンジオテンシン変換酵素上昇/リゾチーム上昇、可溶性 IL-2 レセプター値上昇、Ga シンチグラフィーあるいは PET での異常集積、肺胞洗浄液検査所見の有無を調べる. 胸部 X 線, 胸部 CT, 心電図, 心エコー検査や, 眼科, 呼吸器科, 循環器科における診察も重要である.
- また、他の臓器病変が皮膚病変と異時性に出現する例があることを認識し、1回の検索だけに終わらず定期的に全身検索を行うことが肝要である. とくに、心病変がサルコイドーシスの予後に関わるため、定期的な心病変の検査が望ましい.

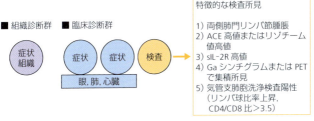

図3 サルコイドーシスの診断基準

▶ 皮膚病変の鑑別疾患

- 類上皮細胞肉芽腫を示す環状肉芽腫、リポイド類壊死症、肉芽腫様酒皶、顔面播種状粟粒性狼瘡、異物肉芽腫などの非感染性肉芽腫や、結核、ハンセン病、真菌性肉芽腫などの感染性肉芽腫が鑑別疾患としてあげられる. 病理組織標本を PAS 染色、Ziehl-Neelsen 染色、ゴットロン染色を行い、できる限り組織培養も行う.

> Essence 皮膚科診療で必須のスキル・アイテム・ツール | **Practice** 皮膚科診療で必ず遭遇する Common Diseases

▶ 治療

- 整容的な面が治療の主眼となる．皮膚病変による QOL の低下は必ずしも広範囲な皮疹や大きな皮疹によるものではなく，非露出部の小さな皮疹でも治療が必要な場合もある．
- 皮膚病変に対する局所治療は，副腎皮質ステロイドの単純塗布・密封療法・局注療法が第 1 選択である．タクロリムス軟膏は保険適用がないものの国内外で奏効した症例が報告されている．
- 全身療法では，副腎皮質ステロイドが最も有効な治療薬である．心病変や神経病変，進行性の肺病変などでの投与がすすめられている．皮膚病変に対しては，瘢痕を残す一部の局面型，骨病変を併発する指趾のびまん浸潤型，種々の治療で改善せず，美容的に問題となる例や自覚症状のある例では，副作用に注意しながら用いる．
- ミノサイクリンやトラニラスト，メソトレキサートなどの有効例が報告されている．

2 環状肉芽腫

■ POINT

- ●典型疹は環状形態の皮膚限局性肉芽腫疾患である．
- ●皮疹は環状だけでなく多彩である．
- ●柵状肉芽腫を特徴とするが病理組織像も多彩である．
- ●汎発性環状肉芽腫は糖尿病のデルマドロームとして捉えられている．
- ●ステロイド外用や光線療法が有用である．

▶ 病因・病態

- 病因は不明であるが，外傷，日光，虫刺などの外的刺激と，内因的には糖尿病の合併が重要視され，特に汎発性環状肉芽腫で糖尿病との関連性が指摘されている．

▶ 皮膚症状

- 定型疹は正常皮膚色～淡紅色の単発性/多発性の環状病変である **図4**．非定型疹には丘疹型，紅斑型，穿孔型，皮下型などがある．
- 丘疹型は皮膚色ないし紅色の充実性の小隆起疹である．
- 紅斑型は隆起のない赤みのある斑で，円形，類円形を呈する．
- 組織像で経表皮的に肉芽腫が排出される穿孔型は，中心部に痂皮あるいは壊死を伴う丘疹や小結節であることが多い．
- 皮下型は表面皮膚が正常で皮下に結節を触れる病変で，小児に好発する．
- 単発性あるいは局所で多発する（多発型）ことが多いが，1 つの解剖学的部位に限局せず広範囲に発症する汎発性環状肉芽腫も稀ではない．

X 真皮・皮下疾患

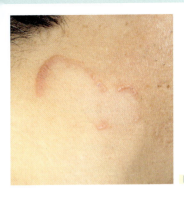

図4 環状肉芽腫の典型疹

▶ 診断

- 環状の皮疹と柵状肉芽腫像から診断する．真皮中層を中心に膠原線維の類壊死と，それを取り囲むように類上皮細胞，単核球などが浸潤し柵状肉芽腫 (palisaded granuloma) を形成する 図5．変性部にはアルシャンブルー染色で淡青に染色される酸性ムコ多糖類が沈着する．組織学的には，サルコイドーシスのような類上皮細胞肉芽腫結節を呈すること (epithelioid type) や，類壊死を伴わず間質に類上皮細胞，単核球などが浸潤する例（intermediated type）もある．

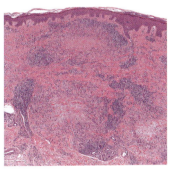

図5 環状肉芽腫の柵状肉芽腫

▶ 鑑別疾患 図6

- Annular elastolytic giant cell granuloma：露光部に発症し，弾力線維の消失と弾力線維の貪食像を組織学的に特徴とする環状の肉芽腫性疾患である．しかし，両疾患の異同に関しては現在なお議論があり，環状肉芽腫でも弾力線維の貪食像がみられる．

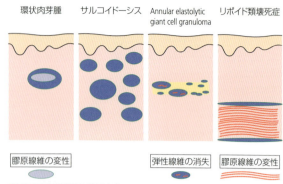

図6 環状肉芽腫の鑑別疾患

- サルコイドーシス(前述): 環状の局面型皮膚サルコイドでは臨床的鑑別を要する.
- リポイド類壊死症: 糖尿病のデルマドロームで柵状肉芽腫の形成は同様であるが, 臨床像が異なる.
- 皮膚T細胞リンパ腫: 稀に肉芽腫性変化を示す.

▶ 治療

- 副腎皮質ホルモンの単純塗布や密封療法, 局注療法による局所処置を行う. 保険適用外であるがタクロリムス外用薬の有効例も報告されている.
- 難治の場合にはトラニラスト, 副腎皮質ホルモン, チガソン®, シクロスポリン内服や, PUVA療法やNarrow band UVB療法, エキシマライトなどの紫外線治療を行う. なお, 単発例では生検後の自然消退も期待される.

〈岡本祐之〉

X 真皮・皮下疾患

2 ▶ 脂肪織炎・筋膜炎

■POINT

● 脂肪織炎，筋膜炎を生じる疾患は多彩である．
● 脂肪織炎，筋膜炎の皮疹は浸潤を触れる紅斑，硬結，硬化局面，陥凹が主体である．
● 診断において病理検査が重要であり，確実に病変部を生検する必要がある．

• 脂肪織炎，筋膜炎 **表1** の中で結節性紅斑，硬結性紅斑，硬化性脂肪織炎，好酸球性筋膜炎が特に重要である．

1 結節性紅斑

▶ 病因・病態

• 小葉間隔壁を中心とした脂肪織炎（septal panniculitis）で，病因は単一ではない．病因は①感染症，②薬剤，③疾患関連性 **表2** と多彩であり，個々の症例で病因精査が必要である．

表1 脂肪織炎・筋膜炎を生じる主な疾患

脂肪織炎

1 結節性紅斑
2 硬結性紅斑
3 硬化性脂肪織炎
4 蜂窩織炎
5 深在性ループス
6 皮下型モルフェア
7 好酸球性蜂窩織炎
8 Weber-Christian 病

筋膜炎

1 好酸球性筋膜炎
2 結節性筋膜炎
3 壊死性筋膜炎

表2 結節性紅斑の主な原因・基礎疾患

①感染症

細菌：溶連菌，エルシニア属，ハンセン病，結核
ウイルス：EB ウイルス，サイトメガロウイルス，パルボウイルス B19

②薬剤

サルファ剤，セフェム系抗菌薬，ヨード剤，経口避妊薬

③基礎疾患

悪性リンパ腫，潰瘍性大腸炎，サルコイドーシス，ベーチェット（Behçet）病

239

JCOPY 498-06364

▶ 皮膚所見・臨床症状

- 下腿に浸潤を触れる，直径 1〜8 cm，熱感を伴う紅斑が散在する **図1** ．圧痛，自発痛が特徴．潰瘍形成はない．大腿，上肢に生じることもある．重症例では発熱，関節痛を伴う．

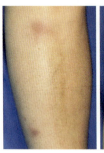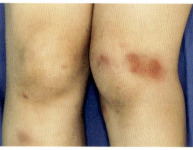

図1 結節性紅斑
右下腿と左膝関節部の浸潤を触れる紅斑．

▶ 診断

- 特徴的な臨床像と病理組織像から診断する．病理は真皮と小葉間隔壁を中心とした脂肪織のリンパ球，好中球の浸潤．

▶ 治療

- 原因除去・基礎疾患の治療を行う．下肢の安静のみで軽快することが多いが，重症例や疼痛の強い症例では非ステロイド系抗炎症薬（NSAIDs），副腎皮質ステロイド内服（中等量）を行う．

▶ 予後

- 色素沈着を残さず，2〜6 週間で治癒する．原因によっては再発を繰り返す．

2 硬結性紅斑

▶ 病因・病態

- 病態については議論が分かれる．以前は結核菌に対する反応と考えられた．しかし，結核菌の未検出例も多いため，本症の病態は脂肪織内の血管炎（nodular vasculitis）で，結核菌はその原因の 1 つと考えられるようになった．最近では，小動脈壁の好中球，リンパ球浸潤は，真の動脈炎ではなく，周囲の結合織の炎症から波及した結果と考えられ，再び結核菌に対する免疫反応と位置づけられるようになった．

▶ 皮膚所見・臨床症状

- 主に女性の下腿に浸潤を触れる．直径 1〜10 cm の紅斑が散在し，1〜2 カ月で色素沈着，脱失，皮下硬結，瘢痕を残し治癒する．通常圧痛，自発痛はない．しかし，しばしば慢性化して潰瘍を形成し，種々の皮疹が混在する 図2 ．潰瘍化すると圧痛を伴うこともある．

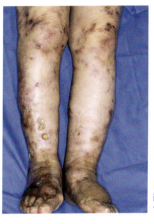

図2 硬結性紅斑
両下腿から足背に，紅斑，潰瘍，色素沈着が多発する．

▶ 診断

- 特徴的な臨床像と病理組織像から診断する．病理は小葉内を中心とした好中球，リンパ球の浸潤からなる脂肪織炎と脂肪壊死．慢性化すると組織球，ラングハンス型巨細胞，リンパ球からなる乾酪性類上皮細胞肉芽腫を形成する．血栓性静脈炎を伴うこともある．結核感染の有無を病理組織，インターフェロンγ遊離試験，胸部 X 線により検査する．

▶ 治療

- 結核菌が検出された場合は抗結核療法を行う．未検出例ではまず下肢の安静を指示する．難治例では NSAIDs，副腎皮質ステロイド内服（中等量）を行う．

▶ 予後

- 抗結核薬投与で軽快する．難治例も副腎皮質ステロイドに対する反応性はよいが，減量中の再燃を防ぐため，ゆっくりとした減量が必要である．

3 硬化性脂肪織炎

▶病因・病態

- 下肢の慢性還流障害による．肥満，妊娠，長時間の立ち仕事，骨盤内手術，下肢手術が誘因となる．

▶皮膚所見・臨床症状

- 中高年の女性に好発する．下腿から足関節，特に下腿下 1/3 から内果，外果にかけての光沢のある紅斑で始まる．次第に黒褐色の色素沈着，浸潤性硬化局面を形成し，うっ滞性（硬化性）脂肪織炎とよばれる 図3．疼痛を伴うこともあり，特に夕方から夜間に強い．掻破や軽微な外傷を契機に潰瘍を生じるとうっ滞性潰瘍とよばれ，難治である．

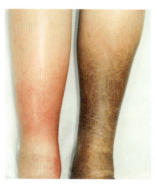

図3 うっ滞性（硬化性）脂肪織炎
右下腿は急性期．左下腿は慢性期の所見．

▶診断

- 特徴的な臨床像と病理組織像，循環不全から診断する．病理は真皮から脂肪織の静脈血栓と壁の肥厚，赤血球の血管外漏出とヘモジデリン沈着，脂肪織の変性と組織球，リンパ球浸潤で，慢性期には線維化，石灰化像がみられる．静脈弁不全や逆流，分枝や穿通枝の血流状態，深部静脈血栓，閉塞などを画像（カラードップラー検査，静脈造影，MRI 血管造影など）で確認する．

▶治療

- 下肢の圧迫療法（弾性包帯，弾性ストッキング）を行う．うっ滞性潰瘍には対症的に外用療法を行う．重症例では静脈還流改善のために静脈硬化療法，静脈高位結紮術，静脈抜去術（ストリッピング手術）を行う．

▶予後

- 慢性に経過し，難治である．蜂窩織炎の併発に注意が必要である．

▶ 生活指導

- 長時間の歩行，立ち仕事を避け，下肢挙上，安静を保つよう勧める．弾性包帯の巻き方，弾性ストッキングの装着法を指導する．

4 好酸球性筋膜炎

▶ 病因・病態

- 激しい運動，外傷などによって生じる四肢の筋膜炎．

▶ 皮膚所見・臨床症状

- 四肢に左右対称性に線状あるいは帯状に皮膚の腫脹と硬化が急速に広がり，陥凹を生じる 図4．表在静脈の走行と一致した皮膚の凹み（groove サイン）や，皮膚表面の凹凸（orange-peel サイン）がみられる．皮膚は板状に硬化し，つまみあげられない．筋肉痛を伴うことがある．全身性強皮症でみられる指趾の硬化，レイノー症状，全身症状はない．

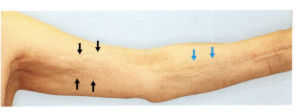

図4 好酸球性筋膜炎
上腕の静脈と一致した皮膚の凹み（groove sign：青の矢印），皮膚表面の凹凸（orange-peel sign：黒の矢印）がみられる．

▶ 診断

- 特徴的な臨床像と病理組織像から診断する．病理はびまん性に筋膜の線維化，好酸球，リンパ球浸潤がみられる．皮下型モルフェアでは限局性の変化である．末梢血で好酸球増多を確認するが，正常のこともある．

▶ 治療

- 副腎皮質ステロイド内服（中等量）を行う．

▶ 予後

- 副腎皮質ステロイドに対する反応は良好である．

One Point Advice

成書にはベーチェット病の皮疹として結節性紅斑，結節性紅斑様皮疹，結節性紅斑様結節が記載されており，混乱を招きやすい．これらは臨床的には区別がつきにくい．結節性紅斑様皮疹，結節性紅斑様結節は病理で血管炎の所見を伴う．さらに血栓性静脈炎を伴う結節性紅斑様皮疹は消化管病変を伴いやすく，重症例が多い[1]．

文献

1) Misago N, Tada Y, Koarada S, et al. Erythema nodosum-like lesions in Behçet's disease: a clinicopathological study of 26 cases. Acta Derm Venereol. 2012; 92: 681-6.

〈清島真理子〉

XI 付属器疾患

1 ▶ 汗疹・多汗症・無汗症

1 汗疹

▌POINT

- 頸部，腋窩，鼠径部，体幹などに水疱，紅色丘疹が生じる．小児ではしばしば湿疹化してかゆみを伴う．
- 汗の貯留部位が角層内，角層下で透明な水疱形成がみられるものがいわゆる白いあせもと俗称される水晶性汗疹である．
- 汗が表皮内汗管に貯留すると，汗が真皮内に漏出して炎症を起こして赤くなる．これがいわゆる赤いあせもと俗称される紅色汗疹である．
- 真皮内の汗管の閉塞による汗疹を深在性汗疹という．深在性汗疹は稀で高温多湿の条件が厳しい地域，時期にみられ細菌を伴うことも多い．

▶ 病態・病因

- 汗疹は高温多湿な環境下で急激に発汗が生じることによる汗管内の汗貯留症候群である．
- 紅色汗疹はかゆみを伴い湿疹化することがあり高温多湿の環境下で働く労働者や多汗症の人，肥満者の体幹，腋窩，鼠径部などに好発する．

▶ 皮膚所見・臨床症状 図1

- 水晶性汗疹は，水滴のような直径1mm大の小水疱が体幹，四肢屈側に多発する．
- 紅色丘疹は数mmの紅色の丘疹が体幹四肢屈面に多発する．
- 深在性汗疹では皮膚色の扁平丘疹が集簇して敷石状を呈する．

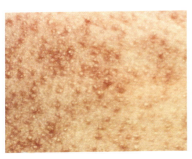

図1 紅色汗疹

▶ 診断

- 臨床的には大量に発汗後の水疱の部位，時期，孤立性の汗孔一致性の小水疱，丘疹，膿疱などで容易に診断．

Essence 皮膚科診療で必須のスキル・アイテム・ツール　　Practice 皮膚科診療で必ず遭遇する Common Diseases

- 好発年齢，季節は小児に好発して夏期に多い．
- 病理組織学的に水疱が汗管との連続性があることで証明．

▶ 治療

- 軽症の時はエアコンのある部屋に入り涼むことで軽快．
  - **処方例** カラミンローション® 100 mL　1 日 2〜3 回外用
- 湿疹化した場合にはステロイド外用薬を外用する．
  - **処方例** ロコイド®クリーム　1 日 2 回外用

▶ 予後

　湿疹化すると長引くこともあるが一般的には数日で軽快する．

▶ 生活指導

- 高温多湿の環境で発症しやすいためエアコンなどのある環境で仕事・遊びをするように指導する．
- 高温多湿の環境下で働く労働者や多汗症の人は仕事が終わった後に必ずシャワーなどで洗い流す必要がある．

2 多汗症

■ POINT

- 掌蹠多汗症は，多汗症のなかの局所性多汗症のうち，手掌，足底に温熱や精神的な負荷，またそれらによらずに大量の発汗が起こり，日常生活に支障をきたす状態になることをいう．
- 精神的な緊張で増悪し大脳皮質の活動が低下する睡眠中には多汗症はみられない．

▶ 病態・病因

- 掌蹠や一部腋窩の発汗様式は，コリン作動性交感神経が関与するとともに，情動を反映する精神発汗であることを特徴とし，その責任部位として前頭葉，海馬，扁桃核ともいわれるがまだ解明されてはいない．
- 近年家族歴がある多汗症の報告があり，患者の一部には何らかの遺伝子関連も背景にあると考えられている．

▶ 皮膚所見・臨床症状 図2

- 掌蹠多汗症の症状は掌蹠に全体的な発汗過多がみられ汗がしたたり落ちてくるほどの多汗の人もある．
- 手足は湿っていて冷たく，紫紅色を呈している．

▶ 診断

- 局所的に過剰な発汗が，明らかな原因がないまま掌蹠，腋窩，頭，顔面に過去 6 カ月の間認められる点が重要．

XI 付属器疾患

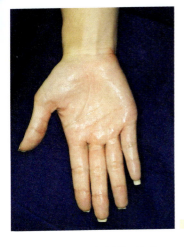

図2 多汗症

- 両側性,ほとんど左右対称である.
- 日常生活に不都合が生じ睡眠中の発汗は止まっている.

▶ 予後

中高年になると次第に改善してくる.

▶ 治療法

- 掌蹠多汗症治療の第1選択肢は20％塩化アルミニウム液の外用.入浴後寝る前に外用する.重症のときは30％塩化アルミニウム軟膏のゴム手袋による密封療法が効果的.
- イオントフォレーシス療法は中等度の多汗症患者に有用である.イオントフォレーシス療法の方法は,両手,両足の間で10〜15 mAの電流で20分間通電する.
- 頭部・顔面多汗症では内服療法が第1選択肢となる.

処方例 プロバンサイン3錠分3

One Point Advice

塩化アルミニウム外用療法が効かないと主張する患者さんは多い.しかし,効かないと訴えるときは外用方法に問題があることが多い.寝る前の汗をかいてない時に塩化アルミニウムを外用するか密封療法（ODT）するのもコツである.重症の掌蹠多汗症ではサリチル酸を含有した30％塩化アルミニウム軟膏のODT療法を第1選択としている.また,指間部,手背,手首などの皮膚の薄い部位は30％塩化アルミニウム軟膏による刺激皮膚炎が発症することが多いためODT療法する前に保湿剤を外用することにより刺激皮膚炎を予防することもコツのひとつである.

3 無(減)汗症

■POINT

- 発汗を促す環境下(運動,高温,多湿)においても,発汗がみられない(もしくは発汗が減少/低下する)疾患を無(減)汗症という.
- 無汗症には,先天性/遺伝性に生じる無汗症のほか,後天性に生じる無汗症が存在する.
- さらに,後天性無汗症は神経疾患,内分泌・代謝疾患を基礎に生じる無汗症や薬物性無汗症などの続発性無汗症と発汗障害の病態,原因・機序が不明の特発性後天性全身性無汗症(AIGA)に分類できる.

▶病態・病因

- アセチルコリン受容体の発現が減少し発汗運動神経末端から放出されるアセチルコリンに対して,汗腺のコリン受容体が反応しないことが原因との説もある.
- さらに血清IgE高値を示す症例が多く自己免疫的機序が推察されている.

▶皮膚症状・臨床 図3

- 無汗/減汗(発汗低下)は全身の広範囲にみられるが,発汗が一部残存することも少なくない.
- 患者は体温調節に重要な発汗が障害されるため,運動や暑熱環境でうつ熱を起こし,全身のほてり感,体温上昇,脱力感,疲労感,顔面紅潮,悪心・嘔吐,頭痛,めまい,動悸などがみられ,熱中症に至ることもある.

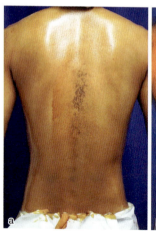 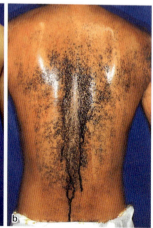

図3 特発性後天性全身性無汗症
a) ステロイドパルス治療前(ミノール法施行), b) 治療後(ミノール法施行)

XI 付属器疾患

- 運動や暑熱環境で誘発される皮膚のピリピリする痛み・発疹（コリン性蕁麻疹）がしばしばみられる.

▶ 診断

- AIGA の診断は明らかな原因なく後天性に非髄節性の広範な無汗/減汗（発汗低下）を呈するが，発汗以外の自律神経症候および神経学的症候を認めない.
- 無汗/発汗低下領域が全身の 25％以上の範囲にみられることも AIGA の診断に必要.

▶ 予後

- 一部に自然寛解する例もあるが，多くは慢性の経過をとる.

▶ 治療法

- AIGA のステロイド・パルス療法としてはメチルプレドニゾロン（500〜1,000 mg/日）の 3 日間点滴静注.

▶ 生活指導

- 暑い季節は屋外での活動は控えエアコンで温度調節されている環境で活動することを指導.
- 高温な環境で活動する必要のあるときは冷やしたペットボトルを腋にはさむなど熱中症を予防する対策が必要である.

〈横関博雄〉

Essence 皮膚科診療で必須のスキル・アイテム・ツール　　**Practice** 皮膚科診療で必ず遭遇する Common Diseases

2 ▶ 尋常性痤瘡・酒皶

■POINT■

- 尋常性痤瘡の原発疹は面皰であり，炎症性皮疹だけではなく，面皰を意識した治療が重要である．
- 急性炎症期の治療は3カ月を目安とし，抗菌作用のある薬剤と面皰に有効な薬剤の配合剤や併用を行う．
- 維持期には，アダパレンや過酸化ベンゾイルを用い，面皰に有効で，抗菌薬を含まない治療を継続する．
- 酒皶には面皰がなく，痤瘡とは別の疾患である．

▶ 痤瘡の病因・病態

- 尋常性痤瘡（以下，痤瘡）発症の重要因子は，皮脂の分泌亢進，毛包漏斗部の角化異常に伴う閉塞，痤瘡桿菌（*Propionibacterium acnes*：*P. acnes*）の増菌と炎症である．
- 思春期の皮脂の分泌亢進は，二次性徴に伴う男性ホルモン（アンドロゲン）の増加による．
- 毛包漏斗部の角化異常は，さまざまな原因で起きる．毛包漏斗部の閉塞を減らすことが治療につながるため，毛包漏斗部を閉じるような化粧やスキンケアをむやみに行ってはいけない．

▶ 痤瘡の皮膚所見・臨床症状

- 脂腺性毛包の分布する顔面，前胸部，上背部に生じる．
- 面皰：毛包内に皮脂が充満して生じた皮疹で，毛包漏斗部が開口している開放面皰（黒色面皰）と閉鎖している閉鎖面皰（白色面皰）がある．炎症の起こる前の状態で，痤瘡の原発疹である．
- 微小面皰：臨床的に認識できなくても，病理組織学的な皮脂の毛包内への貯留が始まっている．この状態を微小面皰とよぶ．微小面皰は単に小さい面皰ではない．
- 炎症性皮疹：面皰内で *P. acnes* が増菌すると起炎菌となって丘疹や膿疱となる．さらに炎症が拡大すると，嚢腫や硬結となる．
- 瘢痕：痤瘡の炎症が消退したのちに残る症状で，炎症後紅斑，炎症後色素沈着，萎縮性瘢痕，肥厚性瘢痕，ケロイドを含む．炎症後紅斑や炎症後色素沈着は，丘疹や膿疱が消退したのちに残る一時的な症状で，炎症の再発を予防するための維持療法を行っていれば，個々の皮疹は数カ月の経過で消退する．萎縮性瘢痕や肥厚性瘢痕，ケロイドは不可逆性の変化である．
- 実際の臨床では，面皰や炎症性皮疹が混在している．炎症性皮疹にのみ注目しがちであるが，原発疹である面皰を意識した治療が重要である．

XI 付属器疾患

▶ 痤瘡の治療 表1

表1 推奨度Aの痤瘡治療一覧

急性炎症期の治療（3カ月間を目安とする）：推奨度Aのものを列挙		
重症度	配合剤・併用療法	単独療法
軽症＋面皰	CLDM/BPO ADP/BPO ADP＋外用抗菌薬	BPO ADP 外用抗菌薬
中等症＋面皰	CLDM/BPO ADP/BPO ADP＋外用抗菌薬 ADP/BPO＋外用抗菌薬 ADP＋内服抗菌薬	BPO ADP 外用抗菌薬 内服抗菌薬
重症・最重症＋面皰	内服抗菌薬＋ADP/BPO 内服抗菌薬＋ADP CLDM/BPO ADP/BPO ADP＋外用抗菌薬 ADP/BPO＋外用抗菌薬	内服抗菌薬 BPO ADP 外用抗菌薬
維持期の治療：推奨度Aのものを列挙		
面皰＋軽微な炎症	ADP/BPO	ADP BPO
（微小）面皰	ADP/BPO	ADP BPO

重症度の判定は，半顔の炎症性皮疹の個数を基準としている．
軽症：1〜5個，中等症：6〜20個，重症：21〜50個，最重症：51個以上（半顔）
ADP：アダパレン，BPO：過酸化ベンゾイル，CLDM：クリンダマイシン，
＋：併用，/：配合剤

- 尋常性痤瘡治療ガイドライン2017[1]を参考にして行う．
- 急性炎症期と維持期によって治療方針は異なる．およそ3カ月の急性炎症期の治療を終えて炎症が軽快し，面皰が主体の症状になったところで，維持期の治療に移行する．
- 急性炎症期：可能な限り早期に炎症症状の改善を図るため，作用機序の異なる薬剤の配合剤や併用を行い，積極的に治療する．強く推奨されている薬剤は，アダパレン，過酸化ベンゾイル，外用抗菌薬，内服抗菌薬と，クリンダマイシンと過酸化ベンゾイルおよび，アダパレンと過酸化ベンゾイルの配合剤（外用薬）である．

　　内服抗菌薬：中等症から最重症の症状に用いる．面皰に有効な外用剤であるアダパレン，過酸化ベンゾイルあるいは，アダパレンと過酸化ベンゾイルの配合剤と併用することが望ましい．耐性菌の問題から内服抗菌薬単独での治療は可能な限り避ける．なお，内服抗菌薬と過酸化ベンゾイルの併用については，理論的には有用と考えられるが，臨床試験が行われていないため，ガイドラインでは扱っていない．

　　配合外用剤：アダパレンと過酸化ベンゾイル，クリンダマイシンと過酸

化ベンゾイルの 2 種類の配合剤が承認されている．いずれも単剤よりも多くの作用機序をもち，より高い効果が期待できる．また，配合剤は 2 剤を重ね塗るよりもアドヒアランスの点で優位と考えられ，患者の経済的な負担軽減の点でも望ましい．

外用薬 2 剤の併用：単剤よりも高い効果が期待できるため併用を強く推奨する．副作用の問題から混合量の調整が必要な場合や塗り分けをする場合などに有用である．アダパレンと過酸化ベンゾイル，外用抗菌薬（クリンダマイシン）と過酸化ベンゾイルの併用の場合には，配合剤の使用を考慮する．

外用薬単剤の単独使用：より高い有効性を示す併用療法や配合剤を優先する．特に外用抗菌薬の単剤での治療は，薬剤耐性菌誘導回避の観点から可能な限り避ける．

- 維持期：維持期の治療の目的は，面皰のさらなる改善と炎症の再発予防である．その際，抗菌薬耐性菌を誘導しないように，抗菌薬を用いないことが重要なポイントとなる．具体的には，アダパレン，過酸化ベンゾイル，アダパレンと過酸化ベンゾイルの配合剤が強く推奨されている．

抗菌薬を使わず耐性菌の懸念のない治療法を選択する．

1 年間の長期臨床試験で長期の安全性や有効性が確認されている治療をえらぶ．

▶ 炎症後紅斑と炎症後色素沈着

- 炎症後紅斑や炎症後色素沈着は，炎症の再燃がなければ必ず自然消退する．炎症の再燃を起こさないための維持療法が最も重要である．

▶ 萎縮性瘢痕や肥厚性瘢痕，ケロイドの予防と治療

- 痤瘡を発症して早期に受診した患者は瘢痕になりにくい[2]．
- 過酸化ベンゾイルとアダパレンの配合剤には，瘢痕を予防する効果と，瘢痕を改善する効果が示されている[3]．

Tan ら[3] は，過酸化ベンゾイル 2.5％とアダパレン 0.1％の配合剤を用いて，プラセボを対照とする左右比較試験を行い，プラセボ側では瘢痕の数が増数するが，実薬では瘢痕の増数を防げたことと，瘢痕の全般重症度がプラセボでは変化しないが，実薬では改善していて，瘢痕が目立ちにくくなることを示している．

▶ 予後・QOL

- 痤瘡は生命予後には影響はないが，萎縮性あるいは肥厚性瘢痕やケロイドなどの不可逆性の瘢痕を形成することがある．瘢痕は，軽症の症状からも起こる．また小さな瘢痕（mini scar）でも気にしている患者は多い．
- 痤瘡は若年者の顔面を主体とする症状であることから，特に感情面でのQOL への影響が大きい．いじめや不登校の原因となることも示唆されている．
- 早期の積極的な治療が望まれる．

XI 付属器疾患

▶ 生活指導

- 洗顔は1日2回洗顔料を用いて行う.
- QOL改善を目的とする化粧は禁止しないが,痤瘡を隠すためにファンデーションを厚塗りするよりも,リップメイクやアイメイクを強調し,痤瘡は補色を用いて目立たなくすることを勧める.
- スキンケアには,ノンコメドジェニックであることを検証してある化粧品が望ましい.
- 保湿によって痤瘡が改善するというデータはない.アダパレンなどの外用薬での副作用軽減や副作用の予防のために使用するのはよいが,痤瘡改善のために保湿を勧めることには医学的な根拠はない.
- 現時点で,痤瘡を悪化あるいは改善させることが明確になっている食べ物はない.バランスのよい食事をとることが重要である.

▶ 酒皶の診断の要点と標準治療[1]

- 酒皶には,紅斑と毛細血管拡張,火照り感を主体とした紅斑毛細血管拡張型酒皶(紅斑性酒皶),痤瘡に類似する丘疹・膿疱を主たる症状とするが面皰を伴わない丘疹膿疱型酒皶(酒皶性痤瘡),鼻部を中心とした腫瘤を形成する鼻瘤,目の症状を伴う眼型酒皶に大別される.酒皶は毛包脂腺系の炎症から生じるが,面皰を伴わず,皮膚の紅斑が初発症状であることが痤瘡とは異なる.
- 尋常性痤瘡治療ガイドライン2017[1]では酒皶の治療についても扱っているが,日本における報告が限られていることや適用を有していないことなどから,推奨度の高い治療はない.
- 酒皶に対して行ってもよいが推奨しない(推奨度C2)治療として,丘疹膿疱型酒皶にはミノサイクリン,ドキシサイクリン,テトラサイクリンの内服,アゼライン酸,メトロニダゾール外用があり,紅斑毛細血管拡張型酒皶にはパルス色素レーザー(595 nm),Nd:YAGレーザー(1,064 nm),intense pulsed lightがある.
- スキンケアとしては,適切な遮光と,低刺激性の洗顔料や保湿剤の使用についての指導が,選択肢の1つとして推奨されている(推奨度C1).

文献

1) 林 伸和,赤松浩彦,岩月啓氏,他.尋常性痤瘡治療ガイドライン2017.日皮会誌 2017; 127: 1261-302.
2) Hayashi N, Miyachi Y, Kawashima M. Prevalence of scars and "mini-scars", and their impact on quality of life in Japanese patients with acne. J Dermatol. 2015; 42: 690-6.
3) Dreno B, Tan J, Rivier M, et al. Adapalene 0.1%/benzoyl peroxide 2.5% gel reduces the risk of atrophic scar formation in moderate inflammatory acne: a split-face randomized controlled trial. J Eur Acad Dermatol Venereol. 2017; 31: 737-42.

〈林 伸和〉

3 ▶ 毛髪疾患

■POINT
- 円形脱毛症は毛器官に対する自己免疫疾患.
- 円形脱毛症の治療にはステロイド外用,局所注射,局所免疫治療などいろいろな治療法がある.
- 男性型脱毛症はテストステロンから5α-還元酵素で生じるジヒドロステロンにより生じる.
- 男性型脱毛症の治療は5α-還元酵素阻害薬の内服,ミノキシジルの外用などを用いる.
- トリコチロマニアでは利き手側の側頭部に不完全脱毛斑を生じる.

▶ 病因・病態
- 円形脱毛症は毛器官に対する自己免疫が原因.
- 甲状腺機能障害,アトピー性皮膚炎などが円形脱毛症に合併していることがある.
- 男性型脱毛症は誘因なく自然発症し,治療しないと進行する.
- 男性型脱毛症は男性ホルモンであるテストステロンから5α-還元酵素で生じるジヒドロステロンにより生じる.
- トリコチロマニアは自分で毛髪を引き抜いてしまうため生じ,心理的問題を抱えていることが遠因となる.

▶ 皮膚所見・臨床症状
- 円形脱毛症には単発型が最も多い 図1 .
- 多発型や全頭型,眉毛や睫毛も脱毛する汎発型,側頭部や後頭部の生え際が脱毛する蛇行型などがある 図2 .

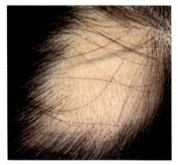

図1 円形脱毛症
頭頂部に生じた完全脱毛斑.

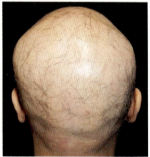

図2 全頭型脱毛症
頭部全体が脱毛.

XI 付属器疾患

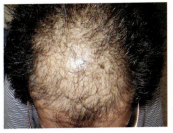

図3 男性型脱毛症
両側前頭部と頭頂部が軟毛化し，側頭部は変化がない．

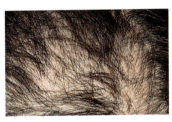

図4 トリコチロマニア
脱毛斑が不完全脱毛を呈している．

- 円形脱毛症では完全脱毛をきたし，短い毛が残る不完全脱毛のトリコチロマニアと鑑別することが重要である．
- 円形脱毛症ではダーモスコープで観察するトリコスコピーで黄点が観察される．
- 円形脱毛症は甲状腺機能障害や膠原病と合併することがある．
- 男性型脱毛症では前頭部，頭頂部の毛が細く色が薄くなる軟毛化が起こる 図3 .
- 男性型脱毛症では側頭部，後頭部の頭髪や髭は剛毛のままであることが多い．
- トリコチロマニアでは自分で抜ける長い毛がなくなり，短い毛のみ残る不完全脱毛を示す 図4 .

▶ 治療

- 日本皮膚科学会円形脱毛症診療ガイドライン2017年版が刊行され，標準治療について記載されている．
- 円形脱毛症は発症から6カ月以内の急性期か6カ月以上の慢性期か，頭部の脱毛面積が広い重症か軽症かにより治療法を決定する．
- 円形脱毛症ガイドラインで「行うよう勧める」Bに分類されているのが，ステロイド局注，局所免疫療法，ステロイド外用，かつらである．
- 円形脱毛症ガイドラインで「行ってもよい」C1に分類されているのが，グリチルリチン，グリシン，メチオニン配合錠内服，セファランチン内服，抗ヒスタミン薬内服，ステロイド内服，静注ステロイドパルス療法，塩化カルプロニウム外用，ミノキシジル外用，冷却療法，スーパーライザー療法（直線偏光近赤外線照射法），紫外線療法などである．

- 円形脱毛症ガイドラインで「行わないほうがよい」C2 にあげられているのが，レーザー治療，PDT，漢方薬，シクロスポリン A 内服，鍼灸療法，分子標的薬の全身投与，抗うつ薬，抗不安薬，タクロリムス外用，プロスタグランディン製剤の外用，ビタミン D 外用，レチノイド外用，催眠療法，心理療法，Platelet rich plasma 療法，アロマテラピー，星状神経節ブロックなどである．
- 円形脱毛症のどの時期においてもステロイド外用は治療の選択肢の 1 つである．

  処方例 リドメックスコーワ®ローション，トプシム®ローション
- 円形脱毛症の進行期にはステロイド内服療法も行うが，副作用についても十分説明し，フォローすることが大切である．

  処方例 プレドニン®5 mg×2 回/日
- 円形脱毛症の重症進行期にはステロイドハーフパルス療法も行うが，ウイルス性肝炎の有無などあらかじめ，採血，胸部 X 線検査などをすることが大切である．

  処方例 メチルプレドニゾロン 500 mg×1 回/日×3 日
- 男性型および女性型脱毛症診療ガイドライン 2017 年版が刊行され，標準治療について記載されている．
- 男性型脱毛症ガイドラインで「行うよう強く勧める」A に分類されているのが，フィナステリド内服，デュタステリド内服，ミノキシジル外用である．
- 男性型脱毛症ガイドラインで「行うよう勧める」B に分類されているのが，LED および低出力レーザー照射，アデノシン外用である．
- 男性型脱毛症で内服治療希望の患者には，2 型 5α-還元酵素阻害薬であるフィナステリドや 1 型, 2 型 5α-還元酵素阻害薬であるデュタステリドを処方するが，保険収載されていない．

  処方例 フィナステリド　1 mg×1 回/日
  　　　　　ザガーロ®　0.5 mg×1 回/日
- 男性型脱毛症のミノキシジル外用は保険収載されていなく，薬局で直接購入してもらう．

  　　　　　リアップ®×5 プラス　2 回/日
- トリコチロマニアでは，必要に応じ，心療内科などでカウンセリングなども行ってもらう．

▶ 予後

- 円形脱毛症では，単発では自然治癒することが多い．治癒して数カ月〜数年後に再発することがある．
- 男性型脱毛症では，内服，外用とも治療を中止すると脱毛が進行する．
- トリコチロマニアでは，治癒後も，精神的に不安定になると再燃することがある．

XI 付属器疾患

One Point Advice

脱毛症の治療は半年以上長期間かかる

脱毛症患者の診察では，初診時に脱毛症の治療には半年以上長期間かかること
を患者や患者家族に説明し，納得してもらうことが肝要である．頭髪は月に
1 cm 程度しか伸びないため，脱毛斑が肉眼的に目立たなくなるまでには半年
はかかる．外用や内服を処方する場合は，長期間同じ治療を継続しなければ，
効果判定は難しく，1〜2 週間程度では目に見える効果がなく，あらかじめ説
明してドクターショッピングしないようにすることが大切である．

〈中村元信〉

4 ▶ 爪疾患

■ POINT
- 陥入爪，巻き爪の治療には保存的治療と外科的治療がある．
- 爪甲剥離症の原因は多彩で，しばしばカンジダ感染が関与．
- 全指趾に及ぶ爪病変では全身疾患を考慮．

1 陥入爪，巻き爪

▶ 概念
- 陥入爪は爪甲が爪郭に食い込んで，痛みや炎症症状をきたしたもので，爪甲の変形の有無は問わない．
- 巻き爪は横方向の弯曲が増加した爪の形態を指す．
- 一般社会では2つの用語は混同され，医療従事者もしばしば区別せずに使用．

▶ 病因・病態
- 陥入爪は主に深爪や窮屈な靴の着用により，爪甲辺縁が爪郭を損傷して発生．
- 巻き爪は窮屈な靴の着用などの外的要因や，遺伝的素因など内的要因で起こる．

▶ 爪所見・臨床症状
- 軽度の陥入爪は爪郭の疼痛のみで他覚的所見に乏しい．
- 進行すると爪郭部の発赤，腫脹，排膿，さらには肉芽を生じる 図1．
- 巻き爪は高度な変形であっても必ずしも疼痛は伴わない 図2．

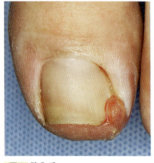

図1 陥入爪
爪甲側縁部先端を中心とした発赤，腫脹，肉芽形成．

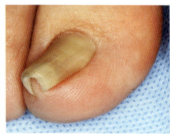

図2 巻き爪
爪甲の横方向の弯曲が先端ほど高度．

XI 付属器疾患

▶ 診断

- 爪甲の形態と疼痛の部位から診断する.

▶ 治療

- プライマリケアにおいては,特別な器具や技術を必要としないテーピング法やコットンパッキングが行われる.
- テーピング法では陥入部位の爪郭を下方へ引き下げるように患趾にテープを巻き付ける.
- コットンパッキングでは食い込んでいる爪甲辺縁の直下に綿花を詰める.
- 爪甲による刺激を緩和する他の方法には,爪棘切除,ガター法,人工爪法などがある.
- 巻き爪に対しては,近年,種々の矯正具が保険外診療で使用される.
- 簡便で比較的安価な矯正方法としては,爪甲遊離縁付近に 2 カ所孔を開けてここに通した形状記憶合金ワイヤーの復元力で矯正するワイヤー法,形状記憶合金クリップを爪甲遊離縁に装着するクリップ法などがある.
- 外科的治療では爪母側縁部を選択的に廃絶するフェノール法が国内外で普及している[1].

▶ 予後

- 爪甲の過弯曲がないものは予後良好で,深爪しなければ再発しない.
- 矯正具による巻き爪矯正は安全で繰り返し実施できるが,中止すると再発する.
- フェノール法は低侵襲で再発も稀であるが,液体であるため,他部位に浸透すると栄養障害性変化を生じる可能性がある.

▶ 生活指導

- 深爪をせず,爪甲遊離縁の側縁が常に目視できる長さにしておく.
- 先端の窮屈な靴は着用せず,足の形に見合った靴を甲で固定する.

2 爪甲剝離症・爪甲点状凹窩

▶ 概念

- 爪甲剝離症は爪甲と爪床との接着が部分的に失われた状態.
- 爪甲点状凹窩は爪甲表面に孤立性ないし散在性に生じた小さな陥凹.

▶ 病因・病態

- 爪甲剝離症の原因には,指の先端に加わる外力,微生物,特にカンジダの感染,湿疹・皮膚炎・乾癬などの炎症性皮膚疾患,爪甲下に侵入する種々の物質の接触刺激,薬剤,甲状腺機能亢進症などの全身疾患があるが,原因不明も多い.

JCOPY 498-06364

- 爪甲点状凹窩の原因には円形脱毛症，乾癬などのほか，SLE，皮膚筋炎，サルコイドーシスなどの全身疾患があり，健常人でも数％にみられる．
- 爪甲点状凹窩は爪母の最も近位部の限局性，非連続性の病変に対応し，ここで形成された爪甲表層が不全角化などのために脆弱で，脱落することにより生じる．

▶ 爪所見・臨床症状

- 爪甲剝離症では剝離領域は透光性を失い，爪甲遊離縁から連続した白色ないし黄白色の色調変化を呈する 図3．
- 爪甲点状凹窩は爪甲表面に点状小陥凹がみられる状態で，多くは散在性に多発する 図4．

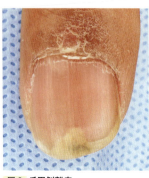 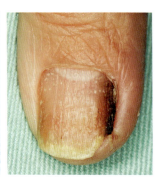

図3 爪甲剝離症
爪甲遊離縁付近における黄白色の色調変化．

図4 爪甲点状凹窩
爪甲表面に点状の小陥凹が散在（側縁部では細菌感染による緑色爪を合併）．

▶ 診断

- いずれも臨床像から診断は容易であり，それぞれの基礎疾患の有無を検索する．
- 爪甲剝離症では剝離部の近位端の爪床から真菌検鏡や細菌培養検査を行う．

▶ 治療

- 爪甲剝離症では剝離部分を可及的に短く切除し，感染を伴う場合には抗真菌薬や抗菌外用薬を外用または内服．
- 感染がない場合には剝離部を切除後，ステロイド剤を外用し，残存する爪甲を通気性のよい紙テープなどで圧迫固定．
- 乾癬による爪甲点状凹窩では爪甲基部へのステロイド剤，活性型ビタミンD_3製剤の外用が行われるが奏効例は少なく，シクロスポリン，生物学的製剤などの全身療法が有効．
- 扁平苔癬による爪甲点状凹窩でもステロイド外用が行われるが，効果は限定

XI 付属器疾患

的で，ステロイド内服が有効.

▶ 予後

- 爪甲剥離症は原因不明の場合，改善と増悪を繰り返しやすい.
- 扁平苔癬では爪甲点状凹窩から栄養障害性変化が進行して不可逆的な翼状片形成を引き起こす可能性がある.

▶ 生活指導

- 爪甲剥離症では指尖部への外力を避け，剥離部の通気性を保つように指導.
- 爪甲点状凹窩では手や爪を保湿して保護する.

3 内科疾患による爪変化 表1

表1 内科疾患による爪変化

爪変化	爪甲横溝 (Beau's line)	ばち状指 (nail clubbing)	匙状爪 (spoon nail)	黄色爪症候群 (yellow nail syndrome)	メラニン爪 (melanony-chia)
病因・病態	• 爪母における一過性の爪甲形成の抑制. • 急性熱性疾患，心筋梗塞，低カルシウム血症，化学療法などの全身的要因. • 湿疹や近位爪郭部への嗜癖的な外傷など局所的要因.	• 肺癌や慢性肺疾患，心疾患，肝疾患，炎症性腸疾患など種々の内科疾患. • 爪床の血管拡張・血流増加による指趾末節部軟部組織の増大.	• 爪甲の軟化，菲薄化と指先への外力. • 鉄欠乏性貧血，ヘモクロマトーシス，Raynaud 病などの全身疾患に伴う. • 職業性，遺伝性にも生じる. • 乳幼児では生理的.	• リンパ還流障害説. • 近年，チタンが原因の1つとして注目.	• 爪母におけるメラノサイトの活性化や増生. • 多数の爪の色素線条やびまん性色素沈着は，Addison 病，Peutz-Jeghers 症候群，Laugier-Hunziker 症候群，HIV 感染，抗がん剤内服，妊娠などによるメラノサイトの活性化.
爪所見・臨床症状	• 爪を横走する溝状陥凹. • 全身疾患では全爪に生じうる. • 局所的刺激が反復すると洗濯板状になる.	• 爪甲が弯曲を増し肥大した爪床軟部組織を丸く包み込む. • 側面から見た際の爪甲と近位爪郭がなす角度が180°以上.	• 爪甲の中央部がスプーン状に陥凹し，辺縁が反り上がった状態.	• 全爪が黄色調あるいは緑色調に肥厚. • 爪の生長遅延，横方向の弯曲増加，爪半月の消失.	• 爪甲における縦方向の褐色〜黒色の線状・帯状色素沈着. • 全身疾患や薬剤では爪甲全体のびまん性色素沈着も同時に生じうる.

Essence 皮膚科診療で必須のスキル・アイテム・ツール | **Practice** 皮膚科診療で必ず遭遇する Common Diseases

表1 つづき

爪変化	爪甲横溝（Beau's line）	ばち状指（nail clubbing）	匙状爪（spoon nail）	黄色爪症候群（yellow nail syndrome）	メラニン爪（melanony-chia）
診断	・視診により診断. ・近位爪郭から横溝まで距離から原因疾患の発生時期を推定.	・視診により診断.	・爪甲の外観で診断.	・①黄色爪，②リンパ浮腫，③胸水，副鼻腔炎，気管支拡張症などの呼吸器病変が3主徴.	・1つないし少数の爪甲の場合は母斑や腫瘍を考慮. ・多数または全爪の場合には全身的要因を検索.
治療	・爪甲横溝は過去に起こった全身疾患を反映するもので，治療の必要はない.	・原因となる基礎疾患に対する治療を行う.	・鉄欠乏性貧血などの基礎疾患が存在する場合にはこれを治療する.	・リンパ浮腫，呼吸器感染症の治療を行う. ・黄色爪に対する確立した治療法はない. ・チタン製の医療用インプラントとの関連が疑われる場合には可能であればこれを除去.	・全身的要因によるものは全身疾患の治療を行う.
予後	・爪の生長とともに遊離縁へ移動し消失.	・早期であれば基礎疾患の治療により改善する可能性あり.	・基礎疾患の治療で改善.	・爪病変はときに自然軽快. ・内臓疾患の治療で爪病変が軽快する場合もあるが，一般には難治.	・全身的要因によるものでは，基礎疾患の治療で爪病変が改善する場合もある.
生活指導	・爪郭を擦るなどの癖があればやめるように指導.	・基礎疾患に対する生活指導を行う.	・爪甲を短めに保ち，外力の影響を緩和.	・二酸化チタン含有物の摂取を低減することを提案.	・反復する機械的刺激がある場合にはこれを避けるように指導.

One Point Advice

黄色爪症候群ではチタン曝露を考慮する

近年，黄色爪症候群の原因としてチタンが疑われている．チタンは難溶性であるが，ガルバニック腐食でイオン化して溶出すると考えられる．体内に入る経路としては医療用インプラントのほか，食品や薬剤の添加物である二酸化チタンが経口的に摂取される．

文献
1) 田村敦志．陥入爪・過彎曲爪の治療．In：安木良博，田村敦志，編．爪の診療実践ガイド．東京：全日本病院出版会；2016．p.131-40．

〈田村敦志〉

1 ▶ メラノサイト系母斑

■ POINT

- メラノサイトは神経堤から発生するメラノブラストが分化,遊走することで表皮内に分布するが,その過程において一部が母斑細胞として増殖し,メラノサイト系母斑となる.
- 臨床所見ならびに病理組織所見における母斑細胞の局在,形態などにより分類されるが,表皮内から真皮上層にかけて母斑細胞の胞巣がみられる色素性母斑と真皮メラノサイトの増殖による青色母斑に大別される.
- ダーモスコピーを用いて,母斑細胞,メラニン色素の局在を観察することが診断に有用である.

▶ **色素性母斑(母斑細胞母斑)**

- 母斑細胞の局在により,表皮内に限局する境界部母斑,真皮内に限局する真皮母斑 図1a,両者に存在する複合母斑 図1b に分けられる.
- 後天的に生じる場合は色素細胞の良性腫瘍と捉えられるべきであるが,一般に後天性色素性母斑と称され,臨床的に Ackerman が提唱する4型に分類される[1].

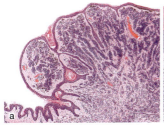 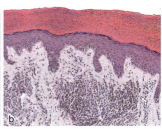

図1 色素性母斑病理組織像
a)真皮母斑(Unna 型)病理組織像: 一部メラニンを混じた類円形の母斑細胞が胞巣を形成して,真皮内に増殖している. b)複合母斑病理組織像: 表皮突起先端と真皮内にメラニンを混じた母斑細胞が胞巣を形成し,増殖している.

> Unna 型: 主として躯幹に生じ,メラニン色素に乏しく,桑の実状の外観を呈する 図2a.
> Miescher 型: 顔面に好発し,表面平滑なドーム状の結節を呈する 図2b.
> Spitz 型: 以前は若年性黒色腫とも称され,幼少期に好発し,悪性黒色腫との鑑別を要する.小型で類円形の光沢のある淡紅色から黒褐色の結節を呈する 図2c.
> Clark 型: 扁平に隆起し,周囲に色素斑を伴う褐色結節であり,時に表在拡大型悪性黒色腫との鑑別を要する 図2d.

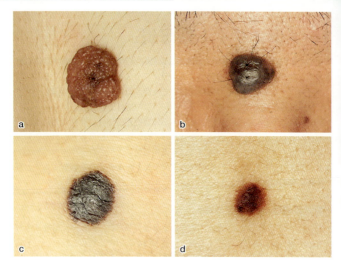

図2 Ackermanによる後天性色素性母斑の分類
a) Unna型, b) Miescher型, c) Spitz型, d) Clark型

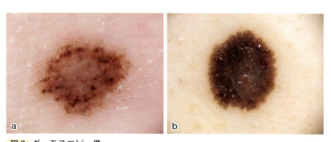

図3 ダーモスコピー像
a) 掌蹠色素性母斑：中央は真皮内病変を反映し, 灰青色のglobulesが集簇し, 周囲はparallel furrow patternを呈する. b) Spitz母斑：放射状に黒色線条が配列するstarburst patternがみられる.

- 掌蹠に生じた境界部母斑や複合母斑は悪性黒色腫との鑑別が重要となる. 大きさや形などの臨床所見だけでなく, ダーモスコピーにより表皮突起先端の母斑細胞の胞巣を反映したparallel furrow patternなどの所見を観察する 図3a .
- Spitz母斑のダーモスコピー所見では, 放射状に黒色線条が配列するstarburst patternが特徴的である 図3b .
- その他, 大型で剛毛を伴う獣皮様母斑, 上下眼瞼に発生の段階で分かれる分離母斑, 母斑周囲に白斑を伴うSutton母斑などがある.

XII 母斑・母斑症

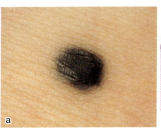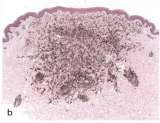

図4 通常型青色母斑
a）臨床像．境界明瞭で楕円形，なだらかに隆起する黒青色結節．b）病理組織像．表皮に著変なく，真皮網状層を中心に著明なメラニン色素を有する真皮メラノサイトが増殖している．膠原線維の増生を伴う．

▶ 青色母斑

- 真皮メラノサイトの増殖により生じ，ドーム状に隆起する青黒色結節である 図4a．メラニン色素が真皮内に局在することで青色調を呈する．
- ダーモスコピーでは，無構造で均一な青色斑としてみられる．
- 紡錘形のメラノサイトが真皮内に限局して増殖する通常型 図4b とメラニン色素の少ない類円形細胞の増殖を伴う細胞増殖型に分類されるが，両者が混在することもある．
- 同様に真皮メラノサイトが真皮膠原線維間に散在性に増殖を示す母斑として，太田母斑，伊藤母斑，後天性真皮メラノサイトーシス，蒙古斑がある．

■太田母斑
- 多くは生下時から乳児期にかけて，三叉神経第1枝，第2枝領域において多発集簇する灰青色～青褐色斑として生じる 図5．
- 強膜や結膜にも色素斑を生じることがある（眼球メラノーシス）．

■伊藤母斑
- 太田母斑と同様の集簇した灰青色斑が肩峰から三角筋部までに局在する．

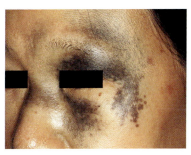

図5 太田母斑
顔面左側の前額から上眼瞼，頬骨部，鼻背に米粒大前後の青褐色斑が多発集簇している．

Essence 皮膚科診療で必須のスキル・アイテム・ツール　　Practice 皮膚科診療で必ず遭遇する Common Diseases

■後天性真皮メラノサイトーシス

- 後天性に生じ，顔面両側に対称性に多発集簇する灰青色斑であり，堀母斑とも称される.

■蒙古斑

- 生下時から存在する腰殿部周囲の青色斑で，成長とともに消褪する.
- 腰臀部以外に生じるものを異所性蒙古斑とよぶが，消褪せず残存する場合がある.

▶ 治療

- 母斑細胞の除去が治療の基本であり，外科的切除，炭酸ガスレーザーなどが用いられる.
- Q スイッチレーザーは，メラニン色素に吸収され，色素細胞を破壊する. 太田母斑，異所性蒙古斑などに適応があり有効である.

文献

1) Ackerman AB, Magana-Garcia M. Naming Acquired Melanocytic Nevi. Unna's, Miescher's, Spitz's, Clark's. Am J Dermatopathol. 1990; 12: 193-209.

〈安田正人〉

XII 母斑・母斑症

2 ▶ その他の母斑

1 表皮母斑

■POINT
- 表皮角化細胞の過形成による母斑.
- 生下時から生じ,片側性で Blaschko 線に沿い列序性に集簇し配列する褐色丘疹〜小結節.
- 整容目的に切除術や炭酸ガスレーザー治療などを行う.

▶ 病因・病態
- 病因は不明であるが,一部は遺伝的モザイクが関与.
- 表皮角化細胞の過形成による疣状母斑.

▶ 皮膚所見・臨床症状
- 生下時あるは乳幼児期までに生じ,淡褐色から黒褐色の丘疹や疣状小結節が集簇多発し,多くは片側性で Blaschko 線に沿って線状,帯状,あるいは渦状に配列 図1a,図1b [1].
- 疣状母斑(限局型),列序性母斑(広範囲型),炎症とかゆみを伴う炎症性線状疣贅状表皮母斑に分類.

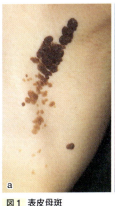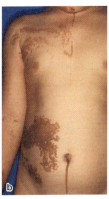

図1 表皮母斑
a) 疣状母斑. b) 列序性母斑

▶ 診断
- 発症時期,特徴的な配列や発疹の形状から本症を想起する.

Essence 皮膚科診療で必須のスキル・アイテム・ツール　　Practice 皮膚科診療で必ず遭遇する Common Diseases

▶ 治療

- 列序性の病変が多いため切除術が有効であるが，小病変や逆に広範囲の病変は炭酸ガスレーザーや電気焼灼術，液体窒素冷凍療法などが有効.
- 瘙痒や炎症症状を伴う場合はステロイド軟膏外用.

▶ 予後

- 良好であるが，自然消退がなく，治療の方法によっては瘢痕が残る.

▶ 生活指導

- 整容面以外とくに必要ないが，炎症性線状疣贅状表皮母斑でかゆみを伴う場合は，搔破しないで外用療法を指導.

> **One Point Advice**
>
> 整容面でのケアが重要であるが，治療によっても手術痕や瘢痕が残るため，病変の大きさや部位を考慮して，予想される治療後の結果を十分説明し治療法を選択する.

2　脂腺母斑

■ POINT

- 表皮細胞や付属器などの細胞の過形成による母斑.
- 生下時よりおもに頭部に，黄色から橙黄色の脱毛斑として生じ，その後丘疹状・疣状に隆起し，将来的に二次性腫瘍が生じることがある.
- 永久脱毛局面に対する整容目的か，二次性腫瘍に対し切除術を行う.

▶ 病因・病態

- 病因は不明であるが，一部で *HPV16* 遺伝子の関与も指摘されている.
- 表皮，付属器，結合織など種々の成分由来の細胞の過形成による母斑[2].

▶ 皮膚所見・臨床症状

- 生下時より頭部や顔面に生じ，黄色から橙黄色の脱毛斑で，徐々に隆起する（1期）図2.
- 思春期以降は隆起が増強し，褐色調で乳頭状や疣状となる（2期）.
- 二次性腫瘍として，乳頭状汗管囊胞腺腫，外毛根鞘腫，脂腺腫などの良性腫瘍や，基底細胞癌などの悪性腫瘍が生じることがある（3期）.

▶ 診断

- 発症時期，部位や特徴的な発疹の形状から本症を想起する.
- 病期によって臨床症状が変化することを認識しておく.

XII 母斑・母斑症

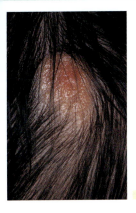

図 2 脂腺母斑

▶ 治療

- 脱毛局面に対する整容目的と，二次性腫瘍の発生が疑われる場合は切除術．
- 小型の病変は単純切除を行うが，頭部の大きな病変は分割切除術やスキンエキスパンダーによる皮膚伸展術を行う．

▶ 予後

- 良好であるが，自然消退はなく永久脱毛局面のままであり，稀に悪性腫瘍が生じる．

▶ 生活指導

- とくにないが，脱毛局面が精神的に苦痛であれば治療を考慮．
- 将来的な二次性腫瘍発症の可能性を説明し，急激な隆起時は受診を指導．

One Point Advice

脱毛局面の切除術を行う際，頭部は縫合創に緊張が加わるため，術後に創が拡大し瘢痕となり，術前と同様な脱毛斑となることが多い．単純縫縮は周囲を帽状腱膜下の粗な組織で十分剝離し，緊張を軽減して縫合する．それでも拡大する場合は分割切除術など他の方法を選択する．

3 扁平母斑・ベッカー母斑・カフェオレ斑

■POINT

- 3疾患ともほぼ均一な褐色斑で，扁平母斑は生下時から単発あるいは少数，ベッカー母斑は片側体幹上部に思春期頃から単発，神経線維腫症Ⅰ型（以下NH1）に伴うカフェオレ斑は生下時より多発する．
- 個々の褐色斑は，扁平母斑は大きさや形状が多様，ベッカー母斑は大型の鋸歯状で有毛性，カフェオレ斑は中等度までの大きさの長円形．
- Qスイッチレーザー治療が適応になるが治療に抵抗性．

▶ 病因・病態

- 扁平母斑の病因は不明であるが，ベッカー母斑は男性ホルモンの関与も示唆され，NH1のカフェオレ斑は原因遺伝子の異常による．
- 表皮基底層のメラニンの増加．

▶ 皮膚所見・臨床症状

- 3疾患とも境界明瞭で色調が一様な淡いミルクコーヒー色から濃い褐色の色素斑．
- 扁平母斑は生下時，あるいは生後まもなく生じ，色調，大きな，形状は多様 図3a [3]．
- 欧米では淡褐色斑の上に小さな母斑細胞が散在しているものを扁平母斑と称し，点状集簇性母斑（speckled lentiginous nevus）ともよばれる 図3b．
- ベッカー母斑は思春期前後に，肩甲部や前胸部などの片側の体幹上部に生じ，大きく辺縁が鋸歯状の褐色斑で，表面がやや凹凸となることがあり，ほぼ半数は有毛性となる 図4 ．

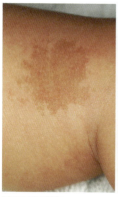

図3a 扁平母斑

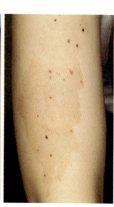

図3b 欧米でいう扁平母斑
点状集簇性母斑（speckled lentiginous nevus）

XII 母斑・母斑症

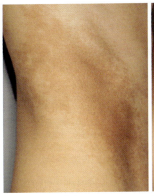
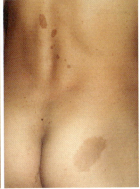

図4 ベッカー母斑　　　図5 カフェオレ斑

- NH1やAlbright症候群にみられる褐色斑を本邦ではカフェオレ斑といい，多くは生下時にみられ，大きさは通常1〜5cm（小児は0.5cm以上）で，6個以上でNH1を疑う 図5 [4]．

▶ 診断
- 褐色斑の発症時期，大きさや部位，数や形状，また有毛性か神経線維腫の合併などで，それぞれの疾患を想起する．

▶ 治療
- Qスイッチルビーレーザーや Qスイッチアレキサンドライトレーザー治療を行うが，再発が多く治療効果はそれほど高くない．
- 顔面はカバーファンデーションが有用．
- ベッカー母斑の毛には脱毛レーザーも併用．

▶ 予後
- 良好であるが，自然消退はない．
- NH1に伴うカフェオレ斑は，遅れて神経線維腫を合併し，神経症状や骨症状の発現もある．

▶ 生活指導
- 遮光などとくに必要ないが，NH1が疑われる場合は遺伝疾患であることと，他の症状の出現に留意するように説明する．

One Point Advice

Qスイッチレーザーの治療は再発が多いため，必ず試験照射を行い，治療後の経過と効果を十分説明し，過度の期待を抱かせないようにする[5].

文献

1) 内　博史. 表皮母斑. In: 古江増隆, 師井洋一, 編. 子どもの良性・悪性皮膚腫瘍の実践診療. 東京: 診断と治療社; 2009. p.64-6.

2) 葉狩良孝, 三原基之. 上皮系母斑, 脂腺母斑. In: 玉置邦彦, 編. 最新皮膚科学大系第 11 巻「母斑・母斑症　悪性黒色腫」. 東京: 中山書店; 2002. p.19-23.

3) 原　弘之, 森嶋隆文. 神経堤起源細胞系母斑, 扁平母斑. In: 玉置邦彦, 編. 最新皮膚科学大系第 11 巻「母斑・母斑症　悪性黒色腫」. 東京: 中山書店; 2002. p.56-61.

4) 神経線維腫症 1 型の診断基準・治療ガイドライン作成委員会. 神経線維腫症 1 型（レックリングハウゼン病）の診断基準および治療ガイドライン. 日皮会誌. 2008; 118: 1657-66.

5) 渡辺晋一. 色素沈着症の治療の実際, 茶アザ. In: 渡辺晋一, 岩崎泰政, 葛西健一郎, 編. 皮膚レーザー治療プロフェッショナル. 東京: 南江堂; 2013. p.135-41.

〈岩崎泰政〉

XII 母斑・母斑症

3 ▶ 母斑症

　母斑症とは，皮膚と皮膚以外の発生学的起源が異なる複数の臓器に病変を生じ，かつ皮膚病変が主体である先天性疾患で，遺伝子異常に基づくものも多い．皮膚病変としては，色素異常，血管腫，皮膚腫瘍など種々の症状が含まれる．代表的な母斑症を 表1 にまとめた．本章では，結節性硬化症，神経線維腫症I型，伊藤白斑について述べる．

表1 母斑症

疾患
• Neurofibromatosis 1（神経線維腫症Ⅰ型）
• Neurofibromatosis 2（神経線維腫症Ⅱ型）
• Tuberous sclerosis complex（結節性硬化症）
• von Hippel-Lindau
• Gorlin syndrome（基底細胞母斑症候群）
• Osler 病（遺伝性出血性毛細血管拡張症）
• LEOPARD syndrome（汎発性黒子症）
• Noonan 症候群との近縁性
• Peutz-Jeghers syndrome
• Couden 病
• Gardner syndrome
• Bloch-Sulzberger syndrome（色素失調症）
• Zinsser-Cole-Engman 症候群
• 先天性血管拡張性大理石様皮斑
• 色素血管母斑症
• 青色ゴム乳首様母斑症候群
• Maffucci 症候群
• Klipper-Trenaunay-Weber 症候群
• 神経皮膚黒皮症
• 線状脂腺母斑症候群
• 表皮母斑症候群

1 結節性硬化症

■ **POINT**

● 頻度 1/6,000 の常染色体優性遺伝性の疾患．

● 全身の過誤腫，神経症状および白斑を特徴とする疾患で，症状の程度や出現時期はさまざま[1]．

● 神経症状は①脳腫瘍，②てんかん，③TSC 関連神経精神症状（TAND）を呈する．

● mammalian target of rapamycin complex 1（mTORC 1）の阻害薬（シロリムス，エベロリムス）が治療薬．

▶ **病因・病態**

　TSC1 遺伝子[2] か *TSC2*[3] 遺伝子異常の結果，遺伝子産物ハマルチン，チュ

ベリンに異常をきたし，下流の mTORC1 が恒常的に活性化し[4]，全身に過誤腫が発生すると同時に，オートファジーが抑制され，自閉症やてんかん，白斑を生じる．

▶ 全身症状

- てんかん，自閉症などの行動異常，学習障害（TAND）を高頻度に認める．
- 腎などに多発性の血管筋脂肪腫，囊腫が好発．時に腎癌．
- 肺のリンパ脈管筋腫症（LAM），micronodular multifocal type 2 pneumocyte hyperplasia（MMPH）をしばしば認める．LAM は女性に多い．
- 多発性の網膜過誤腫．
- 心臓の多発性の横紋筋腫は胎児期に出現するが，自然消退する．
- 歯のエナメル小窩が多発（3 個以上）．
- 脳 MRI で，皮質結節または放射状大脳白質神経細胞移動線や脳室周囲に上衣下結節の多発を認める．時に増大し，腫瘍径が 1 cm を超える上衣下巨細胞性星細胞腫を認める．
- 網膜の多発性結節性過誤腫

▶ 皮膚症状

- 葉状白斑は生下時や生後早期に認め，多発（長径 5 mm 以上，3 個以上）．
- 3 個以上の顔面の血管線維腫 図1 を認める．
- シャグリンパッチとよばれる結合織母斑を認める．腰部，大腿外側に好発，小さなものは全身に散在．
- 爪の線維腫は 10 歳代以降で出現．爪下，爪上，爪周囲に出現．初期は爪の溝として認めることもある．
- 紙吹雪様の小白斑の多発．
- 先が広がった軟線維腫/スキンタッグ（モルスクムペンドウールム）の多発，ガチョウの肌様の皮疹，歯肉や口腔内の線維腫，粉瘤も多発．

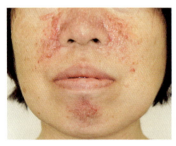

図1 結節性硬化症の顔面の血管線維腫

▶ 診断

第 2 回の TSC の clinical consensus conference で批准された，新規の

診断基準[5] を用いる.

▶ 鑑別診断

- 顔面の血管線維腫は，multiple endcline neoplassia type 1（MEN1）や Birt-Hogg-Dube syndrome（BHD）との鑑別を要する.
- シャグリンパッチは，家族性のコラーゲノーマや eruptive collagenoma, MEN1, Cowden 症候群との鑑別が必要となる.
- 小白斑は老人性白斑と異なり早期より出現.

▶ 皮膚病変の治療

- 顔面の血管線維腫にはレーザー治療や外科的切除.
- 皮膚症状に対して承認されているものではないが，腎や肺の病変に対して使用される mTORC1 阻害薬は皮膚病変にも有効. ただし，内服中止で皮疹が再燃.
- 副作用を軽減のためにラパマイシンの外用薬が開発され，2018 年 3 月に承認された.

2 神経線維腫症 I 型 （レックリングハウゼン病）

■ POINT

- 頻度 3/10,000 の常染色体優性遺伝性疾患.
- 全身の神経線維腫と色素斑（カフェオレ斑，雀卵斑様色素斑），虹彩結節が主で，視神経膠腫，骨病変，血管奇形を合併.
- 褐色細胞腫，GIST（gastrointestinal stromal tumor）の合併も多い.

▶ 病因・病態

17 番染色体上の *NF1* 遺伝子の異常[6] による neurofibromin の異常で，Ras-MAPK 系, PI3K-Akt-mTOR シグナル伝達系が恒常的に活性化され，全身に腫瘍を生じる.

▶ 診断

NIH（National Institution of Health）の診断基準やそれに準じた日本皮膚科学会の診断基準[7] を用いる.

▶ 全身症状

- 脊髄の神経線維腫による知覚，運動神経の障害. 視神経膠腫.
- 先天性頸骨偽関節症，下腿骨の彎曲，易骨折性と偽関節，脊椎変形などの骨異常.
- 30％ほどに注意欠陥/多動症や学習障害を認める.
- GIST（gastrointestinal stroma tumor）の随伴頻度が高く，c-Kit 陰性が多い.
- 虹彩結節は高頻度に認められ，診断に役立つ.

- MRI で小脳・脳幹・基底核などに UBO (unidentified bright object) が認められる.
- 褐色細胞腫の合併.

▶ 皮膚症状 図2

- 皮膚の神経線維腫は 5〜20 mm 程度の常色の軟腫瘤で,皮下にできると紫紅色のヘルニア様の斑として認められる (blue-red macules).
- 蔓状神経線維腫 (nodular plexiform neurofibroma) は,末梢神経の神経周膜の中に発生した神経線維腫で,数珠状に連なる,皮下の固い紡錘形の腫瘤で,しばしば圧痛を呈する.
- びまん性神経線維腫 (diffuse plexiform neurofibroma) は血管が豊富で,血腫や出血を起こす.
- MPNST (悪性末梢神経鞘腫) は急速に増大する固い腫瘍で,痛み,紅色調を呈すし,悪性度が高く予後不良.
- カフェオレ斑は,出生時から1歳頃までに出現.
- 小レックリングハウゼン斑は年齢とともに新生増加し,腋窩や鼠径部に多い (axillary freckling).
- 有毛性褐青色斑は径3 cm 程度の円から楕円形の褐青色斑で,硬毛を伴う.
- 貧血母斑が高頻度に認められる.
- 若年性黄色肉芽腫の合併頻度が高い.通常自然消退する.

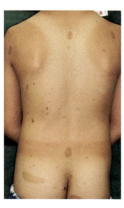

図2 神経線維腫症Ⅰ型

▶ 鑑別診断

- Legius 症候群は NF1 に類似するが神経線維腫は出現しない.
- McCune-Albright 症候群,神経線維腫症Ⅱ型でもカフェオレ斑が出現.
- ベッカー (Becker) 母斑,扁平母斑は斑のみ.

▶ 治療

- 色素斑に対するレーザー治療は再発が多く効果は一定していない.
- 神経線維腫に対しては,外科療法が主.最近分子標的薬の臨床試験が進行中.
- MPNST は,早期切除が第一.確立された治療法はない.

3 伊藤白斑

■ POINT
- Blaschko 線に沿って生じる,両側性/変則性の不完全脱色素斑.
- 神経系や筋骨格系の異常や,その他の先天性疾患を伴うことが多い.
- 生下時/出生早期より出現し,生涯変化しないとされる.

▶ 病因・病態

さまざまな染色体や,色に関する遺伝子の異常の遺伝的モザイク.

▶ 診断

特徴的な臨床症状,随伴症状より診断.Ruitz-Maldonado の診断基準[8] がある.

▶ 臨床症状 図3

- 生下時や出生早期より認められる,Blaschko 線に沿った不完全脱色素斑.
- さまざまな,神経系や筋骨格系の異常や,その他の先天性疾患の合併.
- 染色体や色に関する遺伝子異常のモザイク.

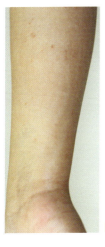

図3 伊藤白斑

▶ 鑑別診断

- 脱色素性母斑は片側性で，随伴症状を伴わない.
- 尋常性白斑は後天性で，完全脱色素斑で，辺縁の色素増強を認める.

▶ 治療

- 脱色素斑に対してはなし. 随伴症状の治療が重要.

文献

1) Wataya-Kaneda M, Tanaka M, Hamasaki T, et al. Trends in the prevalence of tuberous sclerosis complex manifestations: an epidemiological study of 166 Japanese patients. PLoS One. 2013; 8: e63910.

2) van Slegtenhorst M, de Hoogt R, Hermans C, et al. Identification of the tuberous sclerosis gene *TSC1* on chromosome 9q34. Science. 1997; 277: 805-8.

3) The Europian chromosome 16 Tuberous Sclerosis Consortium. Identification and characterization of tuberous sclerosis gene on chromosome 16. Cell. 1993; 75: 1305-15.

4) Inoki K, Li Y, Zhu T, et al. TSC2 is phosphorylated and inhibited by Akt and suppresses mTOR signalling. Nat Cell Biol. 2002; 4: 648-57.

5) Northrup H, Krueger DA, International Tuberous Sclerosis Complex Consensus Group. Tuberous sclerosis complex diagnostic criteria update: recommendations of the 2012 Iinternational Tuberous Sclerosis Complex Consensus Conference. Pediatr Neurol. 2013; 49: 243-54.

6) Xu GF, Lin B, Tanaka K, et al. The catalytic domain of the neurofibromatosis type 1 gene product stimulate *ras* GTPase and complements *ira* mutation of S. cerevisiae. Cell. 1990; 63: 835-41.

7) 吉田雄一, 久保田由美子, 金田眞理, 他. 神経線維腫症Ⅰ型（レックリングハウゼン病）の診断基準および治療ガイドライン. 日皮会誌. 2008; 118: 1657-66.

8) Ruiz-Maldonado R, Toussaint S, Tamayo L, et al. Hypomelanosis of Ito: diagnostic criteria and report of 41 cases. Pediatr Dermatol. 1992; 9: 1-10.

〈金田眞理〉

XIII しばしば遭遇する良性腫瘍・嚢腫

1 ▶ 良性腫瘍・嚢腫

1 脂漏性角化症（同義語：老人性疣贅）

■ POINT
- 一種の加齢変化である．特に顔面に多く発生する茶褐色ないしは黒色の角化性丘疹から結節である．
- 悪性化することはなく経過観察とされることが多いが，自然消退することもない．
- 急激に多発し，かゆみが強い時は内臓悪性腫瘍の合併の可能性がある（レーザー・トレラ［Leser-Trélat］徴候）．

▶ 臨床像

- 顔面が好発部位であるが，体中のどこにでも発生する．多くは高齢者にみられるが 20 歳代でも生じることがある．円形ないしは楕円形の丘疹，結節で色は茶褐色，黒色である 図1．大きさは 2〜3 mm から数 cm に及ぶ．表面は角化傾向が強く，ぼろぼろと脱落することもあるが，完全になくなることはない．

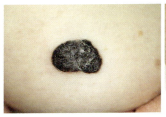

図1a 54 歳，女性．胸部の脂漏性角化症

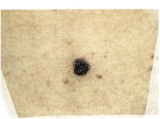

図1b 78 歳，男性．腹部の脂漏性角化症

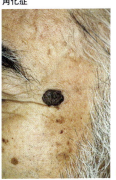

図1c 69 歳，男性．顔面の脂漏性角化症

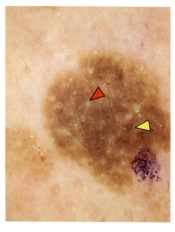

図2 脂漏性角化症のダーモスコピー像
◁ : comedo-like openings
◁ : milia-like cysts

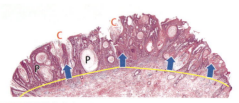

図3 脂漏性角化症の病理組織像
表皮基底層から上方への角化細胞の増殖である（↑）．P：偽角質囊腫（pseudohorn cysts）ダーモスコピーでは milia-like cyst として観察される．C：偽角質囊腫が皮表に開口したところ．ダーモスコピーでは comedo-like openings として観察される．

- 多くは視診のみで診断がつくが，ダーモスコピーで fingerprint-like structure，comedo-like openings，milia-like cysts などの所見があれば診断は確実となる 図2．かゆみを訴える患者も多い．

▶ 病理組織所見

- 基底細胞や有棘細胞が表皮内で増殖し，上方に盛り上がる形をとる 図3．基底層から真皮方向への増殖がみられないのが最も大きな特徴である．腫瘍内には偽角質囊腫がみられる．細胞の異型性や核分裂像はみられない．
- 鑑別診断としては基底細胞癌，ボーエン病，有棘細胞癌，ケラトアカントーマなどがある．

▶ 治療

- 一種の加齢変化であり，積極的に治療を行う疾患ではない．ただし，かゆみ

XIII しばしば遭遇する良性腫瘍・嚢腫

が強い場合や整容的に問題となるときは治療の対象となる．ある程度の大きさがあり，個数が少ない場合は局所麻酔下に通常の良性腫瘍摘出術を行う．
- 小さく多発する場合はいほ冷凍凝固法や炭酸ガスレーザーによる焼灼も簡便で有効な方法と考えられる（炭酸ガスレーザーの項参照）．摘出は希望されないがかゆみを訴える場合にはステロイドホルモン製剤の外用も効果がある．プラセボ効果かもしれないが，満足される患者も多い．

処方例 キンダベート®軟膏

▶ Leser–Trélat 徴候

- 脂漏性角化症が急激に多発し，強いかゆみを伴うときは内臓悪性腫瘍，特に胃癌を合併することが多いと成書に記載されている．しかし，どれだけの期間にどれくらいの個数の脂漏性角化症が生じた場合という定義はなく，疑問視する論文もある[1]．

One Point Advice

臨床像から診断は容易であり経過観察とされることがほとんどである．しかし，脂漏性角化症に接して，あるいは脂漏性角化症内に基底細胞癌やボーエン病が発生することが稀にある．視診のみでなく，ダーモスコピー観察も必ず行って，怪しい所見があれば積極的に皮膚生検を行うことも必要である．

2 表皮嚢腫

■ POINT

- 顔面や背部に好発する皮下腫瘤である．表面がなだらかに盛り上がることが多い．若年者から高齢者まで幅広くみられる．
- 病理組織学的には数層の上皮細胞で裏打ちされたカプセル様構造で，内部は角質で充満されている．
- 良性腫瘍であり放置してもよいが，特に大きい場合には（数 cm 以上）有棘細胞癌の発生母地となることもある．

▶ 臨床像

- 顔面から頸部，耳介，背部などに好発する皮下腫瘤である．
- 大きさは数 mm から 1 cm 程度が多く，表面は皮膚色である **図4**．臀部の場合は数 cm に成長することが多い．表面はなだらかに盛り上がり，中央に黒点状の開口部が観察されることもある．圧迫すると内部から角質が排出され悪臭がある．
- 放置していても，何の変化もないことが多いが，時に発赤・腫脹を伴った炎症性表皮嚢腫となることもある．粉瘤という用語でよばれることもあるが，病理組織学的には表皮嚢腫の方が妥当である．

JCOPY 498-06364

281

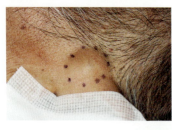

図4 48歳, 男性. 項部の表皮嚢腫

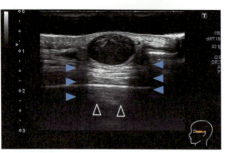

図5 表皮嚢腫の超音波像
嚢腫は明瞭な壁に囲まれ, 低エコーで不均一である.
側方陰影 (▲), 後方エコーの増強 (△) がみられる.

▶ 超音波検査所見

- 多くは臨床像のみで診断がつくことが多いが, 超音波検査が有用なことがある. 超音波検査では内部は低エコーで境界明瞭な円形ないしは類円形の腫瘤として観察され, 腫瘤下方の後方エコーの増強, 側方に側方陰影がみられる 図5 .
- 皮膚科領域では, 近年, 超音波検査の有用性がしばしば報告されており鑑別診断を行う上でも, 超音波検査は習熟する必要がある.

▶ 病理組織所見

- 重層扁平上皮で囲まれた嚢腫構造で内部は層状の角質で充満されている.
- 同様の組織構築を取る病変には trichilemmal cyst (pilar cyst) がある. 表皮嚢腫の壁が epidermal keratinization を示すのに対して, trichilemmal cyst では角化細胞が顆粒層を経ることなく角化している (trichilemmal keratinization) 図6 .

▶ 治療

- 良性腫瘍であり, 患者の希望があれば摘出する. 外用剤や内服薬で治療することはできない.

XIII しばしば遭遇する良性腫瘍・嚢腫

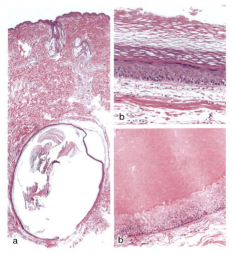

図6 表皮嚢腫の病理組織像
a) 真皮下層から脂肪織に角化細胞で裏打ちされた嚢腫構造が観察される. b) 壁は顆粒層を経て角化する epidermal keratinization である. b′) trichilemmal cyst では顆粒層がなく角化している.

- 一般的には局所麻酔下に船型の皮切から腫瘤を摘出し,埋没縫合・表皮縫合で縫縮する. しかし,この場合,長い線状の傷跡を残すこととなり,顔面の場合は時に瘢痕が目立つことにもなる. 周囲の組織との癒着がない場合にはくりぬき法が推奨されている.

One Point Advice

表皮嚢腫はきわめて頻度の高い疾患である. 良性腫瘍であり経過観察としてもよいが,何度も炎症を繰り返す場合や,整容的に患者の QOL を著しくそこなう場合もある. 患者の立場に立って最善の治療を行うのが肝要である.

3 皮膚線維腫

■ POINT
- 直径 1 cm 程度の茶褐色結節で皮膚表面からわずかに隆起している.
- かゆみを伴うことが多い.
- 鑑別診断として隆起性皮膚線維肉腫がある.

▶ 臨床像
- 成人の四肢に好発し,数 mm から 1 cm 程度の大きさで,茶褐色の皮表よりわずかに隆起した結節である 図7 .かゆみや痛みを訴える患者がいる.虫刺症が原因となることも多い.表皮とは癒着しているが下床とは可動性がある.
- ダーモスコピーでは中央部が白色調,周辺部に繊細な色素ネットワークが観察される.
- 多発する場合は膠原病や水疱症の合併の可能性もあるので検索する.

▶ 病理組織所見
- 表皮はある程度肥厚し,基底層のメラニンの増生が観察され,病変の色調を反映している.病変の主座は真皮で組織球,膠原線維,線維芽細胞の増生からなる 図8a 図8b 図8c .
- 組織球の増生が主なものは cellular type（または組織球腫）,膠原線維,線維芽細胞が組織の大部分を占めるものは fibrous type とよばれる.
- その他,組織学的亜型として種々の名称が用いられることもある（たとえば aneurysmal benign fibrous histiocytoma, atypical benign fibrous histiocytoma など）.しかし,それらの症例の一部には通常の基本的組織構築も観察され,同一病変の phase の違いをみている可能性もある[2].

▶ 治療
- 手術的治療しかない.

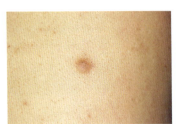

図7 32歳,女性.背部の皮膚線維腫

XIII しばしば遭遇する良性腫瘍・嚢腫

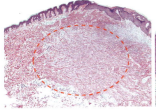

図 8a 病理組織像（弱拡大）
真皮中，下層に膠原線維の増殖巣が観察される

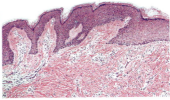

図 8b 強拡大像
表皮は肥厚し，メラノサイトの増数もみられる．基底層のメラニンは増強している．

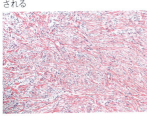

図 8c 膠原線維，線維芽細胞の錯綜状，束状の増殖像が観察される．

One Point Advice

症状もなく，小さいので受診する患者は少ないが，診察に当たっては丁寧な病状説明が必要である．隆起性皮膚線維肉腫との鑑別は重要で，必要なら皮膚生検も行う．

4 粘液嚢腫

POINT

- 指趾粘液嚢腫と口腔粘液嚢腫に分類される．
- 指趾粘液嚢腫は関節と関連することもあり，整形外科での治療が必要である．
- 口腔粘液嚢腫は病変につながる小唾液腺を合併切除する必要があり，嚢腫のみの切除では再発することが多い．

■指趾粘液嚢腫

- 指趾末梢に生じる水疱様ないしは疣贅様を呈する偽嚢腫である 図 9 ．
- 臨床的には数 mm 程度のドーム状丘疹である．18 ゲージ針などで穿刺することでゼリー状物質が排出され，診断は容易である．関節と関連性のない myxomatous type と，関連性のある ganglion type に分類される．後者は変形性関節症や骨棘の合併があり整形外科的加療が必要なこともあるが，臨床像から鑑別することは困難である．
- myxomatous type の治療として，内容物の圧迫除去やステロイドの局注も行われるが，再発率は高い．外科的摘出術も行われるが皮膚に余裕のない部

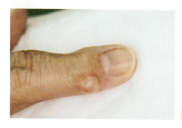

図9 63歳，女性．指趾粘液嚢腫

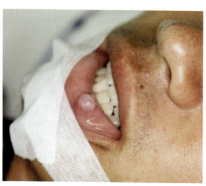

図10 18歳，男性．口腔粘液嚢腫

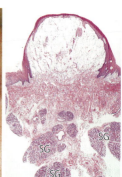

図11 粘液嚢腫の病理組織像
腫瘍本体は上皮直下にあり，嚢腫壁に上皮成分を欠く偽嚢腫であり，"粘液の海"様である．嚢腫に関連する小唾液腺（salivary gland: SG）も合併切除されている．

位であり単純縫縮が困難な場合もある．ganglion type は整形外科にコンサルトする．

■口腔粘液嚢腫
- 口腔内，特に下口唇に多く発症するドーム状偽嚢腫である 図10．
- 水疱様に内部が透見される場合が多い．大きさは数 mm から 1 cm 程度が多い．自覚症状はない．病因として自己咬傷などによって唾液腺の導管が損傷し組織内に唾液が漏出することによる肉芽腫反応が類推されている．
- 手術治療しかないが，摘出時に透明なカエルの卵様の小唾液腺が確認されるので合併切除しておく 図11．そうしないと再発する可能性が高い．

One Point Advice

指趾粘液囊腫は穿刺排液を続けることで癒着治癒することもあるので，まずは保存的加療を続ける．痛みがあったり，再発を繰り返すときは整形外科にコンサルトする．
口腔粘液囊腫は下床の小唾液腺を合併切除すれば再発もなく容易に治療できる．

5 脂肪腫

POINT

- 最も多い軟部組織腫瘍で成熟した脂肪細胞からなる．
- 背部は好発部位で，巨大化することもあり脂肪肉腫との鑑別が重要である．

▶ 臨床像

- 中高年に多く発生し，背部（特に肩甲骨部），頸部，上腕部，大腿部に好発する．皮下の柔らかい腫瘤で皮表より緩やかに隆起する 図12．
- 大きさは数 cm からみられるが 10 cm を超える巨大なものもある．多くは単発であるが，多発する場合はびまん性脂肪腫症（2 歳以下の小児），良性対側性脂肪腫症を検討する．
- 後者は中年男性に好発しアルコール多飲に関連する．

▶ 画像検査

- CT では正常の脂肪織と同じ CT 値を示すこと，MRI では T1，T2 で正常脂肪織と同じ高信号を呈することで診断される．ただし，周囲の正常脂肪組織との境界が明らかにならず，腫瘍はないと判断されることもある．
- 超音波検査では全体として楕円形の形態をとり，内部に脂肪隔壁を表現した網目状の高エコー像がみられる．腫瘍の下方は等エコーを示す 図13．

▶ 病理組織像

- 線維性皮膜で囲まれた内部は，偏在した小型の核を有する正常脂肪細胞で充満している 図14．脂肪細胞以外の成分が多い時には，血管脂肪腫 図15 や線維脂肪腫などの亜型でよばれる．脂肪細胞の形態的亜型として，紡錘細胞

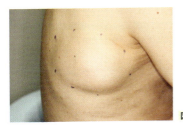

図12 66歳，男性．背部の脂肪腫

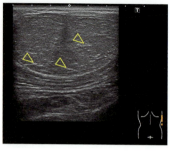

図 13 脂肪腫の超音波像
正常脂肪組織と等エコーの腫瘤で，内部に脂肪隔壁を反映した高エコー像がみられる（△）．腫瘍の後方は腫瘍と等エコーである．

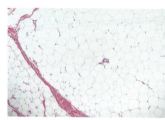

図 14 脂肪腫の病理組織像
成熟した脂肪細胞が充満している．

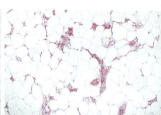

図 15 血管脂肪腫の病理組織像
成熟脂肪細胞に混じって，多数の血管構造が観察される．

脂肪腫，多形性細胞脂肪腫がある．

▶治療

- 良性腫瘍として経過観察でよいが，緩徐に拡大して巨大化することもあり外科的切除を考慮すべきかもしれない．

One Point Advice
日常診療でしばしば遭遇する良性腫瘍である．放置してもよいが，時に巨大化して再診されることもあり，十分な説明が必要である．

6 毛母腫（同義語：石灰化上皮腫）

■POINT
- 小児に好発する腫瘍で，石様硬の皮内または皮下腫瘤である．
- 顔面や上腕が好発部位である．
- 病理組織学的に，石灰沈着，陰影細胞，好塩基性細胞から構成される．

▶臨床像

- 小児で石様に硬い皮下腫瘤をみたら，まずこの疾患を考える．皮内ないしは

XIII しばしば遭遇する良性腫瘍・嚢腫

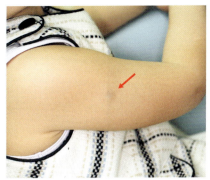

図 16　4歳，女児．右上腕の石灰化上皮腫
青く透見され，皮表よりわずかに盛り上がっている．

皮下に硬い木の棒が刺さっているようにも触知する．皮膚色ないし青く透見され，可動性は良好である **図16** ．圧痛がある．
　しかし，若年者特有の疾患ではなく成人や高齢者にもみつかるので注意をする必要がある．

- 大きさは1 cm前後のものが最も多い．稀に水疱様外観を呈するものがある[3]．

▶ 超音波検査所見

- 内部が不均一なエコー領域の中に，石灰沈着を反映して点状の高エコー像がみられる．腫瘤の後方はエコーが石灰沈着に跳ね返されて侵入できず黒色になる（音響陰影 acoustic shadow） **図17** ．

▶ 病理組織像

- 腫瘍は真皮ないし皮下脂肪織内にあり，境界明瞭な結節病変である．構成する細胞は毛母細胞に類似する好塩基性細胞と核が抜けた好酸性の細胞（shadow cell）からなり，これらの移行部に核の濃縮した移行細胞もみられる．間質には石灰沈着や異物巨細胞が観察される **図18a** **図18b** ．

▶ 治療

- 手術しかない．

One Point Advice

小児で硬い皮下腫瘤に遭遇したら，まずはこの疾患を疑い超音波検査で確認する．中・高年者では非特異的な臨床像を呈することもあるので，臨床像のみで判断できない．いずれにしても超音波検査が有用な疾患である．

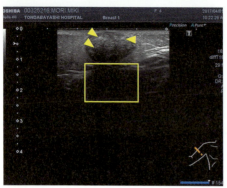

図 17 毛母腫の超音波像
内部が不均一な低エコー領域の中に，高エコー像がみられる（△）．腫瘤の下方は黒色になる（音響陰影 acoustic shadow）．

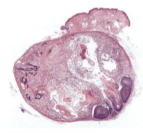 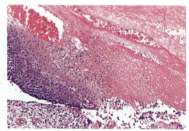

図 18a 毛母腫の組織像
皮下脂肪組織内に境界明瞭な腫瘍結節がみられる．左側に青紫色の石灰化像が，右下方に好塩基性細胞が観察される．

図 18b （拡大像）
左から好塩基性細胞，移行細胞，核の抜けた陰影細胞（shadow cell）．

文献

1) Rampen HJ, Schwengle LE. The sign of Leser-Trélat: does it exist? J Am Acad Dermatol. 1989; 21: 50-5.
2) 福永真治．線維，線維組織球性および組織球性腫瘍 1 良性腫瘍および腫瘍性病変．In: 真鍋俊明，清水道生，編．腫瘍病理鑑別診断アトラス 皮膚腫瘍Ⅰ．初版．東京：文光堂；2010．p.188-94．
3) 中川浩一．Your Diagnosis! 毛母腫（水疱様外観を呈した 1 例）：Visual Dermatology. 2013; 12: 550-2.

〈中川浩一〉

XIII しばしば遭遇する良性腫瘍・嚢腫

2 ▶ 美容的に気になる良性腫瘍

■ POINT
- 美容的に気になる良性腫瘍として，スキンタッグ，稗粒腫，脂腺増殖症，眼瞼黄色腫，汗管腫などがある（この順に治療は難しくなる）．
- 汗管腫，稗粒腫，脂腺増殖症は臨床で鑑別に悩むことがある．ダーモスコピーが診断に役立つ．
- レーザー（炭酸ガスレーザー，エルビウムヤグレーザーなど），高周波ラジオ波メス（サージトロン）を用いた治療でいずれの良性腫瘍も改善が見込まれる．レーザーなどの医療機器に慣れることが必要不可欠．

1 スキンタッグ

- 中年以降に生じる頸部に生じた半米粒大までの小丘疹で，一部は有茎性．
- 大部分は老人性疣贅，一部は軟性線維腫である．

▶ 治療

- 冷凍凝固療法は炎症後色素沈着を生じやすいので経験が必要．
- レーザー治療が無難である．
- 有茎性のものは眼科剪刃による切除，サージトロンでの切開でもよい．

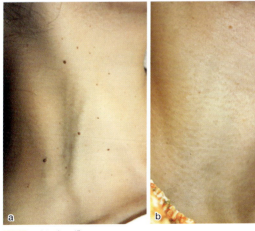

図1 スキンタッグ
a) 右頸スキンタッグ．b) エルビウムヤグレーザー治療後

2 稗粒腫

- 顔に多発することが多い帽針頭大の黄白色の小丘疹.
- 軟毛の漏斗部の貯留性囊胞である. 瘢痕より続発するものもある.
- 自然退縮するものもある.

▶ 治療

- 針で小孔をあけて内容物を圧出する治療が一般的だが再発しやすい.
- レーザーで丘疹を蒸散してもよい. 大きな稗粒腫は 1〜2 mm トレパンを用いてくり抜くと確実に取れる.

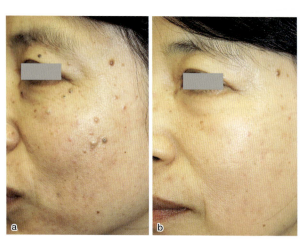

図 2 稗粒腫
a) 稗粒腫. b) トレパン治療後

3 脂腺増殖症

- 中年以降に前額・側頭・頬・鼻などに生じる米粒大〜小豆大の淡い黄色の中心臍窩を有する扁平丘疹. 多発することが多い.
- 病理組織検査で多数の肥大脂腺分葉が房状に集合.
- ダーモスコピーで黄色の房状構造と血管拡張が特徴.

▶ 治療

- レーザー, サージトロンで扁平丘疹を蒸散する. 深くまで蒸散すると陥凹が残ることがあるので注意する. 平らに蒸散して, バイポーラで脂肪粒を凝固するとよい.

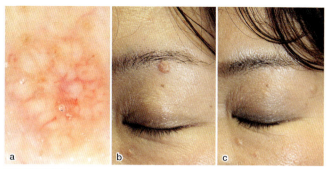

図3 脂腺増殖症
a) ダーモスコピー像, b) 脂腺増殖症, c) エルビウムヤグレーザー治療後

4 眼瞼黄色腫

- 中年女性に生じることが多い眼瞼中枢側の黄白色の扁平に隆起した局面.
- 両側ときに片側に生じる. 良性腫瘍ではなく脂質代謝異常症に分類される.
- 局所代謝異常により生ずる. 血清脂質を測り, 家族性高コレステロール血性黄色腫を鑑別する. 大きくなると黄白色局面が上眼瞼から下眼瞼までつながることがあり, 美容的に問題となりやすい.

▶ 治療

- 良性腫瘍ではなく局所代謝異常なので治療しても再発することが多い.

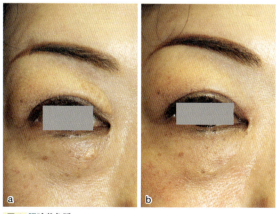

図4 眼瞼黄色腫
a) 眼瞼黄色腫, b) エルビウムヤグレーザー治療後

- 根治よりはコントロールを念頭に治療する.
- レーザー，サージトロンで黄白色局面の周囲も含めて広く局面を蒸散するが，眼輪筋まで蒸散すると瘢痕治癒となるので注意する．蒸散の過程で黄色の粒が残存していても創傷治癒の過程で正常な皮膚色に治ることを多数経験している．

5 汗管腫

- 思春期以降の女性の下眼瞼に好発するエクリン汗管の限局性増殖である．眼瞼に 1～2 mm 大の丘疹が多発するため，美容的に気にされる女性患者が多い．
- 汗管腫は稗粒腫，老人性疣贅，老人性脂腺増殖症，エクリン汗嚢腫と鑑別が困難なことがある．診断に悩んだ時は皮膚生検することが重要である．
- 汗管腫は臨床形態によって丘疹が独立したものと丘疹が集簇したものがある．

▶ 治療

- 汗管腫は丘疹が独立していれば 1～2 mm 生検トレパンによる摘出と縫縮術も可．集簇した症例はレーザー治療が有効．2～4 mm の範囲を一定の間隔でまびくようにレーザー焼灼することを繰り返すとよい[1]．
- レーザーで治療する際に大切なことは，適切な深さで焼灼することである．眼瞼の汗管腫では眼輪筋が露出するまでレーザーで組織を蒸散するのは過剰であり，瘢痕を残すこととなる．蒸散は真皮中層までの深さに留めると治療後の瘢痕が目立たない．

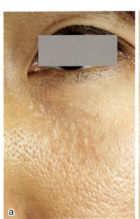 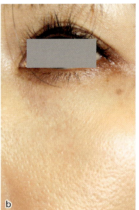

図 5 汗管腫
a) 汗管腫, b) エルビウムヤグレーザー治療後

XIII しばしば遭遇する良性腫瘍・囊腫

One Point Advice

顔に生じる皮膚良性腫瘍は美容的に気になることが多い.

皮膚良性腫瘍の治療は傷跡が目立たないように治すことが重要なポイント.

レーザー機器を使いこなすことにより傷跡が少ない治療が可能である.

汗管腫, 眼瞼黄色腫は病変が小さい早期に治療したほうがよい.

術後の創管理も大切である. 可能な限りハイドロコロイド製剤を用いた閉鎖保
存療法を行うとよい.

文献

1) Kitano Y. Erbium YAG laser treatment of periorbital syringomas by using
the multiple ovoid-shape ablation method. J Cosmet Laser Ther. 2016;
18: 280-5.

〈柴田真一〉

3 ▶ 良性脈管性腫瘍・脈管形成異常

■POINT

- 血管腫・脈管形成異常を診る際に最も重要なことは，それらがどのように成立したものかを正確に解釈し，それらの生物学と自然史を理解したうえで，時期を逸することなく正しく対処することである．
- しばしば診療科横断的に1人の患者さんを診ていくことが要求される．

ISSVA (the international society for the study of vascular anomalies) 分類により，脈管異常は，(a) 脈管を構成している細胞そのものが増殖した病変である脈管系腫瘍（良性群・境界群・悪性群に分類）と，(b) 管腔構造の異常を本態とする脈管奇形とに2大別され，診断・治療方針策定に役立つものとなっている．

1 乳児血管腫 図1

- 胎盤絨毛膜の微小血管を構成する細胞と類似した，GLUT-1陽性の毛細血管内皮細胞が増殖した腫瘍である．イチゴ状血管腫と同義であるが，腫瘍が皮下に存在する場合は青色調に透見され，イチゴ状とはならない．
- 増殖期・退縮期・消失期の自然史をもち，局面・腫瘤・皮下腫瘤の各臨床像を呈する．5-7-9の法則があり，5歳までに50%，7歳までに70%，9歳までに90%が消退する．存在部位や性状によっては wait-and-see policy の方針で経過を追う．児のQ.O.L., 整容面も鑑みプロプラノロール内服療法を行う．
- とくに alarming / life-threatening hemangioma ―（ⅰ）気道閉塞・視力障害・哺乳障害・難聴などをきたすリスクを有する病変，(ⅱ) 顔面などの大きな病変（整容上の問題 図2），(ⅲ) 潰瘍形成症例など―に対しては，時期を逸することなくプロプラノロール内服療法（プロプラノロールとして1

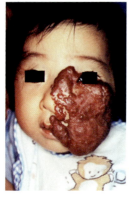

図1 乳児血管腫
ステロイド薬の内服が著効した．

XIII しばしば遭遇する良性腫瘍・嚢腫

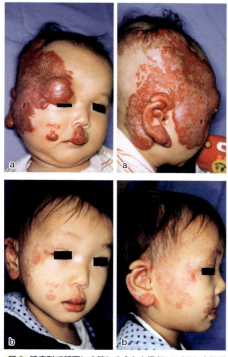

図2 腫瘤型で顔面に広範にみられた児(PHACES 症候群の合併はない)に対して行ったプロプラノロール内服療法
11 カ月間, プロプラノロール内服療法を行った. a が投与前, b が投与中止後, wait-and-see policy に切り替えて, 経過をみている臨床像である.

日 1 mg/kg を 2 回に分け開始, 2 日以上の間隔を空け 1 mg/kg ずつ増量, 1 日 3 mg/kg(適宜減量)を維持量として投与, 低血圧・低血糖・気管支痙攣・高 K 血症・無顆粒球症などの副作用に充分留意する), あるいはステロイド内服療法を行う.
- 色素レーザーは, 腫瘤型や急激な増大を示すものに対しての有効性は乏しく, 最後に残った表面の血管拡張に対しては有効である.

2 房状血管腫 図3

- 良性脈管系腫瘍に属し, 多くは 5 歳までに生じる. 種々の臨床型(湿潤性局面 [図3] 硬結・皮下腫瘍)があり, 多汗・熱感・多毛・疼痛を伴う.
- GLUT1 陰性の血管内皮細胞と周皮細胞が集合した砲弾様結節状増殖が, 胞巣内の小空隙状管腔形成, 辺縁の管腔/組織間隙への赤血球溢出, 胞巣外の拡

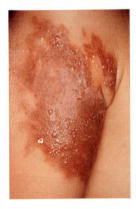

図3 房状血管腫
局面型. 汗が滴っている.

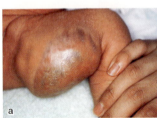 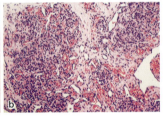

図4 DIC/KMPをきたした房状血管腫の臨床と病理
a) 左大腿の真皮全層から筋層内に及ぶ硬い腫瘤. b) 血管内皮細胞の集簇した砲弾様の結節状増殖が空隙状管腔形成・赤血球溢出とともにみられる.

張リンパ管とともにみられ **図4b**, 本症は血管内皮・リンパ管内皮(Prox-1陽性)両者のlineageの性質を持った幹細胞に由来する腫瘍とされる.
- 1歳未満発症の小型のものは自然に消褪するものも多く, 経過観察が1つの指針となるが, 大型(径5 cm以上)のものはKasabach-Merritt現象(KMP)の原因となり得るため, 慎重な対応を要す **図4a**. KMPを発症した際には, 幅広い臨床スペクトラムのそれぞれに対応したKMPの治療にあたる.

3 毛細血管奇形 図5

- 毛細血管のネットワークにおける低流速性・血管拡張性の病変である. Port-Wine母斑と同義である.
- 境界明瞭な紫赤色斑であるが, 血管拡張性肉芽腫に似た小結節が局面内に小児期に生じたり, 長じて全体, あるいはある領域が腫瘤状になることがある (結合組織増生・動静脈吻合を伴う **図6**).
- Sturge-Weber症候群(三叉神経1/2枝領域の毛細血管奇形+脳内の軟膜血管奇形+眼血管病変・緑内障: *GNAQ*の体細胞モザイク変異 **図5**, **図6**や, Klippel-Trenaunay症候群・巨脳症毛細血管奇形多小脳回症候群

XIII しばしば遭遇する良性腫瘍・囊腫

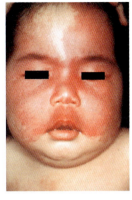

図5 毛細血管奇形
Port-Wine 母斑・顔面の両側に及ぶ．Sturge-Weber 症候群を合併．

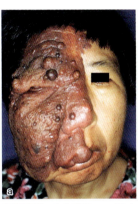
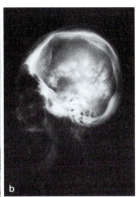

図6 肥大，および Sturge-Weber 症候群を呈した毛細血管奇形
a）臨床像．b）skull X-P: "tram-tracks" gyriform calcification —皮質の石灰化を示す所見である．

など，さまざまな関連症候群を形成する．
- Port-Wine 母斑にはパルス可変式色素レーザーが，肥大した腫瘤性病変に対しては切除・植皮術が第1選択となる．関連症候群ではそれぞれの症状に対する対症療法が診療科横断的に行われる．

4 静脈奇形 図7，図8

- 血管内皮を伴わない dysplastic vessel で，vasculogenesis の過程で，*TIE2* の体細胞変異のため血管平滑筋層の低形成をきたし，不規則に拡張した静脈が現れ，さらに血液貯留性に，静脈腔のいびつな拡大が顕著になった低流速型の血液貯留性の病変である．
- 慢性的な病変腔内の血液鬱滞は凝固系の亢進を生じ，D-dimer 上昇をきた

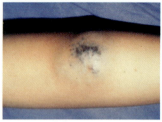
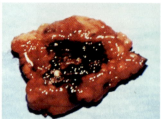

図7 静脈形成異常
割面に静脈結石がみられる．

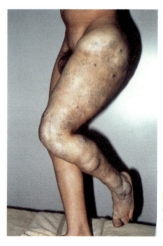

図8 静脈奇形が筋層内を占拠した症例
diffuse extensive type- venous malformation—圧迫療法は LIC の予防のために必要である．

す．局所性血管内凝固症候群（localized intravascular coagulopathy：LIC）とよぶ．
- 血栓形成・静脈結石形成も頻発する 図7 ．原因となる血液貯留を減少させるため，圧迫療法は重要である．
- 治療の主体は切除（限局性病変は切除により治癒せしめうる）と硬化療法である．病変の消失が期待できなくとも，症状の緩和を目指して硬化療法を繰り返し行う．

5 グロムス静脈奇形 図9

- 局面型・播種状など，種々の phenotype を呈し，また臨床像も MRI などの画像診断所見も静脈奇形と酷似するため，しばしば静脈奇形と誤診される脈管奇形である．glomangioma とほぼ同義である．
- 組織学的に venous-like channel が glomus cell で囲まれることを確認し

XIII しばしば遭遇する良性腫瘍・嚢腫

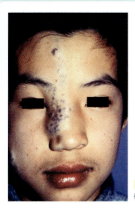

図9 グロムス静脈形成異常
切除が可能であった.

て診断する.
- スキップ状・播種状の形態を呈するもの,局面状を呈するもの(ときに病変は筋層内にまで及ぶ)などさまざまであるが,外科的切除が可能なものが多い.
- 48kD の FK506-binding protein 関連タンパクで c-Met とも相互作用する *Glomulin*(*GLMN*)の変異により,グロムス静脈奇形が誘導される.

6 動静脈奇形 図10

- 病変内に,1つから多数の動静脈シャントと拡張・蛇行した動静脈を有する,高流速型の血管奇形である.温かく汗ばんだ拍動性の腫瘤と周囲の静脈怒張がよくみられる症状であるが,進行すると出血や潰瘍・疼痛・感染・機能障害をきたす.
- 動静脈奇形で,流入動脈・流出静脈の異常な吻合部が網状に絡む塊は nidus とよばれる.nidus では毛細血管床が欠損するため,末梢組織の虚血・末梢

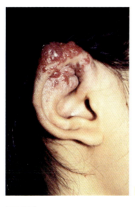

図10 動静脈奇形

静脈の圧上昇を生じ，組織破壊をきたす．
- 発生部位・病変の大きさ・症状の進行はさまざまで，Schöbinger の病期分類（Ⅰ期：静止期・Ⅱ期：拡張期・Ⅲ期：破壊期・Ⅳ期：代償不全期）が用いられる．
- Ⅲ期において，短絡血流増加に伴い，動脈虚血と静脈圧上昇といった二重の血行動態的負荷が大きくなると，病状の悪化が，目立つようになる．
- 集学的治療が行われる．圧迫療法などの保存療法に始まり，nidus に塞栓物質・硬化剤を注入しシャント血流の減少・消失を図る血管内治療，外科的切除術がなされる．

7 Milroy 病（Nonne-Milroy 症候群） 図11

- 原発性リンパ性浮腫で，染色体 5q35.3 に座位する *FLT4/VEGFR3* の変異に基づく．ミスセンス変異が多い．
- リンパ管の低形成，機能不全のため，組織間隙にリンパ液の貯留・鬱滞をきたすことによる．
- 家族性であり，生来性で下肢（足背と下腿）に好発する硬い浮腫である．片側性のことも両側性のことも 図11 ある．
- 外傷・打撲に気をつけることが大切である．装具や弾性ストッキングを用いた圧迫療法，多層包帯法によるリンパドレナージが行われる．リンパ管静脈吻合術が行われ，著効例がある．

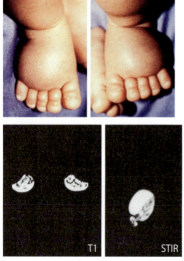

図11 Milroy 病
MRI 上，一様な T1 low・STIR high に描出された．

XIII しばしば遭遇する良性腫瘍・嚢腫

8 リンパ管奇形 図12, 図13

- 胎生期のリンパ管の発生異常に起因した,大小のリンパ嚢胞の集簇である腫瘤性病変で,頸部・縦隔・腋窩・腹腔・後腹膜内・四肢などに発生する.

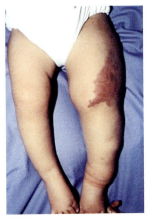

図12 リンパ管形成異常
従来呼称するところの海綿状リンパ管腫に毛細血管形成異常を合併・Klippel-Trenaunay 症候群を呈した.

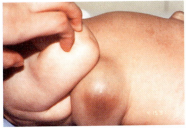

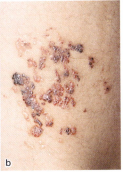

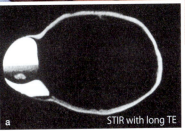

図13 いわゆる嚢腫状リンパ管腫と限局性リンパ管腫の臨床
a) 嚢腫状リンパ管腫. MRIは出血の跡も反映し, 下から血液(凝結を混じる)・血漿成分・リンパ液, と3相の分離を描出した. b) 限局性リンパ管腫. 打撲のため管腔内に赤血球を容れている.

- ISSVA分類における一般型（嚢胞型）リンパ管奇形を，従来の名称と対比して記すが，macrocystic が従来の嚢胞型，microcystic が従来の海綿状，mixed cystic が混合型リンパ管腫と同義の病態として，まとめられている．現在限局性リンパ管腫は，長期間病変が遷延した際，皮下や粘膜化の病変が表面に進展して形成された，丘疹・小結節状の小嚢腫性病変と考えられている．
- リンパ管奇形は，しばしば経過中に内部に出血・LIC や感染・急性の腫脹・蜂窩織炎をきたすため，圧迫療法を行う．
- 嚢胞型に対しては硬化療法が第1選択となる．海綿状に関してはその浸潤性分布のため硬化療法単独での有効性は低く，切除術との併用，あるいは切除術が行われる．
- シロリムスの有効例の報告がある．越婢加朮湯がしばしば用いられる．
- 限局性は多くの場合，単純切除で対応しうる．

　　1から8の全ての血管腫・脈管形成異常を診ていくにあたり，病態や病変の存在様式，経時的変化を把握するために，MRI や超音波診断，ダーモスコピーなどの画像診断は必要である．

文献

1) 倉持　朗. 乳児血管腫に対するプロプラノロール内服療法. In: 宮地良樹, 編. そこが知りたい達人が伝授する日常皮膚診療の極意と裏ワザ. 1版. 東京: 全日本病院出版会; 2016. p.344-50.
2) 倉持　朗. いま乳児血管腫をどのように捉えるべきか―プロプラノロール内服療法が導入されるにあたって―. 皮膚病診療. 2016; 38: 444-53.
3) 倉持　朗. 皮膚乳児血管腫に対するパルス色素 LASER 治療は推奨されるか？ In: 宮地良樹, 編. EBM 皮膚疾患の治療 UP-TO-DATE. 1版. 東京: 中外医学社; 2015. p.240-7.
4) 倉持　朗. 血管腫・脈管形成異常/脈管形成異常. In: 永井良三, 他編. 今日の臨床サポート. 2版. 東京: エルゼビア・ジャパン; 2015. http://clinicalsup.jp/jpoc/
5) 倉持　朗. 血管腫/脈管形成異常・Kasabach-Merritt 症候群・房状血管腫. In: 塩原哲夫, 他, 編. 今日の皮膚疾患治療指針. 4版. 東京: 医学書院; 2012. p.697-709.
6) 倉持　朗. 毛細血管奇形を伴う症候群―MCAP/PROS など―. J Visual Dermatol. 2017; 16: 244-7.
7) 倉持　朗. Sturge-Weber 症候群. 皮膚臨床. 2015; 57: 798-804.
8) 倉持　朗. 血管腫・脈管形成異常に対する画像診断の有用性. 医薬の門. 2013; 53: 234-8.
9) 倉持　朗. 血管腫・脈管形成異常, 出血性病変のダーモスコピー. 日皮会誌. 2008; 118: 2826-47.
10) 「難治性血管腫・血管奇形・リンパ管腫・リンパ管腫症および関連疾患についての調査研究」班. 血管腫・血管奇形・リンパ管奇形　診療ガイドライン 2017; 平成26-28年度厚生労働科学研究費補助金難治性疾患等政策研究事業 (難治性疾患政策研究事業).

〈倉持　朗〉

1 ▶ 基底細胞癌

■ POINT
- 外来診療において最も多く遭遇する皮膚癌である.
- 臨床診断にはダーモスコピーがきわめて有用である.
- 適切な切除が行われれば，予後は良好である.

▶ 病因・病態
- 胎生期の低分化な毛芽細胞に由来する.
- 病因としては紫外線が最も重要とされる.
- 発生母地となりうる既往症として慢性瘢痕，色素性乾皮症，脂腺母斑などがあげられる.
- 基底細胞母斑症候群の原因遺伝子として同定された *PTCH* は，孤発性の基底細胞癌においても高頻度に変異が認められる.

▶ 皮膚所見・臨床症状
- 70％以上は顔面に発生し，なかでも下眼瞼，鼻，上口唇にかけての顔面正中が多い.
- 高齢者に多く，70歳代が最多.
- 日本人では90％以上が色素性で，黒色調を呈する.
- 結節・潰瘍型 図1a が最も多いが，表在型 図2a，斑状強皮症型もみられる.
- 黒色調を呈する丘疹〜結節が基本像であり，黒色部の表面に蠟様の光沢を伴う.

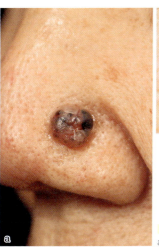
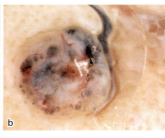

図1 結節・潰瘍型の基底細胞癌
a) 臨床所見. b) ダーモスコピー所見

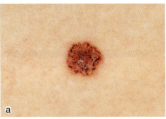
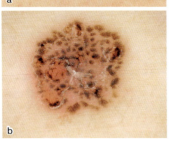

図2 表在型の基底細胞癌
a) 臨床所見, b) ダーモスコピー所見

- 増大するとともに中央部が潰瘍化し, 堤防状の外観となる.
- 病型にかかわらず共通してみられる特徴は「緩徐発育」である. 数十年に及ぶ例も少なくない.

▶ ダーモスコピーによる診断

- ダーモスコピーによる臨床診断精度は非常に高い.
- Arborizing vessels: 拡張・蛇行した樹枝状血管像 **図1b**.
- Large blue-gray ovoid nests/multiple blue-gray globules: 集簇する黒色〜灰青色の大小結節状構造 **図1b**.
- Spoke wheel/leaf-like areas: 辺縁部にみられる松葉状〜大葉状構造 **図2b**.
- Ulceration: 潰瘍形成.
- Shiny white areas: 光沢を伴う白色領域.

▶ 病理組織診断

- 基底細胞に類似した好塩基性の腫瘍細胞が密に増殖し, 大小不規則の胞巣を形成.
- 胞巣辺縁に核の柵状配列(palisading).
- 胞巣と周囲間質の間に裂隙形成(retraction space).
- 腫瘍細胞の変性, 壊死による大小の塊が胞巣内にみられる.

▶ 治療

- 手術療法が第1選択である.

XIV しばしば遭遇する悪性腫瘍

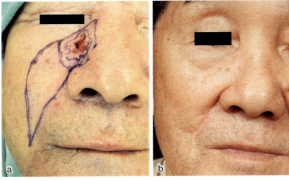

図3 手術治療例
a) 皮下茎皮弁のデザイン．b) 2年後

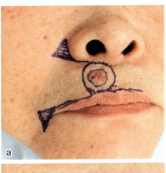

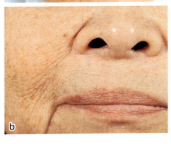

図4 手術治療例
a) 進展皮弁のデザイン．b) 2年後

- 部位，腫瘍径，組織型，再発歴などの再発リスク因子を考慮し，低リスク症例であれば4mm，高リスクでは5〜10mmの範囲で切除マージンを設定する
- 切除後の縫縮が困難な場合には，植皮もしくは皮弁による再建を要する 図3 図4．
- 手術が困難な症例には放射線療法，凍結療法，外用療法（イミキモド，5-FU）

などの非外科的治療も考慮する.

・切除不能の進行性基底細胞癌に対してヘッジホッグ阻害薬の有効性が示され,海外では承認されている.

▶ 予後

・適切な切除が行われれば,再発は非常にまれである.

▶ プライマリケア

・日常の外来診療においては,最も遭遇することの多い皮膚癌である.

・色素性母斑や脂漏性角化症として過小診断されやすい.

・ダーモスコピーの所見に自信がない場合は,生検によって積極的に診断を確定する.

〈竹之内辰也〉

XIV しばしば遭遇する悪性腫瘍

2 ▶ 日光角化症

■ POINT

- 中高齢者の日光露光部に生じる表皮内癌. 放置すると真皮内へ浸潤をきたし有棘細胞癌となる.
- 鱗屑や角化を伴う紅色〜褐色局面を呈する. 皮角を伴うこともある.
- イミキモド外用, フルオロウラシル外用, 凍結療法, 外科的切除により治療する.
- 過度な日光曝露を避けることが予防につながる.

▶ 病因・病態

- 長期にわたる紫外線曝露によって生じた DNA, RNA の損傷の一部が修復されずに蓄積して発症すると考えられている.

▶ 皮膚所見・臨床症状

- 高齢者の顔面, 耳介, 手背など露光部に生じやすい.
- 鱗屑や角化を伴う紅斑〜色素斑として生じる 図1a. 多発することがある.
- はっきりした浸潤や硬結の出現, 結節・潰瘍化, 急速な増大, 繰り返す出血や疼痛の出現などは有棘細胞癌への進行を疑う徴候であり, 生検などによる精査を行う.

▶ ダーモスコピー所見

- 白色調にみえる毛包部とその周囲の紅色調網目構造を呈する (red pseudonetwork/strawberry pattern 図1b).

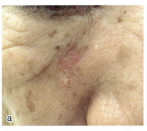 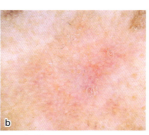

図1 日光角化症の臨床所見とダーモスコピー像
a) 右頬部に鱗屑を伴いやや萎縮した紅色局面を認める. b) 白色調にみえる毛包部とその間を埋めるように広がる紅色調の網状パターン (Red pseudonetwork) を認める. 苺の表面に似ているため, strawberry pattern ともよぶ.

▶ 病理組織学的所見 図2

- 角層では錯角化を伴う過角化を認める.
- 表皮基底層付近に限局した異型細胞の増殖を認める.
- 異型細胞の進展は付属器を避ける.
- 真皮内に変性した弾性線維を認める（日光弾力線維症 solar elastosis）.

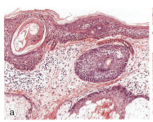
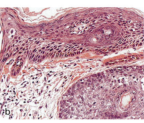

図2 日光角化症の病理組織所見
a) 弱拡大像では錯角化を伴う角質肥厚, 表皮基底層部には異型ケラチノサイトの増殖を認める. 真皮浅層には炎症細胞浸潤, 日光性弾性線維症（solar elastosis）を認める. b) 異型ケラチノサイトの中には個細胞角化や分裂像が散見される. 付属器上皮は侵されない.

▶ 治療

- 外科的切除：単発例や角化が顕著な病変, 真皮内への浸潤が疑われる場合, 手術以外の治療で効果が得られなかった症例について勧める. 1〜4 mm 程度のマージンをとり脂肪織レベルで切除する.
- 凍結療法：液体窒素を用いて病変を2週間間隔で冷凍凝固させる. 簡便で有効な治療法である.

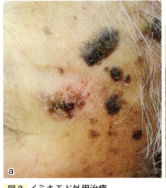
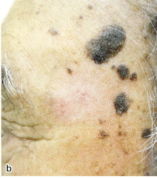

図3 イミキモド外用治療
a) イミキモド外用治療前, b) イミキモド外用治療後

XIV しばしば遭遇する悪性腫瘍

- イミキモド外用療法 図3：病変にイミキモドクリームを週3回塗布する．手術や凍結療法を行いにくい多発例では特に効果を発揮する．一般に日光角化症の病変の周囲には，肉眼では確認できない微小病変や早期病変が存在し，フィールドがん化（field cancerization）の状態にあるといわれている．イミキモドクリームは病巣のみでなく，病変周囲の日光曝露皮膚を含めた一帯を面として外用治療することで，これらの早期病変に対しても効果を発揮する（フィールド治療）．

▶ 予後

- 日光角化症の10〜20%が浸潤性の有棘細胞癌へと進行するといわれている．また，有棘細胞癌への1年間での進行率は0.025〜16%と，報告によって幅があるが，比較的低いと考えてよい．

▶ 生活指導

- 長時間の紫外線曝露を避け，サンスクリーン剤の使用をすすめる．
- 一度病変が生じた患者は他の部位も同様に日光角化症の発生リスクが高いと考える．鱗屑や角質肥厚を伴う紅斑が露光部位に生じてこないかどうか，自己チェックの指導を行う．

One Point Advice

日光口唇炎

日光角化症は口唇にも生じ，日光口唇炎とよばれる．口唇はもともと赤いため，日光口唇炎が生じても難治性の湿疹や扁平苔癬，真菌感染症などと誤診されやすい．通常の日光角化症と同様に上皮内有棘細胞癌であり，放置すれば浸潤性有棘細胞癌へと進展する危険性がある．中高年者でステロイド外用では軽快しない口唇の湿疹様病変をみた場合，本疾患を疑って生検を考慮すべきである．

〈浅井　純〉

Essence 皮膚科診療で必須のスキル・アイテム・ツール　　**Practice** 皮膚科診療で必ず遭遇する Common Diseases

3 ▶ 有棘細胞癌

■POINT

- 高齢者の露光部に好発する.
- 病変が真皮乳頭層までにとどまるものを上皮内有棘細胞癌, 真皮網状層に及ぶものを浸潤性病変とする.
- 浸潤性病変も基本的には, 日光角化症やボーエン（Bowen）病などの上皮内有棘細胞癌から形成されることがほとんどである.

▶ 病因・病態

■発生母地

　　発生母地として知られているのは, 高齢者の露光部皮膚（紫外線曝露）, ヒト乳頭腫ウイルス（HPV）感染症, 慢性放射線皮膚炎（放射線曝露）, 外傷性（熱傷）瘢痕, 汗孔角化症, 慢性砒素中毒などである.

■上皮内有棘細胞癌

　　その原因や臨床像から, 以下のような病名がつけられている.

日光（光線）角化症
- 露光部に生じる.
- 発症原因は紫外線.
- 口唇に生じると日光口唇炎とよばれる.

ボーエン病
- 露光部にも非露光部にも生じる.
- 発症には HPV の関与する可能性が示唆されている（特に指趾の病変）.
- 外陰部の皮膚粘膜移行部に生じるとケイラー（Queyrat）紅色肥厚症とよばれる.

ボーエン病様丘疹症
- 外陰部に生じる.
- 尖圭コンジローマに似た臨床像.
- 発症原因は HPV（HPV16 などのハイリスク群）.

▶ 感染

- 瘢痕角化症
- 放射線角化症
- 砒素角化症
- PUVA 角化症
- 機械油角化症あるいはタール角化症など

▶ 皮膚所見・臨床症状

　　通常は上皮内病変（日光角化症やボーエン病）上に隆起性の病変を形成することが多い. そのため, 腫瘍周辺には, 日光角化症やボーエン病の所見を

XIV しばしば遭遇する悪性腫瘍

伴うことが多い．多くの場合，皮膚潰瘍を伴うので，皮膚潰瘍が広範に及ぶと上皮内病変は不明瞭になることがある．嚢腫型の場合など，稀に皮内から皮下の硬結のみを示す場合もある．臨床的に角化が目立つ場合もあるが，まったく角化（あるいは角質形成）が確認できない場合もある．

▶ 病理組織学的所見と臨床病理学的分類[1]

有棘細胞癌の病理組織像の基本は，核異型性のある角化細胞の不規則な増加である．表皮あるいは付属器上皮内の日光角化症やボーエン病などの上皮内有棘細胞癌から連続して腫瘍細胞が不規則に増加し，真皮網状層以下へ浸潤する．腫瘍胞巣の辺縁は不明瞭なこともあるが，ときに明瞭な境界を示すこともある．腫瘍細胞の角化傾向は，がん真珠の形成で確認することができるが，低分化である場合にはがん真珠が目立たず，個細胞角化のみしか確認できないこともある．個細胞角化は，細胞質とくに核周囲が HE 染色で好酸性に染色されることによって確認できる．

有棘細胞癌では，種々の分類が提唱されているが，近年，上皮内病変をもとにした分類が提唱されている[1]．以下にそのうちの主なものを示す．

a 日光角化症型 図1

浸潤性病変部の周囲あるいは被覆表皮に日光角化症を伴う病型である．日本人においても，最も多い病型で，半数程度を占める．

日光角化症は，ときに核分裂像を伴い，大型で異型性のある核をもつ角化

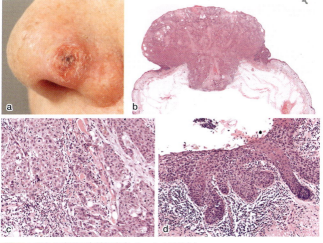

図1 日光角化症型の有棘細胞癌（b〜d: HE 染色）
露光部に生じ，周辺に広範を伴う腫瘤（a）．病変は皮下脂肪組織に及び（b），核異型性のある腫瘍細胞が浸潤性に増殖している（c）．腫瘍周辺の表皮には，日光角化症と診断できる上皮内有棘細胞癌がみられる（d）．

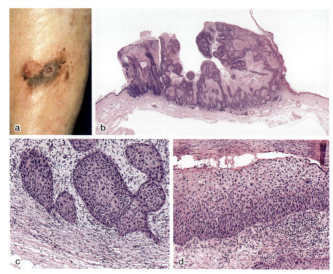

図2 ボーエン病型の有棘細胞癌（b~d: HE染色）
臨床的には，ボーエン病内に生じた腫瘤（a）．外向性の腫瘍で，真皮に浸潤性に増殖している（b）．核異型性のある腫瘍細胞は大小の胞巣を形成して浸潤性の増殖し（c）．病変の周辺には，Bowen病と診断可能性な上皮内有棘細胞癌がみられる（d）．

細胞に分化する腫瘍細胞が，表皮下層を中心に不規則に増殖する．腫瘍細胞はしばしば表皮の下端から蕾状に増殖する．また，正常と思われる有棘層の角化細胞との間に裂隙を形成することも多い．角層は通常錯角化を伴う．付属器上皮の基底層に沿って腫瘍細胞の進展がみられることが多い．ときに棘融解像を伴うことがある．

このような上皮内病変に連続して，真皮内に核異型性のある角化細胞が大小の胞巣を形成しながら不規則に増加する．真皮網状層への浸潤は，腫瘍胞巣周辺に日光性弾力線維症がみられることをもって確認できる．また，真皮内病変が明らかな胞巣を形成せず，紡錘形の細胞増加する紡錘形細胞有棘細胞癌の形態をとることもある．この場合，腫瘍細胞は間葉系細胞の性質をあわせもつ．

b ボーエン病型　図2

浸潤性病変部の周囲あるいは被覆表皮に明らかなボーエン病を伴う病型である．日本人では，全体の20％程度である．

ボーエン病は，大型の異型性のある核をもつ角化細胞に分化した腫瘍細胞が表皮全層あるいは，表皮内で散在性に不規則に増加する．多数の核分裂像を伴い，しばしば，個細胞壊死したいわゆるdyskeratotic cellsもみられる．ときに，多核巨細胞のようにみえるclumping cellを伴うこともある．表皮の最下層に小型の一様な核をもつ角化細胞が一列残っていることがあるが，

XIV しばしば遭遇する悪性腫瘍

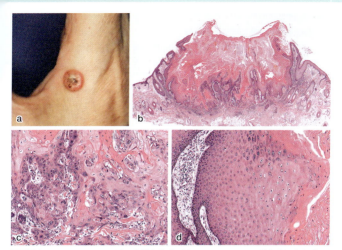

図3 ケラトアカントーマ型の有棘細胞癌（ケラトアカントーマ様有棘細胞癌［b～d：HE 染色］）

臨床的にはクレーター状の腫瘍で（a），外向・内向発育性で病変の両端に口唇様構築を伴う（b）．病変の多くは，好酸性の豊富な細胞質をもつ腫瘍細胞にまで核異型性がみられる（c）が，病変の辺縁では，腫瘍細胞の核異型性がほぼみられないケラトアカントーマと診断可能な部位もみられる（d）．

これは残存した正常の角化細胞であるとされている．毛包上皮や汗管にしばしば腫瘍細胞の進展がみられる．

このような上皮内病変に連続して，種々の程度の角化を伴う核異型性のある腫瘍細胞が，真皮網状層を越えて不規則に増加する．

c　ケラトアカントーマ型　図3

有棘細胞癌の 10～15％を占める．

基本構築として，外向および内向性の増殖をし，病変中央部はクレーター状となり，角質を入れているような病変で，腫瘍周辺の表皮は腫瘍に移行する部位で折り返すように湾曲する（epithelial lip）という全体構築をもつ．病変の一部には，明らかにケラトアカントーマ（keratoacanthoma）と診断可能な部位を伴っている．つまり，核異型性のない好酸性の豊富な細胞質をもつ細胞の塊状の増加を伴う部位のある病変の一部で，全層性に核異型性のある角化細胞の不規則な増加がみられる部位があるというのがこの型の有棘細胞癌の特徴である．

d　囊腫型

有棘細胞癌全体の数％と稀である．

角化性囊腫から連続して核異型性のある角化細胞の不規則な増加がある病変．角化性囊腫の壁に上皮内有棘細胞癌がみられる．

e 疣状型

角化細胞の核異型性や核分裂像は目立たず，よく分化した表皮索が，外向あるいは内向性に増加し，疣贅状の外観を呈する．病変は大型であるが，疣贅の鑑別に苦慮することが多い．病変の一部で核異型性や核分裂像の目立つ部位がみられることもある．

f 外陰部型

上皮内有棘細胞癌としてケイラー紅色肥厚症を含むボーエン病やボーエン様丘疹症をもつが，その両者の鑑別は困難であるため，別に分類している．全体の数％と稀である．

g 瘢痕型

病変部あるいはその周囲に明らかな瘢痕：Scar を伴う．上皮内病変は，表皮下層から出現することが多く，日光角化症に類似する．全体の 10％弱を占める．

h 放射線皮膚炎型

病変あるいはその周囲の真皮に奇っ怪な核をもつ線維芽細胞の増加がみられれば比較的特異的に診断が可能であるが，それが目立たないと瘢痕型との鑑別は困難である．頻度はきわめて低い．

▶ 診断

基本的には病変の生検あるいは摘出による病理組織学的検査が必須である．上述のような所見を確認して，診断が確定される．生検は，病変の一番浸潤性の強い部位を中心に行うべきと思われるが，ケラトアカントーマとの鑑別が必要な場合には，病変の全体構築がわかるように，病変の全摘出あるいは部分生検を行う必要がある[2]．

▶ 治療[2]

各症例の危険度を評価して，治療法を決定するが，基本的には病変の外科的切除が第 1 選択となる．その場合の切除マージンは，6 mm 以上とることが望ましいとされている 表1 ．ただし，低リスク群は 4 mm 以上離すことが望ましいとされている．技術的に可能であれば，Mohs 手術の適応があるとされている.転移の明らかではない症例に関する予防的リンパ節郭清は，予後を改善するという確実な証拠はない．また，センチネルリンパ節生検に関しては，その臨床的意義は不明である．

手術不能例に対する根治的治療として，また，再発の危険性が高い症例に対して術後に放射線療法を行うことは有用とされている．

一方手術不能な原発巣・所属リンパ節転移・遠隔転移に対しては，代替療法あるいは緩和療法として化学療法が試みられている．ただし，多数例による検討はなく，その臨床的意義も不明である．従来から使用されるのは，硫酸ペプロマイシンや CPT-11 などの単剤，シスプラチンとドキソルビシンの併用，シスプラチン，5-FU，ブレオマイシンの併用などである．

近年，進行期症例のセカンドラインの治療として EGFR 阻害薬などの薬剤

XIV しばしば遭遇する悪性腫瘍

表1 有棘細胞癌の再発に対する高リスク因子

発生部位と直径
顔（頬・額以外）・陰部・手足で6 mm 以上
頭・頬・額・頸部・前脛骨部で10 mm 以上
体幹・四肢（前脛骨部，手足を除く）で20 mm 以上

臨床所見
放射線照射部位や慢性炎症が発生母地
免疫抑制状態
再発例
急速な増大
境界不鮮明
神経症状あり
組織学的所見
中〜低分化
adenoid, adenosquamous, desmoplastic type
深達度がレベルIV（網状層に侵入）以上
腫瘍厚が2 mm 以上
神経・脈管浸潤

※上記の1つでも該当する場合は高リスク群とし，1つ
も該当しない場合のみ低リスク群とする
（土田哲也，他．日皮会誌．2015；125：5-75[2]）より．
©日本皮膚科学会）

も用いられるようになってきている（保険適用なし）が，その効果に関しては，未知な部分が多い．

▶ **予後**

　有棘細胞癌は，基本的に所属リンパ節転移のない例では，その予後はきわめて良好である．全症例の5年生存率は90％を越える．リンパ節転移や腫瘍死は，数％程度の例でみられる．予後の高リスク因子を **表1** に示す．

　また，上述の分類に基づいて，所属リンパ節転移した症例の割合を予後の目安と考えると，日光角化症型は他の病型のものより有意に予後が良く，外陰部型と放射線皮膚炎型では，それ以外の病型に比べて有意に予後が悪かった[1]．また，病理組織学的な腫瘍の厚さが4 mm 以上の症例は，それ未満の症例に比べて有意に予後が悪かった[1]．

▶ **生活指導**

　有棘細胞癌は，日本人においても，紫外線曝露に伴う日光角化症型が最も多い．日光角化症型の症例では，日光角化症が多発することがしばしばあり，1つの病変が浸潤癌になって治療しても，その後にまた別の病変が浸潤癌になることがある．日光角化症の新生を抑制するという意味でも，遮光指導をする必要がある．また，定期的な受診を促し，日光角化症の新生や，浸潤癌への移行を早期に発見する必要がある．

文献

1) 福本大輔, 安齋眞一, 福本実扶子, 他. 皮膚原発浸潤性有棘細胞癌（Primary Cutaneous Invasive Squamous cell carcinoma）の臨床病理学的検討: 臨床病理学的新分類と予後の関係. 日皮会誌. 2011; 121: 2247-56.

2) 土田哲也, 古賀弘志, 宇原　久, 他. 皮膚悪性腫瘍診療ガイドライン第2版. 日皮会誌. 2015; 125: 5-75.

〈安齋眞一〉

4 ▶ 悪性黒色腫

■POINT

- メラノーマを疑うポイントは，成人以後の発症，サイズ6〜7mm以上，1年以内の形や色の変化である．
- 掌蹠の早期病変は皮丘（エックリン汗腺開口部）に有意な色素パターンを示す．
- 爪甲色素線条では爪基部と先端を比較し，基部に幅の広がりや新たな色の出現，爪周囲の皮膚へのしみだしがあればメラノーマを疑う．ただし乳幼児では良性でもこのようなパターンを認めることが少なくないので診断に注意する．

▶ 病因・病態

- メラノーマはメラノサイト系細胞の悪性腫瘍である．本邦では10万人あたり年間1〜2人程度の新規発症例がある．メラノーマは表皮内癌と悪性リンパ腫を含めた皮膚悪性腫瘍全体の10%を占めるが，皮膚癌死亡者の40%はメラノーマによる．白人に多い疾患であり，豪州のクイーンズランドでは年間10万人あたり数十名の患者が発生している．また米国では年間約8万人の患者が発生し，約1万人が死亡しており，発生数においては全がん種の中でも上位から数番目に位置している．
- 最も重要な原因は紫外線であり，白人が最もその影響を受けている．皮膚にある程度の色素をもつ黄色人種や黒人では紫外線によるメラノーマの発症は白人に比べて少ない．手足指趾の発症例は外傷と関連している可能性がある．良性の色素細胞母斑（いわゆるホクロ）からメラノーマが発生するかどうかについては意見が分かれているが，少なくても乳児期までに発症した成人換算で1.5cm以下の小型の色素細胞母斑にメラノーマが発生することはきわめて稀である．ただし，大型（>20cm）や巨大型（>40cm）には1〜2%の頻度でメラノーマが，20%程度に中枢神経系の合併症（神経皮膚黒皮症を含む）が発症する．新生児では頭部で9cm以上，体幹で6cm以上の母斑がみられた場合は大型と判断する．思春期以後に新たに発生してきた色素斑の取扱いについては後述する．

▶ 病型

- クラーク分類では，表在拡大型，結節型，末端黒子型，悪性黒子型の4病型があるが，明確に分けられない症例も存在する．他に鼻腔，腟，直腸肛門部などの粘膜や眼にも発生する **表1** [1]．本邦では患者の40%が紫外線と関係のない末端黒子型である．黒人ではさらに同型の比率が高くなる．ただし，人口当たりの末端黒子型の比率に人種差はない．紫外線関連のメラノーマは白人に最も多く，黄色人種や黒人には少ないことにより病型別の比率に差が出ている．

319

表1　クラーク分類の病型別発生割合
（n＝2978，2005-2013）

病型	割合（%）
末端黒子型	42
表在拡大型	20
結節型	10
日光黒子型	8
粘膜	9
原発不明	3
脈絡膜	1
記載なし	8

（藤澤康弘，他．Skin Cancer. 2014; 29: 189-94[1] より改変）

▶ 遺伝子変異

- 最も注目されたのは MAPK 経路の中の *BRAF* の変異である．2002 年に Davies らにより白人のメラノーマの 2/3 にこの変異が存在することが報告された[2]．この変異した BRAF により過剰な信号が下流に流れ細胞増殖が亢進する．変異した BRAF を抑える分子標的薬 vemurafenib が開発され，遺伝子変異の発見から 10 年という早いスピードで 2011 年に米国で，2014 年末には本邦で承認された（後述）．白人のメラノーマの 90%以上は *BRAF*，*NRAS*，*NF-1* のいずれかの変異をもつ．日本人患者では *BRAF*：20〜30%，*NRAS*：10〜15%，*KIT*：10〜15%，*NF-1*：数%（予測値）で，残りの 40%程度は多様な遺伝子異常をもつと予測される[3]．

▶ 皮膚所見・臨床症状

- メラノーマのほとんどは小型の黒色の盛り上がらない斑として始まるため，早期の病変は良性の色素細胞母斑（いわゆるホクロ）との鑑別を要する．さまざまなスクリーニング法が提案されているが，成人以後に初めて気づいた黒色の斑でサイズが 6〜7 mm を超えるようであれば皮膚科への受診が望ましい．また，メラノーマの 10%程度は爪に発症する．爪に黒い線が入る状態を黒色線条というが，ほとんどが爪の色素細胞母斑や薬剤などによる良性の病変である．爪の黒色線条についても成人以後の発症で幅が急に太くなる場合や爪周囲の皮膚面にも色素の染みだしがある場合は皮膚科への受診が必要である．

- 現在，色素性病変の診断にはダーモスコピーという偏光下で拡大して観察する検査が必須になっている．掌蹠の色素細胞母斑とメラノーマのパターンを例として示す 図1 ．また，掌蹠の後天性のメラノサイト系病変の取り扱いアルゴリズムを 図2 に示した．

- なお，乳幼児の色素細胞母斑は臨床的に大型で形や色が不整であり，組織学的にもメラノーマを疑う所見を示すことがあるので，診断に際しては十分に

XIV しばしば遭遇する悪性腫瘍

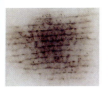
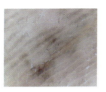

図1 掌蹠の色素性病変のダーモスコピーパターン
左）色素細胞母斑：皮膚の溝に有意な色素パターン．
右）メラノーマ：皮丘に有意な色素パターン

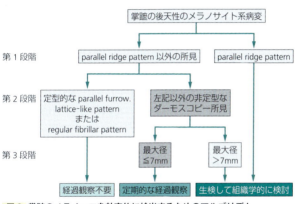

図2 掌蹠のメラノーマを効率的に検出するためのアルゴリズム
(斎田俊明．メラノーマ・母斑の診断アトラス．東京：文光堂；2014 より)

注意する必要がある．

▶ 予後

- メラノーマは非常に予後の悪い疾患として知られているが，早期病変であれば切除のみで完治が望める疾患である **表2**．本腫瘍の予後因子は原発巣の厚みと病理組織学的な潰瘍の有無，所属リンパ節転移の状態，原発巣と所属リンパ節領域の間の皮膚皮下転移の有無，遠隔転移の有無，血清 LDH 値，脳転移である．白人に比べて日本人では初回診断時の進行例が多い（Ⅲ＋Ⅳ：白人 13%，日本人 33%[1]）．

表2 病期別の割合と生存率

病期	割合（%）	5年生存率（%）
Tis	17	99
I	20	
Ia		96
Ib		92
II	24	
IIa		85
IIb		80
IIc		61
III	22	
IIIa		74
IIIb		58
IIIc		39
IV	11	21

（藤澤康弘，他．Skin Cancer. 2014; 29: 189-94[1] より
改変）

▶ 治療

手術とセンチネルリンパ節生検

治療の基本は手術である．切除マージンについては，表皮内病変は3〜5 mm（NCCN: 5〜10 mm），厚みが2 mmまでは1 cm，それ以上は1〜2 cm離して切除する．術前の画像検査で転移はないが，原発巣の厚みが1〜4 mm程度ある場合はセンチネルリンパ節生検を原発巣の切除と同時に行うことが多い．センチネルリンパ節とは見張りリンパ節の意味であり，原発巣から最初にリンパ流が流れ込むリンパ節と定義される．原発巣周囲に色素やRI標識したコロイド剤を注射すると，リンパ流とそれが流れ込むリンパ節が同定できる．このリンパ節に術前にはわからなかった病理組織学的な微小転移がみつかることがある．もし転移がなければ廓清は行わない．センチネルリンパ節に転移が発見される率は原発巣の厚みによって異なるが，全症例の15%程度である．本法の開発前に行われていた予防的廓清による摘出リンパ節に転移がみつかる率も15〜20%程度だったので，残りの80%は過剰な外科処置を受けていたことになる．その後センチネルリンパ節転移判明後の追加郭清の臨床的な意義については議論になっているが，センチネルリンパ節の転移の有無は重要な予後因子であり，術後補助療法の指標になりうる．

放射線療法

メラノーマは放射線に対する感受性が低いため，脳転移に対する定位放射線療法（ガンマナイフなど）や脊髄や骨転移による神経症状や痛みに対する緩和的な目的に限られる．

XIV しばしば遭遇する悪性腫瘍

全身療法

1）殺細胞性抗がん剤

　転移したメラノーマに対する殺細胞性抗がん剤による治療については，過去数十年間さまざまなレジメンが試されてきた．しかし奏効率は上がっても生存期間はダカルバジン単剤を超えることができなかった．現在治療の第1選択は後述の免疫チェックポイントに作用する抗体薬やBRAF阻害薬，MEK阻害薬といった分子標的薬であり，ダカルバジン，シスプラチン，タキサン，などの殺細胞性抗がん剤はNCCNでは第2選択として推奨されている．

2）免疫チェックポイント阻害薬

　メラノーマは原発巣や転移巣が自然消失することがあり，さまざまな免疫学的治療が試されてきた．しかし，担がん状態では免疫力が低下しており，IL-2の大量療法以外は十分な効果はえられなかった．

　免疫反応の中心的な役割をもつT細胞は，抗原提示細胞から抗原刺激を受けて活性化するが，この活性化には抗原刺激以外に抗原提示細胞のB7とT細胞表面にあるCD28の結合が必要である．この結合はアクセルの役目を果たしている．T細胞が活性化するとただちに細胞表面にcytotoxic T-lymphocyte antigen 4（CTLA-4）が出現する．CTLA-4はCD28よりもB7との親和性が高いため，B7はCD28からCTLA-4に結合をシフトさせる．B7とCTLA-4の結合はブレーキとして働き，免疫反応が過剰にならないように調節している．イピリムマブはこのブレーキ役であるCTLA-4に結合する完全ヒト型のモノクローナル抗体であり，ブレーキを抑制することで抗腫瘍免疫の活性化が期待できる．比較試験でダカルバジン単剤を上回る生存期間が確認できた史上初めての薬剤である．副作用は，免疫を止めるブレーキをブロックするため，皮疹や肝臓・内分泌・腸などに自己免疫性の炎症が起きる．

　一方，CTLA-4が免疫反応の初期のブレーキ役であるのに対して，炎症が始まった後にブレーキの指令を受ける受容体がProgrammed Death 1（PD-1）であり本邦の研究者であるIshida, Honjoらによって発見された[4]．抗原提示細胞のPD-L1，PD-L2がT細胞表面にあるPD-1に結合するとT細胞は疲弊し活性は弱くなる．このPD-L1，PD-L2はがん細胞にも発現しており，T細胞の免疫活性を減弱させている．ニボルマブはPD-1に対する抗体薬である．2014年7月に世界に先駆けて本邦で進行期メラノーマの治療薬として承認された．その後同じPD-1抗体であるペムブロリズマブも承認されている．副作用はイピリムマブと似ており，肝臓，腸，内分泌臓器などに自己免疫性の炎症が起こる．

　さらに2013年，イピリムマブとニボルマブの併用による効果が報告された．奏効率は40％で臨床効果発現までにかかる時間の短縮がえられ，両剤の併用効果が確認された[5]．ただしイピリムマブとニボルマブの併用はニボルマブやイピリムマブ単剤に比べてグレード3〜4の重度の副作用の発現率が高くなる．

3）Mitogen-activated protein kinase（MAPK）経路に関連する薬剤

　白人症例では MAPK 経路の *BRAF* に 40〜60％ の変異が認められ，変異の 90％ はコドン 600 のバリン（V）がグルタミン酸（E）に変わる点突然変異（*V600E*）である．メラノーマの治療標的として注目されている主な分子は KIT，その下流の RAS/RAF/MEK/ERK と PI3K/AKT/mTOR の経路である．それぞれの分子に対して多数の薬剤が開発され，臨床試験が行われている．この中で，2011 年，BRAF 阻害薬のベムラフェニブが *BRAF* 変異の検出キットと抱き合わせで認可された．その後 BRAF 阻害薬のダブラフェニブと MEK 阻害薬のトラメチニブが承認された．トラメチニブの併用により奏効率は上がり，さらに BRAF 単剤で起きていた有棘細胞癌やケラトアカントーマなどの上皮系腫瘍の発生や掌蹠の角化などの皮膚障害が軽減された．

おわりに

　国内では 2014 年以後，抗 CTLA-4 抗体や抗 PD-1 抗体といった腫瘍免疫に関連する薬剤と BRAF 阻害薬や MEK 阻害薬のような細胞増殖に関連する薬剤の出現により，進行期メラノーマの治療法が大きく変わってきた．またセンチネルリンパ節生検と追加郭清の臨床的意義についても再検討がなされている．メラノーマ診療のガイドラインはめまぐるしく改訂されており，常に最新のバージョンを参照する必要がある．

文献

1）藤澤康弘，藤本　学，日本皮膚悪性腫瘍学会皮膚がん予後統計調査委員会. 悪性黒色腫全国統計調査　2005〜2013 年度の集計結果. Skin Cancer. 2014; 29: 189-94.

2）Davies H, Bignell GR, Cox C, et al. Mutations of the BRAF gene in human cancer. Nature. 2002; 417: 949-54.

3）宇原　久. 疾患別・知っておきたい　皮膚科の検査とその評価法—悪性黒色腫：*BRAF* 変異の検出. 皮膚科の臨床. 2017; 59: 966-71.

4）Ishida Y, Agata Y, Shibahara K, Honjo T. Induced expression of PD-1, a novel member of the immunoglobulin gene superfamily, upon programmed cell death. EMBO J. 1992; 11: 3887-95.

5）Wolchok JD, Kluger H, Callahan MK, et al. Nivolumab plus ipilimumab in advanced melanoma. N Engl J Med. 2013; 369: 122-33.

〈宇原　久〉

XIV しばしば遭遇する悪性腫瘍

5 ▶ 見逃してはいけない悪性腫瘍

■POINT

● 陰部や肛囲，腋窩の皮疹については必ず乳房外パジェット（Paget）病を鑑別にあげる．
● 血管肉腫に対する治療の選択肢は飛躍的に増加しつつあるが，非常に予後が悪いため早期発見が重要である．
● 皮膚悪性リンパ腫の皮疹は紅斑・丘疹・結節・紅皮症・皮下硬結など非常に多彩である．

・ 皮膚の悪性腫瘍は整容面の問題もきたしやすいため，内臓悪性腫瘍以上にわれわれの生活に深く関わる病気である．一方で，目に見えるだけに必要以上に軽視されたり，あるいは視診に必要以上に囚われてしまい逆に発見・診断が遅れてしまうことがあるため注意すべき皮膚悪性腫瘍がいくつか存在する．

1 乳房外パジェット病: 見逃さないためのスキル

▶ 病因・病態

・ 乳房外パジェット病は，皮膚のアポクリン汗腺にできる皮膚癌で外陰部・腋窩・肛囲などにみられる．
・ 乳房外パジェット病と乳管上皮由来のがんの乳頭表皮への進展による（乳房）パジェット病，そして限局した部位で骨代謝回転が亢進する慢性疾患である骨パジェット病を混同しないよう注意が必要である．

▶ 皮膚所見・臨床症状

・ 高齢者に多く（男女比はおおよそ 2 対 1），女性では陰唇部，男性では陰茎基始部と陰嚢に好発する．
・ 典型的には浸潤性紅斑を呈し，しばしばかゆみを伴う．ときに色素沈着や色素脱失を混じる．

▶ 診断

・ 乳房外パジェット病は特に誤診や見逃しが多いことで知られる皮膚悪性腫瘍のひとつで，見逃しが多い理由として，特に陰部や肛囲，腋窩は患者自身では見難く発見が遅れがちである．
・ 陰部や肛囲については他人や医師に見せたがらず，男性はいわゆる「いんきんたむし」として自分で市販薬を外用していたり，高齢女性の場合は「かゆみやヒリヒリ感があるので塗り薬だけください」と訴えることも多いので，外用剤だけ処方するのは控えて念のため視診にて確認すべきである．
・ 皮疹を確認し得たとしても紅斑を呈する場合が多く，湿疹・皮膚炎，皮膚瘙痒症，カンジダ症，股部白癬などと誤診されやすい 図1 ．

325

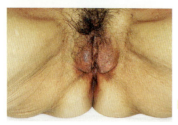

図1 股部白癬と紛らわしい乳房外パジェット病

- 臨床像からは悪性腫瘍を想起しにくいため，上記部位の皮疹，特に高齢者で外用で改善しない場合はかならず乳房外パジェット病を鑑別すべきで，確定診断のために積極的に皮膚生検を行うべきである．
- 浸軟や感染などの修飾を受けやすいが，これらを適切な清拭や軟膏治療で除去すると，境界明瞭な皮疹がはっきりしてくることも多い．

▶治療

- 十分なマージンを取っての外科的切除が第1選択となる．進行例には放射線照射や化学療法も選択肢の1つである．
- 特に女性の場合，進展すると尿道や膣・肛門に浸潤し手術の難易度が上がり術後のQOLも低下するため，やはり早期発見が不可欠である．

▶予後

- 腫瘍面積がある程度広くても表皮内に留まっていれば基本的に転移のリスクが低く予後は良好だが，治療が遅れ真皮へ浸潤するとリンパ節あるいは他臓器に転移し得る．

One Point Advice

ピットフォールとして，たとえばときに乳房外パジェット病とカンジダの両者が混在しているケースもあるため，KOH検査で真菌成分が陽性であってもパジェット病を100％否定し得るとはいえず，注意が必要と思われる．また，ときに脱色素斑を呈することもありそのような場合もパジェット病を鑑別にあげることができるようにしたい．同様に，色素斑を呈する場合はボーエン（Bowen）病との鑑別が問題になり，病理組織学的にもパジェット細胞の明澄な変化がはっきりしない場合はしばしばボーエン病と診断されてしまうことがあるが，CK7染色などを行うとパジェット病の腫瘍細胞が陽性になることをしばしば経験する．

2 血管肉腫：疑うべき初期症状，最近の治療動向

▶病因・病態

- 血管あるいはリンパ管に由来し，骨・乳腺・心臓などさまざまな臓器に原発

するが，皮膚において最も多く発生する．
- 皮膚では顔面頭部に出現するもの，慢性リンパ浮腫に続発するいわゆるスチュワート・トリーブス（Stewart-Treves）syndrome，さらには放射線照射後や外傷・潰瘍に生じるものの3型に分類されるが，特に高齢者の顔面頭部に好発する．
- 紫外線曝露や外傷が誘因となり得ると指摘されており，全肉腫の約1％と稀な間葉系悪性腫瘍であるが高齢化社会を反映してか，近年は増加傾向にあるという報告もある．

▶ 皮膚所見・臨床症状

- 典型的には小さな紅斑や色素斑から初発し，増大して易出血性の暗紅色の局面を呈する．
- 進行すると潰瘍や腫瘤を形成して，肺，肝臓，リンパ節などに転移し，特に肺では血気胸が問題となる

▶ 診断

- ある程度進行したのちは特徴的な紫斑を混じる皮疹や腫瘤・潰瘍形成から診断は比較的容易であるが，初期は湿疹皮膚炎，内出血や外傷，あるいは一見腫瘍にみえないことがあるなど非常に臨床像が多彩で診断が難しい 図2．病理をみるまでまったく血管肉腫を想起できない症例もときに経験される．
- 高齢者の頭部に急に出てきた限局性皮疹の場合は一見本腫瘍にみえなくとも血管肉腫の可能性を忘れず，治療反応性が悪い場合や拡大傾向が強い場合は特に皮膚生検を考慮したい．
- しかし，血管肉腫の腫瘍細胞には特異的な染色マーカーが存在せずH&E染色所見やCD31染色の所見を総合して診断するしかないため，初期の特に高分化型では血管の異型性の評価が難しい．病理組織学的に血管肉腫と確定診断できない場合であっても注意深い経過観察が望ましい．
- 過去の解析では欧米でも本邦でも腫瘍径が5 cm以下の症例で完全切除率や長期生存率が高かったため，早期発見がやはり重要である．われわれは最近，頭部血管肉腫において新規融合遺伝子NUP160-SLC43A3を同定した[1]．本腫瘍に特異性が高い可能性があるため，隆起性皮膚線維肉腫のような遺伝子診断の臨床応用を目指している．

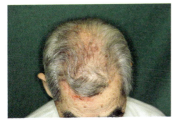

図2 脂漏性皮膚炎のようにみえる血管肉腫

> **治療**

- 最近の治療動向として，頭部血管肉腫診療ガイドラインが策定され各治療のエビデンスが整理された．CQ4「頭部血管肉腫の原発巣に対する外科的切除は勧められるか」では，腫瘍が単発かつ最大径が5cm以下であり，病理組織学的に完全切除が可能であれば推奨度B（行うよう勧められる），そして多発例あるいは腫瘍の最大径が5cm超であっても切除可能な病変であれば推奨度はC1（行うことを考慮してもよいが，十分な根拠がない）と設定されており，5cm以下か超かで推奨度に差がつけられている．

- パクリタキセルやドセタキセルなどの化学療法も推奨Bとなっている．さらにマルチチロシンキナーゼ阻害薬のパゾパニブは近年奏効例が多数報告されており推奨度C1と設定されている．加えて，ガイドラインにまだ収載されていない治療では，エリブリンとトラベクテジンは最近悪性軟部腫瘍に対して適応を取得したため，血管肉腫に対しても使用できるようになっておりエビデンスの蓄積が期待される．

- 一方，従来は頭部血管肉腫に対しては本邦でも欧米にならい，従来大きなマージンをとっての拡大切除と術後放射線療法が第1選択であったが，治療成績は満足すべきものではなかった．最近，タキサン系の化学療法と放射線療法の併用療法の治療成績が良好なことが報告され[2]，大きな病変には必ずしも手術が必須ではない可能性が示された．

- 依然として拡大切除を基本とする治療方針を是とする意見も多く，また治療の選択肢が飛躍的に増加している状況であるが，超高齢者や認知症のある例ではこれらの治療も困難なケースがあるため，やはり早期発見・早期治療が望ましい．

> **予後**

- 前述のように診断が難しいにもかかわらず進行が早くきわめて予後が悪い．
- 5年生存率は10%程度と最も予後の悪い皮膚悪性腫瘍の1つとしてよく知られている．

3 皮膚悪性リンパ腫: 疑うべき発疹

> **病因・病態**

- 悪性リンパ腫はリンパ球系細胞由来の悪性腫瘍である．
- 皮膚の悪性リンパ腫は非Hodgkinリンパ腫に含まれ，皮膚が原発臓器となる原発性皮膚リンパ腫と，他部位に原発病変があり転移巣として皮膚病変を生じる続発性皮膚リンパ腫に大別される．
- 原発性皮膚リンパ腫はさらに皮膚T細胞リンパ腫とB細胞リンパ腫，そしてその他，の3種類に大きく分類される．
- 本邦では多くがT細胞由来であるが，菌状息肉症，セザリー（Sézary）症候群，成人T細胞リンパ腫，原発性皮膚未分化大細胞リンパ腫，皮下脂肪織炎

様 T 細胞リンパ腫などさまざまなタイプが存在する.

▶ 皮膚所見・臨床症状

- T 細胞リンパ腫の臨床像は紅斑・丘疹・結節・紅皮症・皮下硬結など多岐にわたる.
- 一方 B 細胞リンパ腫は限局性の局面・紅斑・結節や腫瘤をきたすことが多い.
- 皮膚悪性リンパ腫の中でも菌状息肉症が最も多いので詳述する. 皮膚症状は紅斑期・扁平浸潤期・腫瘍期・内臓浸潤期の 4 期に分類され, 紅斑期では, 体幹・四肢の大小さまざまな紅～褐色斑を認め, かゆみを伴うことが多く, 消長を繰り返す.
- 扁平浸潤期では, 境界明瞭な扁平に隆起した紅色局面を呈する.
- 腫瘍期には, 褐色～紫紅色の表面平滑な結節が既存の浸潤性紅斑上に生じる. びらんや潰瘍を形成することもある.
- そして内臓浸潤期に至ると腫瘍細胞は肺, 肝, 骨髄など全身の諸臓器へと浸潤し, 感染症をきたしやすくなる.

▶ 診断

- さまざまな病型が存在するため, 特異的な臨床所見というものに乏しくやはり臨床像のみで診断するのは難しい場合が多い. リンパ腫についても, まずは本症を日常的に疑うことが重要である.
- 特に急に出現した皮疹, 通常の治療に反応の悪い皮疹, 稠密な細胞浸潤を思わせる浸潤の強い皮疹, あるいは内臓の悪性リンパ腫を有する患者に出現する皮疹などでは本疾患を鑑別にあげ皮膚生検により診断を試みるべきと思われる.
- 菌状息肉症について, 腫瘍期以降は臨床的にも診断が容易だが, 紅斑期～扁平浸潤期は臨床像が非特異的であり, 皮膚科医であっても慢性湿疹やアトピー性皮膚炎, 尋常性乾癬など他の良性の炎症性皮膚疾患との鑑別がしばしば困難で誤診されることもある **図3**. もしアトピー性皮膚炎と診断して免疫抑制剤を投与すると, 腫瘍免疫機能が抑制されるため, リンパ腫を悪化させる可能性も否定できない.
- 病理組織学的には, 真皮上層の異型リンパ球 (深い切れ込みや脳回転状核をもつ中型までの細胞) の浸潤と Pautrier 微小膿瘍が特徴的である. 遺伝子再構成検査などで腫瘍細胞の monoclonality が証明される.
- しかし, 初期の皮疹の病理ではリンパ球の monoclonal な腫瘍性の増殖が免疫染色や遺伝子再構成検査でもわかりにくい. wiry bundle of collagen やリンパ球の張り付き像などの所見が参考になることもある.
- 前述のようにまずは本症を一度は疑い, 難治で疑わしい場合は粘り強くフォローアップし, 臨床像に変化があれば皮膚生検をときどき行う. 進行すると monoclonality や表皮向性 (表皮への浸潤) が著明になり, Pautrier 微小膿瘍も増加する.

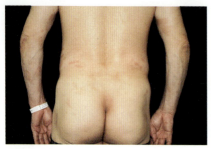

図3 慢性湿疹と鑑別を要した菌状息肉症

- 皮膚悪性リンパ腫と診断し得た場合,さらに血液検査と PET-CT などの画像診断によって病期を決定する.リンパ節腫脹が存在する場合にはリンパ節超音波検査や生検を,あるいは血液検査で異型リンパ球を認める場合には骨髄検査を検討する.

▶治療

- 皮膚病変のみであれば外用剤や紫外線療法から始まり,エトレチナート内服や化学療法や放射線療法,造血幹細胞移植など病期により多岐にわたる.

▶予後

- 予後はさまざまで,病型,病期や部位に影響される.
- 菌状息肉症では,多くの場合全経過は10〜20年と長きにわたる.しかし,腫瘤形成したりリンパ節に転移した症例では進行が加速することもある.

One Point Advice

血管内悪性リンパ腫のランダム生検を内科から依頼されることが多くなっているが,感度を高めるために両大腿や腹部などの3カ所から切開生検を実施するとよいとされる.また,老人性血管腫があれば検体に含めるようにすると血管が豊富で腫瘍細胞がトラップされやすく,診断しやすいことが知られている.

文献

1) Shimozono N, Jinnin M, Masuzawa M, et al. NUP160-SLC43A3 is a novel recurrent fusion oncogene in angiosarcoma. Cancer Res. 2015: 75; 4458-65.
2) Fujisawa Y, Yoshino K, Kadono T, et al. Chemoradiotherapy with taxane is superior to conventional surgery and radiotherapy in the management of cutaneous angiosarcoma: a multicentre, retrospective study. Br J Dermatol. 2014: 171; 1493-500.

〈神人正寿〉

XV ウイルス感染症

1 ▶ 単純ヘルペス感染症

■POINT

- 口唇，性器にピリピリとした痛みに続いて水疱が出る疾患．
- 初感染は無症候の場合とやや重症の場合がある．
- アトピー性皮膚炎患者では重症のカポジ水痘様発疹症が発症する場合がある．
- 抗ウイルス薬の早期の内服が有用．

▶ 病因・病態

- 単純ヘルペスウイルス（herpes simplex virus：HSV）の感染症．
- HSVは一度感染すると知覚神経節に潜伏感染して無症状で経過する．
- 初感染はやや重症で発熱，水疱がみられる場合があるが，多くは無症候で知らない間に感染している．
- 最も多い再発性ヘルペスは，神経節から時に下行性に再発して，特に口唇，性器の周囲の皮膚に水疱をつくる．

▶ 皮膚所見・臨床症状

- 時系列でみると，①独特のピリピリした痛みが病変部に生じる，②口唇・性器の周囲の皮膚に水疱が生じる 図1 図2 ，③痂皮化する，という経過をたどる．
- 診断のポイントは特徴的な病歴と，口唇ヘルペスは赤唇と白唇の境界部に生じること（赤唇のみに水疱があるのは稀）である．
- 初感染で，特に皮膚バリア機能に問題がある重症のアトピー性皮膚炎患者では重症のカポジ水痘様発疹症（疱疹性湿疹）がみられる場合がある 図3 ．アトピー性皮膚炎の増悪と間違えないように注意が必要である．
- 性器ヘルペスの初感染は一般に重症で 図4 ，著しい水疱とびらんを伴い，全身症状もみられることが多い．

▶ 鑑別診断

- 接触皮膚炎，口角炎，口唇炎，固定薬疹，スティーブンス-ジョンソン（Ste-

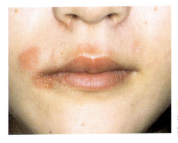

図1 再発性口唇ヘルペス
赤唇と白唇の境界部に小水疱が集簇して生じる．

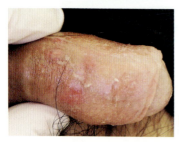

図2 男性の性器ヘルペス再発例
複数の小びらんが包皮にみられる.

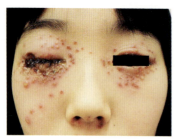

図3 カポジ水痘様発疹症
顔面に播種状に水疱,膿疱,痂皮がみられる.

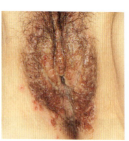

図4 女性の性器ヘルペス初感染像
多数の水疱・膿疱が皮膚・粘膜にみられ陰唇は浮腫状となる.

vens-Johnson) 症候群, 伝染性膿痂疹, カンジダ症, ベーチェット (Behçet) 病.

▶検査

病変のウイルスの確認にはHSV抗原検査が有用である.保険請求可能である.検査会社が配布しているキットを用い,所要日数は2〜3日である.抗体検査は再発性ヘルペスの診断に有用ではない場合が多い(下記参照).

▶治療

診断が確定したら,抗ウイルス薬の早期投与が第一である.抗ウイルス薬はバラシクロビル,ファムシクロビルが保険適応されている.用法用量が異なるので,注意が必要である.

処方例 バラシクロビル 500 mgを1日2回5日間
処方例 ファムシクロビル 250 mgを1日3回5日間

頻回に再発を繰り返す性器ヘルペスでは,バラシクロビルの連日内服による再発抑制療法が認められている.

処方例 バラシクロビル 500 mgを1日1回30日間

XV ウイルス感染症

▶ 生活指導

- 再発性単純ヘルペスは他のウイルス感染症（いわゆる風邪）や発熱に伴って生じることが多いので，風邪をひかないよう手洗いなど日常生活に気をつけるのも重要である．
- 独特の前駆症状がある場合は早めに受診し，抗ウイルス薬の内服をできるだけ早期に始められるようにする．
- 健常人では潜伏感染していても大きな問題はなく，人口の半分程度はこのウイルスをもっているので，あまり気にしないように指導する．

One Point Advice

HSV の抗体陽性率は年齢とともに上昇し，高齢者では 90％程度が陽性である．しかし，患者の数はどの年齢でもほぼ一定である．つまり，HSV は人間に普遍的に感染しているウイルスであり，なおかつ，感染していても大部分は発症しないことを認識しておくことが重要である．高齢者の血液検査を行えば，ほとんどの場合 HSV-IgG 抗体は陽性である．なので，抗体が陽性だからといって，今みている病気が HSV によると診断することはできない．逆にHSV には一度も感染していない患者は陰性なので，除外診断には有用である．病変からウイルスを同定するには抗原検査（前述）を行う必要がある．多くの患者が実際にはヘルペスではない病気を再発性のヘルペスと思いこみ，治療を受けたり悩んでいたりしている．病歴から診断が怪しい場合には，一度上記検査を行うのがよいだろう．

〈今福信一〉

2 ▶ 帯状疱疹

■ POINT

- 体内に潜伏していた水痘・帯状疱疹ウイルス（varicella-zoster virus: VZV）の再活性化によって生じる疾患で，高齢者に好発する．
- 神経痛様の痛みが先行し，小水疱を伴った浮腫性紅斑が片側性に知覚神経分布に一致して出現する．
- 皮疹治癒後も疼痛や感覚異常が長期間残ることがある（帯状疱疹後神経痛 post herpetic neuralgia: PHN）．
- できるだけ早期に抗ヘルペスウイルス薬の全身投与を開始する．
- PHNには通常の鎮痛薬は無効であり，神経障害性疼痛の治療を行う．

▶ 病因・病態

- 水痘罹患後に知覚神経節に潜伏感染していたVZVが，加齢，疲労，ストレス，免疫低下などが誘因となり，再活性化して生じる．
- 再活性化したVZVは知覚神経を伝わり，神経支配領域の表皮細胞に感染し皮膚病変を生じる．
- 帯状疱疹の疼痛は，急性期疼痛とPHNの2種類に分かれる．急性期疼痛は主に炎症によって生じ（侵害受容性疼痛），PHNはウイルス感染や炎症により神経が障害された結果として引き起こされる（神経障害性疼痛）．

▶ 皮膚所見・臨床症状

- 神経痛様の痛みが先行し，数日後に神経分布に一致して，片側性，帯状に小水疱を伴った浮腫性紅斑が生じ 図1，膿疱化，びらん形成の後，痂皮化して約3週間で治癒する．
- 免疫能が低下している患者では，神経分布に一致した皮疹に加え，水痘様の

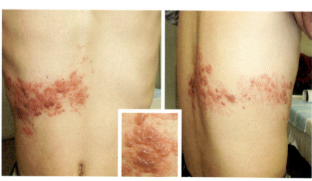

図1 小水疱を伴った浮腫性紅斑が神経分布に一致して片側性，帯状にみられる．

XV ウイルス感染症

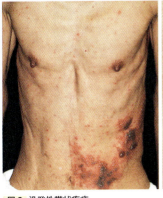
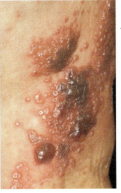

図2 汎発性帯状疱疹
胃癌術後.左側腹部の血疱を伴う帯状疱疹に加え,汎発疹がみられる.

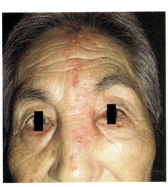

図3 三叉神経第1枝領域の帯状疱疹に合併した結膜炎
特に鼻部に皮疹がみられると眼合併症をきたしやすい.

散布疹がみられることがある(汎発性帯状疱疹)**図2**.
- 三叉神経第1枝領域の帯状疱疹,特に鼻尖部・鼻背部に皮疹を認めた場合には,眼病変の合併頻度が高い(ハッチンソン[Hutchinson]徴候)**図3**.
- 耳介部の帯状疱疹では顔面神経麻痺や内耳障害を起こしやすい(ハント[Hunt]症候群)**図4**.
- 疼痛は皮疹の治癒に伴い軽快してくることが多いが,高齢者や重症例ではPHNに移行し,頑固な疼痛が数カ月から数年続くことがある.PHNの疼痛は,電気が走るような,焼けつくような痛みとして表現されることが多く,知覚過敏,知覚鈍麻,衣類のこすれや冷風刺激などで引き起こされる痛み(アロディニア)をしばしば伴う.

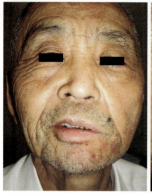
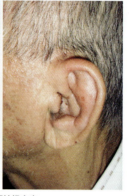

図4 耳介の帯状疱疹に合併した顔面神経麻痺
口唇の偏位，左口角下垂を認める．

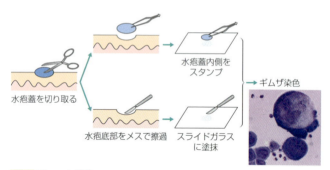

図5 Tzanck 試験
切除した水疱蓋の内側をスライドガラスにスタンプするか，あるいは水疱底部をメスで擦過しスライドガラスに塗抹．ギムザ染色を行い，球状細胞，ウイルス性多核巨細胞を検出．

▶ 診断

- 神経支配領域に一致した片側性の皮疹の分布，小水疱の集簇，疼痛などの特徴的な臨床症状から，診断は一般に容易である．
- 疼痛のみで皮疹がない場合には，診断確定は困難であり，紅斑，小水疱の出現を待って診断することになる．
- 鑑別を要する場合は，水疱蓋または水疱底部の細胞の塗抹標本をギムザ染色し，ウイルス性巨細胞を確認する（Tzanck 試験）**図5**．単純疱疹との鑑別には，塗抹標本を用いて蛍光抗体法により VZV 抗原を検出するか，デルマクイック®VZV を用いてイムノクロマト法により水疱内容液中の VZV 抗原を検出する．

XV ウイルス感染症

▶ 治療

- まず原因ウイルスの活動を抑制するためにできるだけ早期に，抗ウイルス薬の全身投与を開始する．

  処方例 1）ファムビル錠®（250 mg）またはバルトレックス錠®（500 mg）2 錠×3 回/日　7 日間

  2）アメナリーフ®錠（200 mg）2 錠×1 回（食後）/日　7 日間

- 免疫能低下例，汎発化例では点滴静注を行う．

  処方例 ゾビラックス®点滴静注用　5 mg/kg×3 回点滴静注/日　7 日間

- 急性期疼痛にはアセトアミノフェン内服，疼痛が激しい場合には副腎皮質ステロイドや神経ブロックを併用する．

  処方例 カロナール®錠（200 mg）2～3 錠×3 回/日

- PHN に対してはプレガバリン，三環系抗うつ薬，オピオイドなどを組み合わせる．

  処方例 リリカ®カプセル（75 mg）1 錠×2 回（朝食後，就眠前）/日
  （就眠前に 25 mg から開始し，眠気，ふらつきに注意しながら漸増する）

▶ 予防

- 50 歳以上の帯状疱疹の予防には，水痘ワクチンを 1 回皮下接種する．ただし，白血病などの免疫抑制患者や免疫抑制をきたす治療を受けている患者には接種してはいけない．

▶ 生活指導

- 過労を避け安静を心がける．
- 入浴・シャワーを制限する必要はなく，患部の清潔を保つ．
- 病巣部が乾燥するまでは水痘の感染源となりうるため，水痘未罹患の小児との接触を避ける．

One Point Advice

専門医への紹介のタイミング

①免疫抑制患者，②汎発疹や広範囲の皮疹，③発熱，頭痛，吐き気などの全身症状，④四肢の運動麻痺，尿閉，便秘を伴う場合，⑤三叉神経領域の帯状疱疹などでは重症化が疑われるため，すみやかに皮膚科専門医のいる入院設備のある病院へ紹介する．また，激しい疼痛，感覚異常，眼症状，顔面神経麻痺，内耳障害，髄膜炎などに対しては，ペインクリニック，眼科，耳鼻咽喉科，神経内科などの各専門医と密に連携して治療に当たることになる．

〈浅田秀夫〉

3 ▶ ウイルス性急性発疹症

1 麻疹

■POINT
- 学校保健安全法において学校感染症第2種[1]に指定されており,解熱後3日経過するまで登園・登校は停止.
- 特異的な治療法はないものの,予防接種で予防可能であり,麻しん風しん混合(MR)ワクチンの定期接種を受けることを推奨.

▶ 病因・病態
- 麻疹ウイルスが飛沫感染し,鼻咽頭粘膜に吸着し,所属リンパ節に移行して増殖し,さらに血行性に全身臓器に拡がり再増殖する.
- ウイルス感染細胞は変性・脱落し,一方で免疫細胞による炎症反応が起こる.

▶ 皮膚所見・臨床症状
- カタル期:10~14日間の潜伏期の後に,38℃台の発熱,倦怠感,咽頭痛に始まり,39~40℃の高熱と全身倦怠感が3~4日続き,眼球・眼瞼結膜の充血,眼脂などの結膜炎,咽頭痛,鼻汁,咳嗽などの上気道炎をきたすカタル症状を呈する.
- 第3~4病日頃に,頬粘膜~口蓋のKoplik斑 図1 が現れ早期診断に有用である.Koplik斑は口腔頬粘膜,歯肉の白色点状丘疹で,麻疹に特異的であり,出現率90%以上とされている.
- 発疹期:第4病日頃に,いったん解熱した後,39~40℃台の発熱とともに発疹が顔,頸,耳後部に始まり,体幹,四肢に急速に拡大・増加する.
- 発疹は小豆大までの浮腫性紅斑・丘疹で,融合傾向が強く,正常皮膚が網目状に残る 図2 .
- 回復期:発疹期が5~6日続いた後,解熱する.紅斑は暗紫褐色調になり次第に消退していくが,しばらく色素沈着を残す.

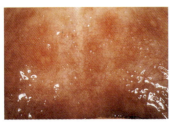

図1 軟口蓋のKoplik斑
紅暈に囲まれた,やや隆起する白色小斑点.

XV ウイルス感染症

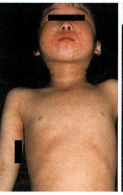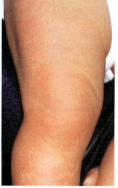

図2 麻疹の発疹
点状～小豆大の斑状丘疹で融合する.

▶ 診断

- ウイルス抗体価(HI, CF, NT, EIA法): 血清の麻疹特異的 IgM 抗体価の上昇, または急性期と回復期のペア血清で IgG 抗体価の4倍以上の有為な上昇で診断できる.
- 咽頭粘膜, Koplik 斑周辺の口腔粘膜の擦過スワブからウイルスを分離できれば確定診断.
- 麻疹は感染症法により, 平成20年から7日以内に全数保健所に届出の義務がある(麻疹ウイルス PCR のための咽頭ぬぐい液, 血液, 尿を堤出).

▶ 治療

- 脱水を防ぐ対症療法が主となる.
- 高熱, 粘膜症状のために経口摂取が不足することが多く, 補液を十分に行う.
- 1歳未満の乳児, 免疫不全児が患者と接触した場合, 3日以内であれば, ヒト免疫グロブリン 50 mg/kg を筋注または静注すると発症を防げる可能性がある.

▶ 予後

- 定型例では通常は後遺症を残さず完治するが, 時に角結膜炎, 気管支炎, 肺炎, 肝脾腫, 脳炎・脳症, 脳脊髄炎, 心筋炎などの合併症をきたすこともある.
- 亜急性硬化性全脳炎(SSPE): 稀ながら麻疹ウイルスの持続性脳感染症を合併する場合がある. 麻疹にかかった後, 数カ月～数年後に痙攣(ミオクローヌス発作), 知能低下などから始まり, 進行性で死に至る.

Essence 皮膚科診療で必須のスキル・アイテム・ツール　　**Practice** 皮膚科診療で必ず遭遇する Common Disease

▶ 生活指導

- 麻疹は，年齢にかかわらず命に関わる重篤な感染症であり特効薬はないので，かかったら水分を十分に採り安静・隔離し，周囲への感染拡大を防止する．
- 学校保健安全法において学校感染症第 2 種[1] に指定されており，解熱後 3 日経過するまで登園・登校は停止となっている．
- 特異的な治療法はないものの，予防接種で予防可能であり，麻しん風しん混合（MR）ワクチンの定期接種（1 歳，小学校就学前 1 年間）を必ず受けることを推奨する．

One Point Advice

麻疹 IgM 抗体は，パルボウイルス B19 と風疹の IgM 抗体と交叉反応を示す．麻疹 IgM 抗体が陽性であったが，麻疹ではなく，パルボウイルス B19 感染症と風疹の報告例あり．

2 風疹

■ POINT

- 妊娠初期の妊婦が感染すると胎児が先天性風疹症候群はじめ重症な後遺症を残すため，患者は，絶対に妊婦に近づかせない．
- 学校感染症第 2 種に指定されており，発疹が消失するまで登園・登校は停止．
- 予防接種で予防可能であり，MR ワクチンの定期接種を受けることを推奨する．

▶ 病因・病態

- 風疹ウイルスの飛沫感染により経気道的に感染し，リンパ節で増殖し，約 1 週間でウイルス血症をきたし，鼻粘膜や咽頭，尿，便などに排泄される．
- 感染後約 2 週間目に皮疹が出現し，この頃から血中抗体価が上昇し始め，ウイルス血症は消退していく．

▶ 皮膚所見・臨床症状

- 潜伏期は 2〜3 週間，子どもでは前駆症状なく，大人は倦怠感，頭痛などの前駆症状の後，軽い発熱と同時に，発疹が出現する．
- 発疹は，顔，頭から体幹，四肢に下降していくのが特徴．
- 皮疹は 2〜5 mm 大，米粒大以下で，融合傾向がない一様な斑状丘疹　**図 3**．
- 3 主徴は，耳後部リンパ節腫脹，眼瞼結膜の充血，口蓋の点状出血斑（Forschheimer's spots）．
- 成人が風疹に罹ると重症化し，顔面，体幹，四肢近位側に米粒大の紅色丘疹が多発し，融合して紅皮症様を呈することもある．
- 妊婦が風疹に罹ると，胎児が白内障，心奇形，難聴のほか，低体重，紫斑，貧血，肺炎，髄膜脳炎，糖尿病などを合併する．先天性風疹症候群に罹患する

XV ウイルス感染症

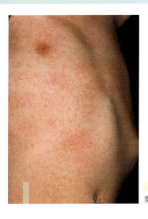

図3 風疹の発疹
粟粒くらいまでの紅色小丘疹. 融合しない.

可能性がある(特に妊娠1〜2カ月の初期の妊婦が風疹にかかると危険).

▶ 診断

- ウイルス抗体価:EIA法で風疹特異的IgM抗体価の上昇,EIA,CF法で急性期と回復期のペア血清でIgG抗体価の4倍以上の有為な上昇,HI法では陽転をみれば診断できる.
- 咽頭ぬぐい液や擦過スワブからウイルスを分離できれば確定診断できる.

▶ 治療

- 対症療法のみで,解熱には主にアセトアミノフェンを使う.

▶ 予後

- 通常は良好. 稀だが,血小板減少性紫斑病や脳炎を合併した報告がある.

▶ 生活指導

- 風疹に罹ったら,絶対に妊婦に近づかせない厳重注意が必要.
- 妊婦は通常,風疹の抗体検査をするが,たとえ陰性でも産後にしかワクチンを接種できない(ワクチン接種後,2カ月間は避妊が必要).
- 学校保健安全法において学校感染症第2種に指定されており,発疹が消失するまで登園・登校は停止となっている.
- 予防接種で予防可能であり,麻しん風しん混合(MR)ワクチンの定期接種(1歳,小学校就学前1年間)を必ず受けることを推奨する.

One Point Advice

風疹抗体とデングウイルス抗体は交叉反応を示すため注意が必要.

3 水痘

■ POINT

- 発疹は紅斑，水疱，痂皮など，各発疹が時間差で出るため，同時に新旧さまざまみられる．
- 予防接種で予防可能であり，水痘ワクチンの定期接種を受けることを推奨する．

▶ 病因・病態

- 水痘・帯状疱疹（VZV）ウイルスが空気感染し，上気道で増殖するとともにリンパ球に感染して，直接皮膚に到達，またはウイルス血症をきたして皮膚に発疹を作る．

▶ 皮膚所見・臨床症状

- 乳幼児では，前駆症状なしに発疹を生じることがあるが，年長児や成人では，1〜2日の発熱，倦怠感などの前駆症状の後に発疹が出現する．
- 発疹の分布は頭部，顔面はじめ全身に及び，手掌足底，口腔粘膜，結膜，外陰部粘膜なども例外ではない．
- 四肢では近位に多く，日焼けや熱傷部，圧迫部などの皮膚病変がある部位に早期に発疹が生じやすい．
- 発疹は紅斑→丘疹→水疱→膿疱→びらん→痂皮→色素沈着または色素脱失，瘢痕の経過をたどり 図4 ，各発疹の位相が揃わずバラバラに出るため，同時に新旧さまざまな皮疹がみられる点が特徴である．
- 軽度〜中等度の痒みを伴い，発熱は38℃前後で，2〜5日続く．
- 痂疲が脱落するまでの全経過は5〜20日間である．

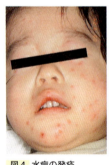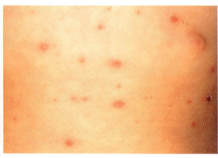

図4 水痘の発疹
紅斑→丘疹→水疱→膿疱→びらん→痂皮→色素沈着など，同時に新旧さまざまな皮疹がみられる．

XV ウイルス感染症

表 1 水痘に保険適用のある抗ヘルペスウイルス薬

薬品名（商品名）	用法	用量
バラシクロビル（バルトレックス®）	内服：顆粒（500 mg/g）	25 mg/kg/回，1 日 3 回，5〜7 日間
アシクロビル（ゾビラックス®）	内服：顆粒（400 mg/g）	20 mg/kg/回，1 日 4 回，5〜7 日間
アシクロビル（ゾビラックス®）	点滴：1 バイアル（125 mg）	5 mg/kg/回，1 日 3 回，（8 時間ごとに，1 回 1 時間以上かけて）7 日間

▶ 診断

- ウイルス特異抗原の検出：水疱内容または水疱底・びらんの擦過標本より，抗 VZV モノクローナル抗体を用いて免疫染色する．デルマクイック® VZV を使用すると簡便．
- 血清抗体の測定：VZV ウイルス抗体価が急性期と回復期のペア血清で 4 倍以上の有意な上昇で診断できる．

▶ 治療

- 発症後できるだけ早く，アシクロビル，バラシクロビルなどの抗ヘルペスウイルス薬 **表 1** を，5〜7 日内服する．
- 重症な場合は入院して点滴する．
- 解熱にはアセトアミノフェンやイブプロフェンなどの非アスピリン系の薬剤を用いる．
- 水疱，びらんには，石炭酸亜鉛華リニメント（カチリ），抗菌外用薬（アクアチム®軟膏），消炎鎮痛薬（アズノール®軟膏）などを塗る．
- 口腔粘膜疹にポビドンヨード含嗽剤，外陰部粘膜疹の疼痛には塩酸リドカイン（キシロカイン®）ゼリーなどを塗る．

▶ 予後

- 通常，発疹は色素沈着または脱失，瘢痕を残す．
- 発疹に細菌が二次感染して伝染性膿痂疹を合併したり，肝炎，肺炎を合併したりすることがある．
- 水痘罹患後，知覚神経節のニューロンに潜伏感染し，免疫低下時に再活性化され，特定の神経支配領域皮膚に疼痛を伴う水疱（帯状疱疹）を生じる．

▶ 生活指導

- 感染力が強いため，家族内，学級内などの閉鎖空間で 90％近く伝播するため，診断がつき次第隔離が必要．
- 学校保健安全法において学校感染症第 2 種に指定されており，すべての発疹が痂皮化するまで登園・登校は停止となっている．
- 予防接種で予防可能であり，水痘ワクチンの定期接種（1〜3 歳で，3 カ月以上の間隔で 2 回接種）を必ず受けることを推奨する．

Essence 皮膚科診療で必須のスキル・アイテム・ツール　　**Practice** 皮膚科診療で必ず遭遇する Common Diseases

> **One Point Advice**
>
> ・血清抗体価の測定で CF 抗体の場合，単純ヘルペスウイルス（HSV）感染の既往があれば，VZV 感染の際に HSV に対する CF 抗体価の非特異的上昇がみられる.
> ・アシクロビルは腎臓から排泄されるため，乳幼児や腎機能低下がある場合は使用量を減らす.
> ・解熱剤としてアスピリンなどのサリチル酸製剤を用いると，ライ症候群※をきたすことがあるので投与しない.
> ※ライ症候群（Reye's syndrome）とは水痘，インフルエンザなどの際に解熱剤としてアスピリンを服用している小児に，急性脳症，肝臓の脂肪浸潤を引き起こし，致死的となることもある原因不明で稀な疾患.

4 突発性発疹

■ POINT

● HHV（human herpes virus）-6 variant B および HHV-7 の初感染による，6 カ月～1 歳の急性ウイルス性発疹症である.

● 特定の薬剤投与後に発症する DIHS において，薬剤中止後も増悪・再燃する際に，HHV-6 の再活性化がみられ，病態との関連が注目されている.

▶ 病因・病態

・HHV-6 variant B および HHV-7 が，既感染者の唾液から排泄され，それが経口的，経気道的に初感染する.
・本邦では 2 歳までに HHV-6 は約 93％，HHV-7 は約 75％が抗体陽性となっている[2].
・HHV-7 は HHV-6 よりも遅く感染し，臨床症状では区別できないため，2 度目の突発性発疹として経験される.
・初感染以降は潜伏感染となり，ウイルスが唾液中に排泄される.
・特定の薬剤（抗てんかん薬など）投与後に発症する特殊な薬疹 drug-induced hypersensitivity syndrome（DIHS）において，薬剤中止後も皮疹が増悪・再燃する際に，HHV-6 の再活性化が関与していることが報告[3]され，病態との関連が注目されている[3,4].

▶ 皮膚所見・臨床症状

・生後 6～18 カ月の乳児に好発し，初めての高熱として経験することが多い.
・突然，高熱で発症し，不機嫌で大泉門が膨隆することがある.
・発熱時に咽頭発赤，特に口蓋垂の両側に斑状発赤（永山斑）がみられることがある.
・軟便や下痢を伴うことが多く，38℃以上の発熱が 3～4 日持続した後に解熱する.
・解熱に前後して小紅斑や紅色丘疹が，散在性，ときに斑状融合性に出現 **図5** し，体幹に始まり上肢，頸部へと広がる. 顔や下肢は比較的少ない.

XV ウイルス感染症

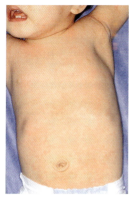

図5 突発性発疹
小紅斑や紅色丘疹が，散在性，ときに
斑状融合性に体幹中心に出現

- 発疹は2〜3日で消退する．
- 発熱初期に熱性けいれんを合併することがある．

▶ 診断

- 必ずしも検査は必要なく臨床症状のみで診断は容易．
- 重症合併症をきたしウイルス学的な診断が求められる場合は，血液からのウイルス分離，PCR法による血漿中ウイルスDNAの検出，急性期の特異的IgM抗体上昇，回復期とのペア血清で特異的IgG抗体の陽転，あるいは抗体価4倍以上の有意な上昇などを確認する．

▶ 治療

- 通常は予後良好であり，対症療法のみで経過観察する．

One Point Advice

HHV-6とHHV-7の抗体価は必ず同時に測定する．HHV-6に既感染の人にHHV-7が感染するとHHV-6が再活性化し，抗体価も上昇するので，結果の解釈には注意が必要．

Essence 皮膚科診療で必須のスキル・アイテム・ツール | Practice 皮膚科診療で必ず遭遇する Common Diseases

5 伝染性紅斑

■ POINT

● 4～5 歳の幼児を中心に好発する，ヒトパルボウイルス（HPV）B19 感染による，流行性の発疹性疾患．

● HPV-B19 感染では伝染性紅斑に限らず多くの非定型例や不顕性感染，多彩な臨床像がある．

● 妊婦に感染すると胎児水腫や胎児死亡のリスクがあるため，妊婦に近づけない指導が大切．

▶ 病因・病態

- Human parvovirus B19（HPV-B19）が飛沫感染により経気道的に侵入し，レセプターである P 抗原をもつ赤芽球に感染し，細胞内で増殖し，造血機能を障害する．
- P 抗原は赤芽球の他に，血管内皮細胞，胎児肝・心筋細胞，胎盤などにも存在する．
- 感染後，7～9 日でウイルス血症が起き，全身倦怠感，発熱，関節痛をきたす．この時期にウイルス抗体価が産生され始め，感染後 17～18 日には血中ウイルスは消失し，その頃に皮膚症状が出現する．

▶ 皮膚所見・臨床症状

- ウイルス血症の時期に，小児では軽い感冒様症状がでる程度であるが，成人では発熱，関節痛，全身倦怠感を呈する．
- 感染後 14～18 日に，顔面に蝶形ないしは平手打ち様の紅斑が出現（リンゴ病とよばれる）し，上腕～前腕外側に広がり，網目状・レース状を呈する　図6（体幹，大腿部にも出現することあり）．
- 5～7 日で色素沈着を残さずに消退する．
- 小児の伝染性紅斑と異なり，成人ではびまん性の浮腫性紅斑や風疹様の小紅斑が多発する例が多く，発熱，全身倦怠感，関節痛や筋肉痛が出現しやすく，特に関節痛が長引く傾向にある．
- 妊婦が感染すると胎内感染により，胎児が重度の貧血，心不全をきたして，胎児水腫となり死亡することがある（胎児死亡のリスクは妊娠 20 週までの感染で最も高い）．
- 感染妊婦における胎児感染率は 33%，胎児死亡率は 9%とされる．

▶ 診断

- 小児の典型例では特徴的な皮疹から容易に診断される．
- 確定診断は感染後 14 日以降の HPV-B19 特異 IgM 抗体（EIA 法）の上昇（妊婦のみ保険適用あり），もしくは特異 IgG 抗体（EIA 法）の 2～3 週間でのペア血清で上昇を確認する．
- PCR 法で B19 ウイルス DNA を証明する方法もある．

XV ウイルス感染症

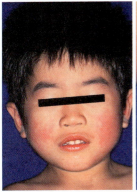
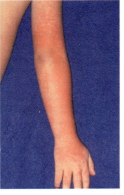

図6 伝染性紅斑
顔面は蝶形ないしは平手打ち様の紅斑，上腕〜前腕外側に，網目状・レース状紅斑

▶ 治療

- 抗ウイルス薬はなく対症療法が主となる．
- 発熱に対してNSAIDs内服，座薬，発疹のかゆみが強ければ抗ヒスタミン薬内服，ステロイド外用など．
- 血液疾患患者にはγ-グロブリン静注，高度な貧血には濃厚赤血球輸血など．

▶ 予後

- 健康な小児では予後良好．
- 初期妊婦では胎児感染による胎児浮腫や胎児死亡あり．
- 溶血性貧血患者の無形成発作（aplastic crisis），免疫不全患者の慢性赤芽球癆，心筋炎，肝炎，血管炎など．

▶ 生活指導

- 患者を妊婦や血液疾患・免疫不全患者に接触させないように厳重注意する．
- 学校保健安全法において学校感染症第3種「その他の感染症」となっており，発疹のみで全身状態がよければ登園・登校可能となる．

One Point Advice

- 紅斑出現の時期には既に感染力はないが，紅斑が出る前にウイルスを排泄するため，実際的な二次感染予防ができない．
- 発疹がいったん消退した後も1〜2カ月間は，入浴時，日光照射後，啼泣・興奮時などに紅斑が再燃することがあるが，再発ではない．

Essence 皮膚科診療で必須のスキル・アイテム・ツール　　**Practice** 皮膚科診療で必ず遭遇する Common Diseases

6 手足口病（HFMD）

■ POINT ■

- HFMD（hand, foot, and mouth disease）は，口腔粘膜および手足などに好発する水疱性の発疹を主症状とした急性ウイルス性感染症であり，乳幼児を中心として夏季に流行する．
- 原因ウイルスは単一ではなく年ごとに異なるウイルス型が流行する傾向があり，近年は 2 年ごとに大流行を繰り返している．
- 予防策として有効なワクチンはなく，手洗いの励行と排泄物の適正な処理が基本．

▶ 病因・病態

- 病原ウイルスは単一ではなく，ヒトエンテロウイルス（HEV）に属するコクサッキーウイルス A6（CA6），CA16，エンテロウイルス 71（EV71）が主であり，その他 CA2〜10，CB1〜6，EV6, 9 などによっても引き起こされる．
- 便中のウイルスが手・食物・器具を介して感染する経口感染が主で，咳や鼻汁による飛沫感染もある．
- 体内に侵入したウイルスは小腸粘膜または咽頭粘膜で増殖したのち，リンパ管を経由して血行性に全身に播種されて，親和性の高い皮膚や粘膜に達して症状を呈する．

▶ 皮膚所見・臨床症状

- 手掌，手指，手背，足底，足趾，足背，足縁に，紅暈を伴う米粒大〜大豆大の楕円形の水疱が，手掌紋理の長軸に平行に出る 図7 ．
- 乳幼児期では，臀部，膝蓋，肘頭などにも水疱，丘疹がみられることがある．
- 通常かゆみはなく，時に痛みを伴う．
- 口腔粘膜では，口蓋，頬粘膜，舌，口唇，歯肉などに小水疱が生じ，まもなくびらん，小膿疱となり痛みを伴う．
- CA6 による HFMD では，これまでの定形例とは異なり，掌蹠には少なく，四肢や臀部に広範囲に，大型の中心臍窩をもつ水痘のような水疱が多発する 図8 という特徴がみられた．また水疱のほか膿疱，紅斑，紅色丘疹，紫斑，血痂，滲出性紅斑など多彩で広範囲に出る傾向がみられ，口腔粘膜疹は軽度で，口内痛や拒食の頻度は少なく，口唇や口の周りに水疱が多くみられる．
- CA6 によるものは，発熱率が高く，1〜2 カ月後に，爪甲が脱落する症例が 2 割程度みられる．

▶ 診断

- ウイルス抗体価（NT 法）：ウイルスの中和抗体価が急性期と回復期のペア血清で 4 倍以上の上昇がみられれば有意．
- 水疱内容，咽頭ぬぐい液，便からのウイルス分離ができれば確定．

XV ウイルス感染症

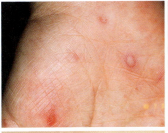
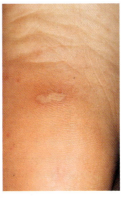
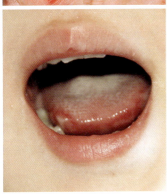

図7 手足口病の典型例
手掌・足底に紅暈を伴う楕円形の水疱が，手掌紋理の長軸に平行に出る．口腔粘膜に水疱・アフタ性潰瘍．

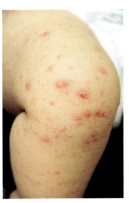

図8 CA6 による手足口病
手足よりも腕や脚に広く，水痘様の中心臍窩をもつ水疱が多発．

▶ 治療

- 一般に予後良好で，数日で自然治癒する．
- 対症療法として，高熱には解熱剤投与，口内痛のために食欲低下があればデスパコーワ®口腔用クリーム，キシロカイン®ゼリーなどを塗る．
- 摂食障害，脱水があれば補液を行う．

► 予後

- 通常は良好で数日〜1週間で自然治癒する.
- 稀に合併症として CA16 により心筋炎, 膵炎, 肺炎, EV71 により無菌性髄膜炎, 脳炎を起こすことがある.

► 生活指導

- 水疱がなくなり, 口内炎が治っても, 便の中にはウイルスが長期間出ている.
- オムツ替えの後, トイレの後は手洗いを励行し, ペーパータオルで拭き使い捨てとする.
- 保育所などで舐めるおもちゃ類はよく洗い, 共有しない.
- 学校感染症第3種, 医師により伝染のおそれがないと認められるまでは登園・登校禁止となっている. 通常は全身状態に問題なければ皮疹があっても登校可となる.

文献

1) 文部科学省「学校において予防すべき感染症の解説」http://www.mext.go.jp/a_menu/kenko/hoken/1334054.htm
2) Tanaka-Taya K, Kondo T, Mukai M, et al. Seroepidemiological study of human herpesvirus-6 and -7 in children of different ages and detection of these two viruses in throat swabs by polymerase chain reaction. J Med Virol. 1996; 48: 88-94.
3) Descamps V, Bouscarat F, Laglenne S, et al. Human herpesvirus 6 infection associated with anticonvulsant hypersensitivity syndrome and reactive haemophagocytic syndrome. Br J Dermatol. 1997; 137: 605-8.
4) Tohyama M, Hashimoto K, Yasukawa M, et al. Association of human herpesvirus 6 reactivation with the flaring and severity of drug-induced hypersensitivity syndrome. Br J Dermatol. 2007; 157: 934-40.

〈馬場直子〉

XV ウイルス感染症

4 ▶ 疣贅

■ POINT

● 疣贅とは通常ウイルス性疣贅をさし，いわゆる老人性疣贅は上皮系良性腫瘍の脂漏性角化症である．

● ウイルス性疣贅はヒトパピローマウイルス（human papillomavirus: HPV）の感染症である．

● 伝染性軟属腫はポックスウイルスの一種である伝染性軟属腫ウイルスの感染症である．

● いずれもウイルス感染症であり，治癒には宿主の免疫反応が重要な役割を果たす．

▶ 病因・病態

• ウイルス性疣贅は発症部位，臨床像，組織像より尋常性疣贅，青年性扁平疣贅，尖圭コンジローマ，ボーエン様丘疹症などに分けられるが，それぞれに関与する HPV 型も異なる．

• 尋常性疣贅は主に小児の手，足に生じる表面が乳頭腫状の角化性丘疹であり，HPV2/27/57 型の感染症である．

• 青年性扁平疣贅は若年者の顔面，手背にみられる皮膚色から褐色の扁平に隆起する米粒大の丘疹であり，HPV3/10/28 型の感染症である．

• 尖圭コンジローマは外陰部の皮膚あるいは粘膜に生ずる乳頭腫状の丘疹であり，HPV6/11 型の感染症である．

• ボーエン様丘疹症は外陰部の皮膚あるいは粘膜に生ずる黒褐色の丘疹であり，16 型や 18 型などの粘膜ハイリスク型 HPV の感染症である．

• 尖圭コンジローマやボーエン様丘疹症の感染経路は主に性的行為を介するため，他の性感染症を合併していることがある．

• 伝染性軟属腫は小児にみられる小丘疹で，俗に"みずいぼ"とよばれるが HPV 感染症ではなくポックスウイルスの一種である伝染性軟属腫ウイルスの感染症である．

• 伝染性軟属腫は稀に性感染症としてみられることがある．

▶ 皮膚所見・臨床症状

■ 尋常性疣贅

• 手足に多く，個疹は径数 mm 大の角化性の丘疹としてみられる 図1a．手掌，足底の場合は皮表から隆起しないため鶏眼や胼胝との鑑別が必要である．

• ダーモスコピーで観察すると表面が細顆粒状にみえるのが特徴である．足底疣贅ではしばしば微小血管の塞栓がみられる 図1b．

• 特徴的なクレーター状の形状をとるものにミルメシアがある 図2．HPV1 型の感染症であり，組織学的にも好酸性封入体がみられる特徴がある．

• 組織学的に封入体がみられるものには HPV4/65 型によるものや HPV60/

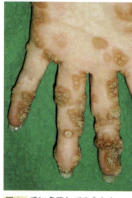

図1a 手に多発してみられた尋常性疣贅

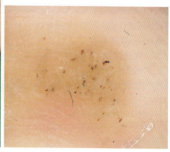

図1b 足底疣贅のダーモスコピー像

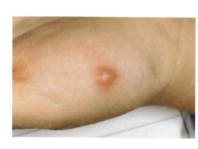

図2 母指球に単発でみられたミルメシア

88型によるものがある．これらは臨床的に色素性疣贅としてみられることがある．

■青年性扁平疣贅
- 顔面，手背などに褐色扁平な丘疹としてみられる 図3 ．時に脂漏性角化症との鑑別が必要となる．
- いわゆるケブネル現象がみられることや，ダーモスコピーで観察すると形が整っていることなどで脂漏性角化症と鑑別する．

■尖圭コンジローマ
- 外陰部，肛囲などに表面が乳頭腫状の丘疹としてみられる 図4 ．
- 褐色調を呈する場合ボーエン様丘疹症との鑑別が必要である．

■ボーエン様丘疹症
- 外陰部，肛囲などに黒褐色調の丘疹としてみられる 図5 ．
- 子宮頸部の病変 cervical intraepithelial neoplasia や子宮頸癌を合併していることがある．
- 稀にボーエン病や浸潤癌に進展することがある．

XV ウイルス感染症

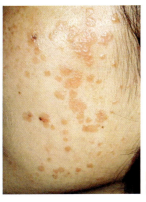

図3 若年女性の頬部にみられた青年性扁平疣贅

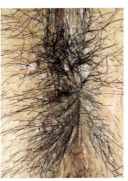

図4 肛門周囲にみられた尖圭コンジローマ

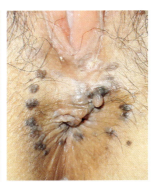

図5 肛門周囲にみられたボーエン様丘疹症

■伝染性軟属腫
- 幼児に光沢のある小丘疹としてみられる 図6a．アトピー性皮膚炎があるとバリア機能の低下や搔破行動により多発する．
- ダーモスコピーで観察すると丘疹の頂部が天蓋様に白色にみえる 図6b．
- 摘除すると白色の粥状物を確認できる．

▶ 治療
- 現時点で疣贅に有効な抗ウイルス薬は実用化されていない．
- 尋常性疣贅の治療の第一選択は液体窒素凍結療法である．
- 疣贅に保険適用がある内服療法としてヨクイニンがあるが，反応には個人差があり確実性は乏しい．
- 保険適用のない治療法として接触免疫療法，ステリハイド®外用療法，モノ

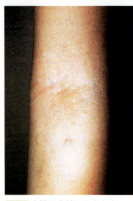
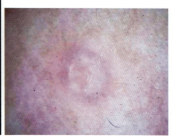

図 6a 小児の上肢にみられた伝染性軟属腫　　図 6b 伝染性軟属腫のダーモスコピー像

クロロ酢酸外用療法などがあり，十分な説明と同意の上で行う．
- 青年性扁平疣贅の場合色素沈着を残すなどの理由で液体窒素凍結療法は適応となりづらい．
- 尖圭コンジローマの治療は液体窒素凍結療法とならびイミキモド外用療法が第1選択である．
- 伝染性軟属腫の治療は鋭匙鑷子などを用いた摘除である．疼痛を軽減するために摘除前にリドカインテープ剤を貼っておくとよい．
- 伝染性軟属腫は自然消退が見込めるため経過観察も選択肢のひとつである．

▶ 予後

- 尋常性疣贅は小児では通常数カ月の治療で治癒が見込めるが個人差が大きい．
- 青年性扁平疣贅の予後ははっきりしないが，多くの症例で免疫反応による炎症症状をきたした後に自然消退する．
- 尖圭コンジローマは電気メス焼灼など外科的治療により病変をなくすことが可能であるが再発率が高い．一方，イミキモド外用療法の場合再発率が低いものの最短でも数週間の治療が必要になる．
- 幼児の伝染性軟属腫は数週間から数カ月で自然消退し，年余にわたることはまずない．

▶ 生活指導

- 感染を防ぐため疣贅になるべく触れないよう指導する．
- 周囲皮膚への感染を防ぐためスキンケアにつとめる．
- 尖圭コンジローマは性感染症であり，性的パートナーへの感染予防も指導する．
- 伝染性軟属腫はプールなどで感染することがあり，治療しないと利用を断ら

XV ウイルス感染症

れることがある．感染予防のためプール利用後はよくシャワーを浴びておくのがよい．

One Point Advice

患者とのコミュニケーションが重要

尋常性疣贅の治癒には細胞性免疫が重要な役割を果たしており，暗示療法が有効なことがある．機械的に凍結療法を繰り返すのみでなくコミュニケーションをとりながら行うことが望まれる．また，伝染性軟属腫の治療については摘除すべきか放置すべきかの議論がある．放置することを社会が許容するかなど置かれている状況によって柔軟に対応する必要がある．長い目でみれば自然消退することは明らかであり，摘除を選択する場合は十分な説明と同意が必要である．

〈石地尚興〉

Essence 皮膚科診療で必須のスキル・アイテム・ツール　　**Practice** 皮膚科診療で必ず遭遇する Common Diseases

1 ▶ 浅在性単純性皮膚感染症

1 伝染性膿痂疹

■POINT

● 皮膚付属器とは無関係な表皮の細菌感染症で，臨床像から水疱性膿痂疹と痂皮性膿痂疹に大別させる．
● 水疱性膿痂疹は主症状が水疱やびらん，痂疲性膿痂疹では厚い痂皮に速やかに被われる．
● 主たる原因菌は，前者は黄色ブドウ球菌，後者は A 群 β 溶血性レンサ球菌（化膿レンサ球菌）である．
● 治療は，原則として抗菌薬の内服と外用薬を併用する．薬剤耐性菌には注意が必要である．

▶ 病因・病態

- かき傷，虫さされなどの些細な傷から黄色ブドウ球菌あるいはレンサ球菌が皮膚に感染し，紅斑，水疱，膿疱，びらん，痂皮などを生じてくる皮膚の感染症．皮膚付属器とは無関係な表皮の細菌感染症である．
- 伝染性膿痂疹は臨床的像から水疱性膿痂疹と痂皮性膿痂疹に大別させる．
- 水疱やびらんが主症状であれば，水疱性膿痂疹で黄色ブドウ球菌によることが多い．
- 厚い痂皮にすぐに被われる痂疲性膿痂疹は，A 群 β 溶血性レンサ球菌（化膿レンサ球菌）によって引き起こされる．しかし，A 群以外のレンサ球菌（B，C，G 群や肺炎球菌）が分離されることもある．
- 臨床的には水疱性膿痂疹が圧倒的に多い．

▶ 皮膚所見・臨床症状

■水疱性膿痂疹

- 6 歳ぐらいまでの乳幼児に多くみられ，夏に発症しやすい．四肢，顔面など露出部に多い．
- 傷ついた皮膚にまず淡い紅斑ができ，その後大小の水疱が生じる．水疱は容易に破れてびらんとなる　**図1**．
- 皮膚局所で増殖した黄色ブドウ球菌の産生する表皮剥脱毒素がデスモグレイン I を分解するため，表皮の顆粒層で棘融解を起こし，弛緩性の水疱を生じさせる．そして，少し離れた場所にも同様の病変ができ，いわゆる「飛び火」していく．
- 軽度のかゆみを伴うこともあるが，特に全身症状は認めない．
- 湿疹病変に合併するとかゆみが強くなる．

■痂疲性膿痂疹

- 年齢や季節に関係なく発症する．

356

JCOPY 498-06364

XVI 細菌感染症

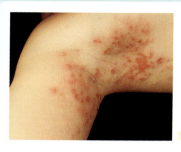

図1 水疱性膿痂疹

- 顔面や手など局所の小水疱や膿疱で始まり，滲出液は急速に厚い黄色の痂皮へと変化し，その数は全身に増えていく．組織障害性が強く，真皮乳頭層の血管にまで及ぶためにそこから出血を起こし痂皮を形成する．発熱・咽頭痛・所属リンパ節腫脹などの全身症状を伴う場合もある．
- 重症になると菌が産生する毒素（発赤毒 erythrogenic toxin）によって猩紅熱のような紅皮症様になる場合がある．
- さらに腎障害を認めることもあるため，腎障害の確認は非常に重要である．

▶ 診断

- 急速に拡大する水疱，膿疱，びらん，痂皮など発疹の性状より診断する．
- 水疱性膿痂疹では小水疱が形成された後，黄色の漿液を内包する弛緩性水疱が形成される．それが破綻すると茶色の薄い痂皮が形成されるという特徴がある．
- 痂疲性膿痂疹は丘疹から始まり，さらに周囲に紅斑を伴う小水疱を形成し，その後表面に黄色の痂皮を形成する特徴がある．
- また，破れていない水疱や膿疱の中にある液体を培養し，起炎菌を調べる．さらに検出される細菌の薬剤感受性試験を行い，効果のある抗菌薬を選択する．
- 伝染性膿痂疹の主要な原因菌は黄色ブドウ球菌（methicllin-susceptible S.aureus：MSSA）である．近年メチシリン耐性黄色ブドウ球菌（methicllin-resistant S.aureus：MRSA）の分離率が上昇傾向にある[1~3]．さらに，市中感染型 MRSA が問題となっている．
- レンサ球菌による痂皮性膿痂疹では，血液検査で白血球数の増加，CRP が陽性となる．腎臓障害を確認するために，腎機能，尿検査も必要となる．

▶ 治療

治療は，原則として抗菌薬の内服と外用薬を併用する．病変が軽い場合であれば外用療法のみでも治癒が期待できる．かゆみが強い場合は，かゆみを抑える治療も併せて行う[4]．

外用療法
- 外用治療の重要性
  外用治療は有益性が証明されており，強く推奨される．本症においては，外

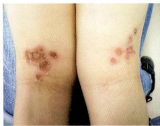 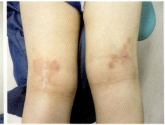

図2 局所治療の重要性
ナジフロキサシン(アクアチム®)外用のみで軽快.

用薬のみでも十分に治療できるとの報告[5]がある.また,海外のmeta-analysisの結果では抗菌薬の外用はプラセボより有効[6],抗菌薬の内服と外用薬の効果の比較では,erythromycin内服と外用薬のmupirocinやfusudic acid(FA)とを比較した場合,外用薬の効果が若干優れていたとする報告などもある.外用薬は全身の副作用が少なく,コンプライアンスがよいなどの利点もあり,外用薬の効果は期待できる.したがって,全身状態がよく皮疹が少なく広範囲でない場合,抗菌外用薬でも治療が可能である(**図2** 自験例).

- 耐性菌を考慮した外用剤の選択

伝染性膿痂疹の水疱から検出されるMRSAの比率は高く(20〜55%)なっている[6〜7].MRSAは病院での院内感染が問題になる院内MRSA(healthcare-associated MRSA:HA-MRSA)と市中で感染を拡大する市中型MRSA(community-associated MRSA:CA-MRSA)の2つがある.

静岡県内で実施した,とびひ患者より分離された黄色ブドウ球菌の調査では,黄色ブドウ球菌のうち,MSSAが約75%,MRSAが約25%であった[2].文献的には概ね分離されるS.aureusの20〜30%がMRSAで,その多くが市中型である.近年,市中感染型MRSAが問題となっている.

S.aureusに対する薬剤感受性を調べると,MSSAではoxacillin,cefdinir,cefditren,faropenem,norfloxacin,levofloxacin,nadifloxacin(NDFX),clindamycin(CLDM),arbekacin,minocycline,FAに感受性があった.またMRSAではlevofloxacin,NDFX,arbekacin,minocycline,cloramphenicol,FAに100%の感受性を認めた(静岡県調査結果) **表1** [2].

外用剤として使用される可能性のある抗菌剤の耐性を調べると(**表1** 赤丸)NDFXとFAはMSSAのみならずMRSAに対しても耐性はなく最も有効であった.

すでに汎用されているGMは以前から指摘されているように抗菌力は明らかに低下している[2] **表1** .CLDMはニキビ桿菌などの嫌気性菌に対する強い抗菌作用を有しているがS. aureusにも有効である.しかし,近年本剤の耐性の問題も指摘されている.

XVI 細菌感染症

　NDFX と FA は MRSA に非常に有効であるが，FA は耐性出現の早い薬剤として知られており，本剤の多用は耐性菌を増加させる可能性が示唆されている[4]．

全身療法

- 内服薬は抗菌薬を使用する．水疱性膿痂疹では，ペネム系薬，第 3 世代経口セフェム系薬，あるいは β-ラクタマーゼ阻害薬配合ペニシリン系薬から選択する．場合によりよってはニューマクロライド系薬を選ぶこともある．
- 非水疱性膿痂疹ではペニシリン系薬を第 1 選択とする．内服薬を使用しても，なかなか治らない時には，抗菌薬に対して細菌が耐性化していると考えられるため，培養後の感受性をみて抗菌薬を変更していく．ミノマイシンやニューキノロン系薬は患者の年齢を考慮して選択する．
- 小児のレンサ球菌性の場合には，糸球体腎炎の併発予防の観点から，軽快後さらに約 10 日間の内服を継続する．

注意点

- アトピー性皮膚炎などの基礎疾患がある場合には，とびひ治療と同時にステロイド外用剤を用いて皮膚炎の治療を行う必要がある．
- 薬物治療すること以外に石鹸で洗浄しシャワーで洗い流すことによって細菌の増殖を防ぐことも大切である．MRSA による場合，感受性のない抗菌剤治療を受けていることが多い．それでも改善・治癒することがあるのは，MSSA による場合と同様に，洗浄などの局所処置の有用性が推察される[2]．

処方例

■とびひ（伝染性膿痂疹）

- 外用療法

　　アクアチム®軟膏　1 日 2 回
　　フシジンレオ®軟膏　1 日 2 回

- 全身療法

　A）水疱性膿痂疹
　　ファロム®ドライシロップ小児用　15 mg/kg 分 3　3 日間
　　セフゾン®細粒小児用　　9〜18 mg/kg 分 3　3 日間
　　　3 日間投与して変化なければ，
　　ホスミシン®ドライシロップ　40〜120 mg/kg 分 3　5 日間
　　　を併用するか，
　　ミノマイシン®顆粒　　2〜4 mg/kg（8 歳以上）分 2　5 日間
　　オゼックス®細粒小児用　12 mg/kg 分 2　5 日間
　　　に変更する．

　B）痂皮性膿痂疹
　　クロバモックス®小児用ドライシロップ　96.4 mg/kg 分 2　5 日間
　　ユナシン®細粒小児用　15〜30 mg/kg 分 3　5 日間
　　（いずれにしても 3〜5 日後には診察した方がよい）

Essence 皮膚科診療で必須のスキル・アイテム・ツール　　Practice 皮膚科診療で必ず遭遇する Common Diseases

表1 静岡分離株の薬剤感受性

Antimicrobial agent	MRSA (n=19)			
	Range (μg/mL)	MIC$_{90}$ (μg/mL)	Resistance (%)	
Ampicillin	0.5〜32	16	100	
Oxacillin	8〜128	64	100	
Cefdinir	0.25〜≧256	≧256	89.5	
Cefditren	2〜64	64	94.7	
Faropenem	0.25〜≧256	128	31.6	
Fosfomycin	2〜≧256	≧256	57.9	
Norfloxacin	1〜64	4	5.3	
Levofloxacin	0.125〜0.25	0.25	0	
Nadifloxacin	≦0.063〜0.25	≦0.063	0	●
Clarithromycin	128〜≧256	≧256	100	
Azithromycin	≧256	≧256	100	
Clindamycin	≦0.063〜≧256	≧256	42.1	●
Gentamicin	0.5〜≧256	64	68.4	●
Arbekacin	0.5〜2	1	0	
Minocycline	≦0.063〜0.25	0.25	0	
Chloramphenicol	4〜8	8	0	
Fusidic acid	≦0.063〜0.125	0.125	0	●

Resistance breakpoints of the following antimicrobial agents were defined according to CLSI and this study: ampicillin, >0.5 mg/mL; oxacillin, 4 mg/mL; cefdinir, 4 mg/mL; cefditren, 4 mg/mL; faropenem, 8 mg/mL; fosfomycin, 32 mg/mL; norfloxacin, 16 mg/mL

▶ 予後

• 通常は治療に反応し予後良好である．しかし，痂皮性膿痂疹では腎障害に注意する必要がある．

▶ 生活指導

• 病変が広範囲の場合や全身症状のある場合は学校を休んでの治療を必要とすることもあるが，病変部が適切に処置されていれば原則，登園・登校禁止の必要はない．しかし，水泳や汗をかきやすい戸外での遊びは控えた方がよい．
• 湿疹など誘因となる病変は放置しないでしっかり治療する．
• とびひの予防には清潔が第一である．
• とびひの水疱やびらんからの滲出液を触ったり，掻くと，中の細菌で次々に感染する．特に鼻の入り口にはブドウ球菌などの細菌が多く存在しているので鼻をいじらないようする．

XVI 細菌感染症

MSSA (n=62)			
Range (μg/mL)	MIC_{90} (μg/mL)	Resistance (%)	
≦0.063～8	1	67.7	
0.25～2	1	0	
≦0.063～0.5	0.25	0	
2	2	0	
0.125～0.25	0.125	0	
2～≧256	128	79	
0.5～8	4	0	
0.125～0.5	0.25	0	
≦0.063～0.25	≦0.063	0	●
≦0.063～≧256	≧256	62.9	
0.25～≧256	≧256	62.9	
≦0.063～0.125	0.125	0	●
0.5～128	64	43.6	●
0.5～1	1	0	
≦0.063～0.25	0.25	0	
4～64	8	1.6	
≦0.063～0.25	≦0.063	0	●

2 毛包炎

■ POINT

● 毛包の浅層に限局した細菌感染症で紅斑を伴う小膿疱を生じる.
● 病状が進行すると癤や癰に進展していく.
● 治療は適切なスキンケアと抗菌薬の外用や内服.

▶ 病因・病態

・毛包の浅層に菌が感染し, 炎症を起こす疾患である.
・原因菌は黄色ブドウ球菌や表皮ブドウ球菌などが多い. 誘因としては, 毛孔の微小外傷, 閉塞, 搔破やステロイド外用などがある.
・毛孔に細菌が感染した後, 毛包に炎症が生じ, 紅斑や膿疱, 軽い疼痛を伴ってくる.

▶ 皮膚所見・臨床症状

・毛孔に一致した紅斑や膿疱を生じ, 軽い疼痛を伴う. 通常, 皮疹は数日で瘢

痕を残さず治癒する. いわゆる "にきび"（尋常性痤瘡）も毛包炎の一種である.

- 1つの毛包を中心として引き起こされる炎症だが, 進行して発赤や硬結を伴う癤になることもある. また, 隣接する数個の毛包に多発する場合には癰になる.

- 男性の須毛部（口ひげ, 顎ひげ, 頬ひげ）に生じたものを尋常性毛瘡といい, 痂皮を伴う紅斑が融合して局面を形成することがある.

▶ 治療

わずかな毛包炎は治療の必要なく自然治癒する. 少数の毛包炎は局所の清潔を保ち, 多発する場合や尋常性毛瘡では抗菌薬の外用や内服を行う.

文献

1) 浜崎せり, 佐々木りか子. 当科における細菌の小児の皮膚細菌感染症. 日小皮誌. 2000; 19: 189-94.

2) 白濱茂穂. 最近治しにくいトビヒが増えていると思いませんか？ 日小皮会. 2009; 28: 165-8.

3) 藤田和彦, 田中直美, 折原久美子, 他. *Staphylococcus aureus* の耐性獲得に対する各種抗菌剤の比較検討. 臨床医薬. 2010; 26: 483-7.

4) 白濱茂穂. 伝染性膿痂疹—耐性菌を考えた外用薬選択法. In: 宮地良樹. 日常皮膚診療の極意と裏ワザ. 東京: 全日本病院出版会; 2016. 235-9.

5) 西嶋攝子. 伝染性膿痂疹, 特にメチシリン耐性黄色ブドウ球菌分離症例における臨床経験. 臨皮. 1999; 53: 861-4.

6) George A, Rubin G. A systematic review and meta-analysis of treatments for impetigo. Br J Gen Pract. 2003; 53: 480-7.

7) 儀澤雄介, 小坂素子, 川名誠司. 市中獲得型 MRSA 感染症. 臨皮. 2005; 6: 559-62.

〈白濱茂穂〉

XVI 細菌感染症

2 深在性単純性皮膚感染症

1 癤，癤腫症，癰[1]

■ POINT
- いずれも毛包に生じる感染症で深部まで感染が及ぶ疾患である．
- 癤は1つの毛包を中心に生じ，癤腫症は離れた複数の毛包に生じ，癰は近接する複数の毛包に同時に生じる．

▶ 病因・病態

- 主な原因菌は黄色ブドウ球菌である．メチシリン感受性黄色ブドウ球菌（methicillin-sensitive *Staphylococcus aureus*：MSSA）によるものと市中感染型メチシリン耐性黄色ブドウ球菌（community-acquired methicillin-resistant *Staphylococcus aureus*：CA-MRSA）によるものがある．MSSAはセフェム系などのβラクタム薬にも感受性があるが，CA-MRSAはβラクタム薬には耐性を示す．
- 癤は毛包に黄色ブドウ球菌が感染し，進展して毛包周囲の結合織や脂腺に化膿性炎症が拡大する．
- 癤腫症はこの病態が離れた複数の毛包に生じる．
- 癰は近接する複数の毛包に同時に感染が生じ，皮下脂肪にも化膿性炎症が波及する．

▶ 皮膚所見・臨床症状

- 癤では局所熱感，圧痛を伴う紅色結節ないしは膿瘍を形成し，次第に膿瘍化して波動を触れる癤になり，自潰排膿して治癒に向かう．
- 癤腫症では離れた複数の毛包に局所熱感，圧痛を伴う紅色結節や膿瘍が多発する．
- 癰ではドーム状に隆起した紅色結節となり，複数の膿栓から排膿し，発熱や全身倦怠感を伴うことがある 図1．

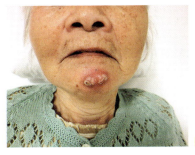

図1 下顎の癰

Essence 皮膚科診療で必須のスキル・アイテム・ツール　　**Practice** 皮膚科診療で必ず遭遇する Common Diseases

▶ 治療

- 抗菌薬の全身投与を行う.
- MSSA ではセフェム系薬剤の内服を行う.
    - 処方例 ケフラール® 250 mg×3/日, セフゾン® 100 mg×3/日,
        ファロム® 200 mg×3/日
- CA-MRSA によるものでは β ラクタム薬が無効なので, 感受性のある薬剤を
    投与する.
    - 処方例 ミノマイシン® 100 mg×2/日, クラビット® 500 mg×1/日,
        ホスミシン® 500 mg×4/日, バクタ® 配合錠 2 錠×2/日
        (ただしホスミシンとバクタ配合錠は保険適応がない)

▶ 予後

- 通常は軽快し, 予後は良好.
- CA-MRSA によるものではしばしば再発を繰り返す.
- 癤腫症や癰では敗血症を合併することがある.

2 丹毒・蜂窩織炎 [2]

■ POINT

- 丹毒は主に真皮浅層に生じる細菌感染症で, 主に β 溶血性レンサ球菌が原因菌.
- 蜂窩織炎は主に真皮深層から皮下脂肪織に生じる細菌感染症で, 主に黄色ブドウ球菌が原因菌.
- 早期の壊死性筋膜炎との鑑別が重要.

▶ 病因・病態

- 丹毒では主に β 溶血性レンサ球菌が真皮浅層に感染して生じる.
- 蜂窩織炎では主に黄色ブドウ球菌や β 溶血性レンサ球菌が原因菌となるが, 大腸菌, 嫌気性菌, *Pasteurella multocida*, *Haemophilus influenzae* や *Vibrio vulnificus* などによって生じることもある.
- 蜂窩織炎は真皮深層から脂肪織にかけて生じ, 境界がやや不明瞭な発赤, 腫脹, 熱感, 疼痛を生じる.
- 外傷, 足白癬, 虫刺され, 接触皮膚炎などが発症の要因で, 糖尿病, 肥満, 免疫不全などが基礎疾患にあることが多い.
- 丹毒と蜂窩織炎は臨床的にも両者を厳密に鑑別することは困難.
- 蜂窩織炎では壊死性筋膜炎に移行することがあり, 鑑別が重要.

▶ 皮膚所見, 臨床症状

- 丹毒では顔面や下腿に好発し境界明瞭な発赤, 腫脹を認め, 高熱, 悪寒, 戦慄, 全身倦怠感, 関節痛などを伴い, 原因菌を同定することは困難なことが多い.

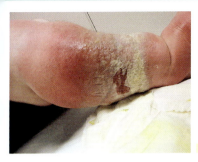

図2 上腕の蜂窩織炎

- 蜂窩織炎では境界がやや不明瞭な発赤，腫脹，熱感，疼痛を生じ，時に発熱を伴い，皮下膿瘍を形成することもあり **図2**，発症の要因となる皮膚病変があれば原因菌の同定は可能．

▶ 治療

- ともに抗菌薬の全身投与が必要となる．
- 軽症例では内服薬を処方する．
    - **処方例** セフゾン® 100 mg×3/日，オーグメンチン® 250 mg×3/日，クラビット® 500 mg×1/日
- 重症例では注射薬を点滴する．
    - **処方例** セファメジン® 1 g×2/日点滴，メロペン® 0.5 g×2/日点滴
- CA-MRSA によるものでは抗 MRSA 薬を点滴する．
    - **処方例** バンコマイシン 1 g×2/日点滴

▶ 予後

- 丹毒，蜂窩織炎はともに予後は良好であるが，再発することがあり注意を要する．
- 壊死性筋膜炎に移行すると予後は不良．

▶ 生活指導

- 基礎疾患の治療を指示する．
- 足白癬や虫刺されなどがある場合は，その治療を行い，局所を清潔に保つよう指導する．
- 下腿の蜂窩織炎では下肢の安静挙上や弾力包帯などで圧迫を行う．

Essence 皮膚科診療で必須のスキル・アイテム・ツール ／ Practice 皮膚科診療で必ず遭遇する Common Disease

3 リンパ管炎, 皮膚潰瘍二次感染

■ POINT

- リンパ管炎とはリンパ管に沿って線状に発赤を生じ, 発熱, 全身倦怠感など を伴うことがあり, 圧痛のある所属リンパ節腫脹を伴う.
- 下腿潰瘍, 熱傷潰瘍, 外傷性潰瘍, 糖尿病性皮膚潰瘍などさまざまの皮膚潰 瘍に二次感染が生じることがあり, 潰瘍周囲の発赤, 腫脹を伴い, 潰瘍部に は壊死や排膿を認めることがある.

▶ 病因・病態

- リンパ管炎では足白癬や虫刺されなどのあとに感染が生じ, リンパ管に沿っ て線状に発赤が出現する.
- リンパ管炎の原因菌は主にβ溶血性レンサ球菌, 時に黄色ブドウ球菌である.
- さまざまの皮膚潰瘍に二次的に感染が生じるが, 原因菌は黄色ブドウ球菌, 緑 膿菌, 大腸菌などさまざまである.

▶ 皮膚所見・臨床症状

- リンパ管炎では長軸方向に線状に発赤を生じ, 所属リンパ節腫脹, 発熱や全 身倦怠感などを認める.
- 皮膚潰瘍に伴う二次感染では皮膚潰瘍の底面に壊死や排膿を伴うことがあり, 潰瘍周辺では発赤, 腫脹, 圧痛を伴う.

▶ 治療

- リンパ管炎は軽症ではβラクタム薬の内服, 重症ではセフェム系薬剤の点滴 を行う.

  処方例 セフゾン® 100 mg×3/日, ファロム® 200 mg×3/日, セファメジン® 1 g×2/日点滴

- 皮膚潰瘍の二次感染ではまず洗浄を行い, その後抗菌薬の外用と抗菌薬の内 服ないしは点滴を行う.
- 細菌培養の結果, 感受性のある抗菌薬に変更を行う.

  処方例 ゲーベンクリーム®, ユーパスタ®外用. ファロム® 200 mg×3/ 日, クラビット® 500 mg×1. セファメジン® 1 g×2/日, メロペン® 0.5 g×2/日点滴.

▶ 予後

- リンパ管炎では予後は良好.
- 皮膚潰瘍に伴う二次感染では, 基礎疾患である皮膚潰瘍の原因により異なる が, 治療に難渋し, 再発を繰り返すことがある.

▶ 生活指導

- 足白癬や虫刺されの治療を行い, 局所を清潔に保つ.

XVI 細菌感染症

- 皮膚潰瘍の洗浄を行い，浮腫のある場合は弾力包帯などで圧迫し，下肢の挙上を勧める．

One Point Advice

PVL 陽性 CA-MRSA

近年本邦でもパントンバレンタインロイコシジン（PVL）陽性 CA-MRSA が増加している．これは若年者を中心に癤，癤腫症などを生じるとともに壊死性肺炎などの致命的な重症感染症を伴うことがあり，集団発生することがある．治療はミノマイシン®や ST 合剤を用いる．

文献

1) 多田譲治．毛包炎，癤，癰．In：永井良三，総監修，佐藤伸一，藤本　学，編．皮膚科研修ノート．初版．東京：診断と治療社；2016. p.394-7.
2) 黒川一郎，蜂巣炎，丹毒．日本臨床，感染症症候群（下）臓器別感染症編．第2版．大阪：日本臨床社；2013. p.527-30.

〈池田政身〉

3 ▶ 複雑性皮膚・軟部組織感染症

1 炎症性粉瘤

■POINT
- 表皮嚢腫（粉瘤）は，物理的刺激をきっかけとして炎症をきたすことがある．炎症が進行すると膿瘍を形成する．
- 発赤，腫脹，疼痛があれば，炎症性粉瘤と診断する．
- 排膿切開と抗菌薬を投与により軽快するが，嚢腫が残存するとしばらくして再燃することがある．

▶ 病因・病態
- 表皮嚢腫は，角化細胞が顆粒細胞層を経ないで角化する．
- 粥状の内容物が排出される．圧出時の刺激で生じた微小外傷から細菌感染を起こす．
- 起炎菌は黄色ブドウ球菌が多い．

▶ 皮膚所見・臨床症状
- 先行して存在する嚢腫周囲に炎症所見がある 図1 ．
- 面皰様の黒点がある部分から自然排膿されてくることが多い．

▶ 治療
- メスで皮膚割線に並行に開口部に横切開を置く．4 mm トレパンで穴を開けるのでもよい．内腔の膿を十分に洗浄して除去する．可能であれば鑷子や鋭匙で嚢腫を除去すると，瘢痕治癒させることもできる．なお，十字切開はドレナージの効率は良いが，皺の線を無視した醜い瘢痕を残すため，筆者は勧めない．

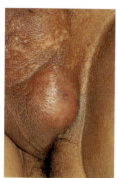

図1 化膿性粉瘤

XVI 細菌感染症

- 切開後数日は，血液混じりの膿が出てくるので，毎日処置が必要である．自宅での処置では，1日1回シャワーで十分に内腔を洗浄して，軟膏を塗布して厚めにガーゼを当て，圧迫するようにテーピングする．なお，タンポンガーゼは創傷治癒を遅延させ，異物遺残のリスクがあるため筆者は勧めない．
- 抗菌薬は，黄色ブドウ球菌に感受性が高いものを選択する．

  処方例 セフゾン®カプセル（100）3錠分3 毎食後
  　　　　ユーパスタコーワ®軟膏　1日1回　患部に塗布

▶ 予後

- 切開部は7〜10日前後で上皮化する．
- 無治療でも自然排膿されて軽快することが多いが，治療した場合と比べて炎症は遷延する．
- 嚢腫が残存しており切除の希望がある場合には，炎症所見が落ち着いたら全摘を施行する．

2 化膿性汗腺炎・慢性膿皮症

■ POINT

- 化膿性汗腺炎とは，腋窩，臍部や陰部のアポクリン腺の閉塞性炎症をきたすものをいう．通常1〜数個生じる．
- 慢性膿皮症とは，殿部などに好発する皮膚と皮下の膿瘍と瘻孔である．

▶ 病因・病態

- 細菌感染は発症と進展に関与はするが，通常は抗菌薬治療のみでは軽快しない．
- 耐糖能異常，喫煙，肥満はリスク因子である．

▶ 皮膚所見・臨床症状

- 化膿性汗腺炎では，排膿を伴う皮下硬結ができて，瘢痕治癒する 図2 ．
- 慢性膿皮症では，痤瘡様の丘疹，膿疱として始まり，慢性に経過して次第に瘢痕と皮下の瘻孔や膿瘍を形成する．殿部と股部が好発部位であるが，後頸部，腹部などにもできる．通常は複数個生じて局面を形成して拡がる 図3 ．

▶ 治療

- 外科的切除が基本となる．化膿性汗腺炎は慢性化している場合には全摘する．慢性膿皮症では，皮膚と皮下の瘻孔を一塊として切除して，正常の皮膚の部分のみを分層グラフトに加工して患部へと戻し植皮する．
- ヒト型抗ヒト TNF-α モノクローナル抗体「ヒュミラ®」は，2017年に化膿性汗腺炎に対して希少疾病用医薬品の指定を取得しており，承認された場合には治療薬として用いることができる．
- 喫煙などのリスクファクターを有する患者の場合は，禁煙が約束されなければ手術しない．

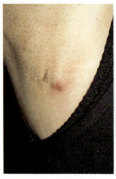
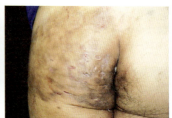

図2 化膿性汗腺炎　　図3 殿部　慢性膿皮症

> **処方例**
> - 細菌感染の活動性がある場合には，抗菌薬治療が必要である．
> - クラリス®（200）2錠分2朝夕食後やビブラマイシン®（100）1錠分朝食後など．

▶ 予後

- 慢性的に炎症を繰り返すと有棘細胞癌ができることがある．

3 壊死性筋膜炎

■ POINT

- 壊死性筋膜炎とは，細菌感染が脂肪組織浅層に沿って急速に拡大して広範囲の皮膚と皮下の壊死が起こる重症感染症である．
- 敗血症を伴っているため，試験切開で迅速に診断をつけて，速やかにデブリードマン，全身管理と創部管理を行う．

▶ 病因・病態

- 皮膚と皮下の急性壊死である．内筋肉内にガス産生や壊死があるものは「ガス壊疽」，ガス像がない場合には「壊死性筋膜炎」とよばれる．古典的には，ガス壊疽は，筋肉を主体とした軟部組織にガス像を伴っている場合をいい，Clostridium 性と非 Clostridium 性に分ける．しかし，壊死性筋膜炎とガス壊疽の境界の症例もあるため，最近では両者をまとめて重症軟部組織感染症とよぶこともある．
- A群溶血性レンサ球菌，黄色ブドウ球菌，大腸菌，Vibrio vulnificus などが関与する．
- 免疫抑制下，糖尿病，肝硬変の患者に好発するが，健常人の突然発症もある

XVI 細菌感染症

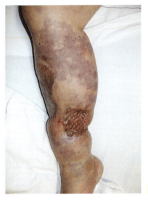

図4 壊死性筋膜炎 1

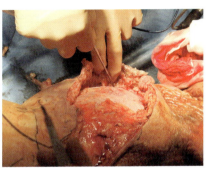

図5 壊死性筋膜炎 2

▶ 皮膚所見・臨床症状

- 激痛を伴うびまん性の紅潮, 腫脹に始まり, 急速に水疱・血疱, 表皮剥離, 皮膚潰瘍, 壊死を呈する 図4 .
- 劇症型は 2〜3 時間単位で壊死が進行するので, 壊死性筋膜炎を疑ったら必ず患部をマーキングして, 数時間単位で観察を繰り返す.
- 皮膚症状の割に, 発熱, 意識障害, 血圧低下など全身症状の悪化が強い.
- MRI, エコー, CT だけでは 100％確定診断できないため, 疑ったら早い段階で患部を試験切開する.
- 試験切開で, 米のとぎ汁様の膿汁や脂肪滴の遊離など急性の壊死所見を証明すれば確定診断できる 図5 .

▶ 治療

- 壊死している皮膚と皮下を全身麻酔下に緊急でデブリードマンする. 術後は集中治療室に入室させる.

- 抗菌薬は広域スペクトラムのものから入る．デブリードマン時に好気培養と嫌気培養を提出して，起炎菌に応じて抗菌薬を変更する．
- 敗血症の支持療法を行う．
- 創部は毎日十分に洗浄したあと観察して，デブリードマンが十分であったか確認する．壊死のさらなる進行があれば，追加のデブリードマンを行う．

    処方例
    - メロペナム＋バンコマイシン＋クリンダマイシン
    - ヨードホルムガーゼ，ユーパスタコーワ®軟膏，ゲーベンクリーム®などの外用剤．

▶ 予後

- 敗血症のコントロールが予後を決める．不全臓器が多いほど致死率が高い．
- 創部に壊死が残存していると敗血症はコントロールできないので，創部管理は重要である．

〈遠藤雄一郎〉

XII 真菌感染症

1 ▶ 白癬

■POINT

- 白癬菌による感染症で,ほとんどが表在性である.
- 感染部位による分類が治療に有用である.
- 部位や病型によって外用抗真菌薬と経口抗真菌薬を使い分ける.
- 抗真菌薬は適応症に白癬と記載されていても必ずしも効果が高いとは限らないため,実際に効果の高い薬剤を選択する.

▶ 白癬の分類[1, 2]

- 白癬は,白癬菌が皮膚の角層およびその特殊形である毛や爪に寄生する感染症である.
- 浅在性白癬は部位によって頭部白癬 図1 ,生毛部白癬(顔面白癬,体部白

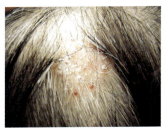

図1 頭部白癬
頭部に鱗屑をつける紅斑があり,短く折れた毛髪がみられる.

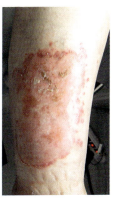

図2 体部白癬
境界明瞭な類円形の紅斑で,周囲に鱗屑や小水疱がみられる.

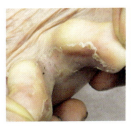

図3 足白癬
趾間に環状に鱗屑がみられる.

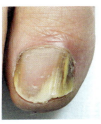

図4 爪白癬
爪甲が遠位から近位に向けて楔状に黄白色に混濁している.

373

癬 **図2**，股部白癬），足白癬 **図3**，手白癬，爪白癬 **図4** に分類することが治療方針の選択に有用である．

- 頭部白癬では鱗屑や脱毛がみられる頭部浅在性白癬と，毛包内に感染した毛髪がとぐろを巻いて黒点にみえる black dot ringworm，毛包周囲に強い炎症を伴うケルスス禿瘡がある．
- 生毛部白癬は鱗屑や紅斑や丘疹，小水疱が病変の辺縁に環状に並び，中心治癒傾向を示す．
- 足白癬では趾間の浸軟や鱗屑（趾間型），足底の鱗屑や小水疱（小水疱型），過角化（角質増殖型）がみられる．
- 爪白癬は，爪甲の肥厚や混濁が遠位や側面から始まる遠位側縁爪甲下爪真菌症（distal and lateral subungual onychomycosis: DLSO），爪甲表面だけが白濁する表在性白色爪真菌症（superficial white onychomycosis: SWO），爪甲の近位部から混濁が始まる近位爪甲下爪真菌症（proximal subungual onychomycosis: PSO），爪甲全体に病変が及び爪甲が肥厚し脆弱化した全異栄養性爪真菌症（total dystrophic onychomycosis: TDO）に分類される．

▶ 診断 [1, 2]

- 白癬の診断には病変部に真菌が存在することを証明することが必須である．見た目の臨床像だけでの診断は専門医といえども難しいことが多い．
- 真菌検査には，直接鏡検，培養，分子生物学的検査，抗原検出などがある．ここでは，浅在性白癬の基本的な診断方法である鏡検と，最近導入された白癬菌抗原キットについて述べる．

■鏡検

（1）病型ごとの検体の採取部位

- 白癬では真菌は角層もしくは毛や爪に存在し，これらは容易に採取できるが，病変の中でも最も菌が多く存在する部位から検体を採取することで，検査の精度を高めることができる．
- 頭部白癬では容易に抜ける毛髪を抜く．黒点（black dot）があれば押し出す．
- 生毛部白癬では環状の病変の周囲にある鱗屑や小水疱を採取する．
- 足白癬では小水疱からの検出率が高い．水疱蓋を剪刀で切り取って鏡検する．破れた水疱の周囲に付着している鱗屑もよい．鱗屑は完全に浮き上がっていないものをはがしとる．趾間では浸軟せず乾いていてまだ皮膚に付着している鱗屑を検体とする．足底の過角化は検出率が低いので多く採取する．
- SWO 型爪白癬では爪甲表面の混濁部を削ればよいが，そのほかの DLSO 型などの爪白癬では混濁部と正常部の境界まで病爪を削り込んで採取する．くさび形の混濁でもくさびの先端（混濁部の最近位部）まで削り込む．

（2）手技

- 摂子や剪刀，ニッパーなどを用いて鱗屑や水疱，爪などの病変を検体として採取する．

- 検体をスライドグラスに載せる．爪は細かく砕いておく．カバーグラスをかけて，隙間から KOH 溶液（ズーム®［久光製薬］）を滴下する．アルコールランプやホットプレートなどで緩やかに加熱する．
- 検体が溶解したところで，軽くカバーグラスの上から検体を薄く押しつぶして，顕微鏡で観察する．ただし，毛髪は押しつぶすと菌要素がバラバラになるため，そのまま観察する．
- 顕微鏡の設定は，絞りは絞って，コンデンサーは下げる．対物レンズは 10 倍がよい．この倍率が視野もある程度広く，また菌要素の形態も認識できる．
- 菌糸や数珠状につながった分節胞子がみられる 図5 ．頭部白癬では，毛髪内または外に胞子または菌糸がみられる．

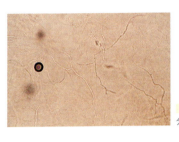

図5 鏡検像
分岐する菌糸．

■白癬菌抗原キット

- 白癬菌抗原キットは皮膚糸状菌の細胞壁に存在する多糖類に特異的反応を示すモノクローナル抗体を使用し，一般的なイムノクロマト法の原理を用いて検体中の白癬菌抗原を検出する[3,4]．なお，検体採取方法は，上記の鏡検と同様である．
- 本キットには試験紙 図6 ，抽出液，および付属品として抗原抽出用のチューブ，攪拌棒が含まれる．
- 採取した検体をチューブに入れ，抽出液を加え，攪拌棒で攪拌してから静置し，試験紙を浸すと，抗原を含んだ抽出液が試験紙に浸透して上昇し，ラインが現れる．
- 本法は検査手技が簡便であり，特殊な機器を必要としないうえ，結果の判定が肉眼で簡便かつ迅速にできる．
- 鏡検を基準として本キットの爪白癬[5]および足白癬[6]における性能を検討した研究では，爪白癬では感度，特異度，陽性的中率，陰性適中率が足白癬に比べて優れており（この理由の考察は紙面の関係で割愛する），足白癬ではキットの有用性はあまり高くないと判断し，爪白癬の体外診断薬として開発することにした．
- 爪白癬を対象とした臨床性能試験を鏡検と PCR の結果を対照として実施し[7]，本キットは 2016 年 3 月爪白癬の診断補助のための体外診断用医薬品として承認された．
- 爪白癬の鏡検では，溶解に時間がかかり不十分になりがちなことや，菌要素

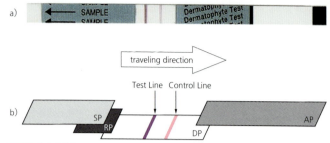

図6 白癬菌抗原キットの試験紙

a) 試験紙の実物
左側の紫色のラインが陽性ラインを示すテストライン，右側の桃色のラインがコントロールライン．

b) 試験紙の模式図
白癬菌抗原を認識するモノクローナル抗体がテストラインに固定されている．コントロールラインはpH約4以上で桃色を呈する色素である．抽出液で抽出された抗原が，金コロイド標識されたモノクローナル抗体と免疫複合体を形成して流れていき，テストラインで捕捉されることにより，金コロイドが凝集して紫色のラインとして肉眼で認識できるようになる．

SP: Sample Pad（抗原が抽出された抽出液がここから吸い上げられる）
RP: Reagent Pad（金コロイド標識されたモノクローナル抗体が保持されている）
DP: Detection Pad（テストラインとコントロールラインがこの膜上に固相化されている）
AP: Absorption Pad（流れてきた抽出液が吸い取られる）

が典型的な菌糸でないなどの理由により，見落としやすくなる．本キットは抗原を検出するため，菌要素が変形している場合や，胞子が主な場合など，形態学的診断方法である鏡検で見落としやすい場合にも，検出できる．また，鏡検では特に爪甲は十分溶解しなければ観察できないが，本キットの抽出液は非常に効率よく抗原を溶出する．

- 爪白癬を疑うも鏡検で菌要素を見つけられない時に，本キットによる検査を行い，陽性であれば，再度鏡検を行うことで見落としを少なくすることができる 図7．この際，本キットの抽出液で抗原を抽出した爪検体は，菌要素の形態は保たれており，KOHで溶解して直接鏡検に使用できるため[8]，同一

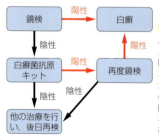

図7 白癬菌抗原キットの利用方法

爪白癬を疑う臨床像であるが鏡検で菌要素を見つけられないとき，本キットで検査を行い，陰性であれば白癬である可能性はさらに低くなる．この場合，白癬の治療は行わないことが重要である．他の治療を行うが，後日再度検査を実施する．一方，白癬菌抗原キットで陽性であれば，白癬である可能性があるため，再度鏡検で確認する．最終的には必ず鏡検で確定することが重要である．

XⅢ 真菌感染症

検体で引き続いて検査が可能である.
- 鏡検で陰性の場合,従来は繰り返し鏡検を行って初めて否定できたが,鏡検でも本キットでも陰性の場合,早い段階で白癬である可能性が低いと結論できる.
- 鏡検のできない医療現場では視診のみで白癬と診断して治療がなされていることが少なくないが,本キットで検査を行って陰性であれば白癬治療を行わないようにすれば,無駄な治療や医療費を減らすこともできる.
- 注意点もある.本キットに用いられている抗体は白癬菌以外の一部の汚染菌とも反応するため,爪甲に付着しているアスペルギルスなどの抗原を検出して薄いラインが出ることがある.
- したがって,本キットで陽性であっても,鏡検で形態学的に確認することが必須である.本検査法は鏡検に取って代わる検査法ではなく,あくまでも従来の真菌検査方法を補完する検査法であり,鏡検と本キットを組み合わせることにより爪白癬診断の精度が高まることが期待される.
- 本キットの詳細は総説[9, 10]をご覧頂きたい.

▶ 治療 [1, 2]

■治療薬

（1）外用抗真菌薬 表1

表1 外用抗真菌薬の一般名と商品名,剤型,添付文書の効能効果および実際の効果

系統	一般名	先発品の商品名 剤型	添付文書の効能・効果		
			白癬	カンジダ症	マラセチア症
イミダゾール系	ルリコナゾール	ルリコン クリーム,軟膏,液	○	○	○
	ラノコナゾール	アスタット クリーム,軟膏,液	○	○	○
	ケトコナゾール	ニゾラール クリーム,ローション	○	○	○
	ネチコナゾール	アトラント クリーム,軟膏,液	○	○	○
	ビホナゾール	マイコスポール クリーム,液	○	○	○
モルホリン系	アモロルフィン	ペキロン クリーム	○	○	○
チオカルバミン酸系	リラナフタート	ゼフナート クリーム,液	○	×	×
アリルアミン系	テルビナフィン	ラミシール クリーム,液	○	○	○
ベンジルアミン系	ブテナフィン	メンタックス,ボレー クリーム,液	○	×	○

○は添付文書上の効能・効果で,そのうち実際に効果が高いものが○である.×は適応がない.

377

Essence 皮膚科診療で必須のスキル・アイテム・ツール　　**Practice** 皮膚科診療で必ず遭遇する Common Diseases

- すべての外用抗真菌薬が添付文書上白癬の適応症を有するが，必ずしも実際の効果と一致しない．
- イミダゾール系では，ルリコナゾールとラノコナゾールはきわめて効果が高いが，ケトコナゾールやネチコナゾール，ビホナゾールは効果が低い．
- 非イミダゾール系は全体として白癬に効果がある．

（2）経口抗真菌薬 表2

- 経口抗真菌薬にはテルビナフィンとホスラブコナゾール L-リシンエタノール付加物（以下，ホスラブコナゾール），イトラコナゾールがある．
- 白癬菌に対してはテルビナフィンが第1選択であり，きわめて効果が高い．イトラコナゾールは第2選択となる．
- ホスラブコナゾールの適応症は爪白癬のみで，爪白癬にはテルビナフィンと並んで第1選択となる．
- テルビナフィンは肝機能と血球減少，横紋筋融解に注意しながら使用する．
- イトラコナゾールは，吸収効率が低い薬剤であるので連続投与では分服せず1回で内服する．また，酸性下で脂肪分がある方が吸収が増すため，食直後に内服する．肝機能障害と血球減少に注意する．併用禁忌薬にも注意する．
- ホスラブコナゾールは内服後速やかに吸収され，活性本体であるラブコナゾールに変換される．規定されていないが，肝機能検査を実施することが望ましい．
- 具体的な検査項目は，血算（分画含む），生化学（GOT，GPT，LDH，ALP，γ-GTP，総ビリルビン，CK，BUN，Cre）で，検査間隔はいずれの薬剤も連続投与でははじめの2回は毎月検査を行い，データに変動がなければその後は2カ月ごとでよい．イトラコナゾールパルス療法では，各サイクル前に検査する．各サイクルの終了時は不要である．
- いずれの薬剤も副作用の頻度は高くなく，検査を行えば十分安全に使用できるので，積極的に活用する．

■病型ごとの治療方針

頭部白癬

　　抗真菌薬内服を行う．外用抗真菌薬は刺激により悪化させることがあるので使用しない．
　　1）テルビナフィン（ラミシール®）1回125 mg　1日1回　食後内服
　　2）イトラコナゾール（イトリゾール®）1回100〜200 mg　1日1回食直後内服

体部白癬

　　抗真菌薬外用を行う．完全には外用ができない眼や耳，被髪部にかかる病変，手が届かない背部の病変，多発する病変，形状が複雑で完全な外用の難しい股部や会陰部，広範囲で外用の塗り残しができる病変などの場合には，経口抗真菌薬を併用する．
　　外用抗真菌薬は「足白癬」の項で述べるものを使用する．経口抗真菌薬は「頭部白癬」で述べたものを使用する．

378

XIII 真菌感染症

表 2 経口抗真菌薬

一般名	テルビナフィン	ホスラブコナゾール L-リシンエタノール付加物	イトラコナゾール
抗真菌スペクトラム（実際の効果の高さ）	狭い（白癬菌）[※1]	広い（白癬菌，カンジダ，マラセチア）[※2]	広い（白癬菌，カンジダ，マラセチア）
保険上の適応症	• 白癬（爪白癬，手・足白癬，生毛部白癬，頭部白癬，ケルスス禿瘡，白癬性毛瘡，生毛部急性深在性白癬，硬毛部急性深在性白癬：手・足白癬は角質増殖型の患者および趾間型で角化・浸軟の強い患者，生毛部白癬は感染の部位および範囲より外用抗真菌剤を適用できない患者に限る） • カンジダ症（爪カンジダ症）	• 爪白癬	表在性皮膚真菌症（爪白癬以外）：連続投与 • 白癬（体部白癬，股部白癬，手白癬，足白癬，頭部白癬，ケルスス禿瘡，白癬性毛瘡） • カンジダ症（口腔カンジダ症，皮膚カンジダ症，爪カンジダ症，カンジダ性爪囲爪炎，カンジダ性毛瘡，慢性皮膚粘膜カンジダ症） • 癜風，マラセチア毛包炎 • 爪白癬：パルス療法
作用	殺菌的	—[※3]	静菌的
角質親和性	中等度	—[※3]	高い
併用禁忌薬（薬物相互作用）	なし（併用注意薬はあるが，併用可能）	なし（併用注意薬はあるが，併用可能）	多い（併用しないこと）
警告	重篤な肝障害，血球減少（軽症例を除いて，肝障害や血液障害のある患者には原則使用しない）	なし	なし
副作用全般の頻度[※4]	時にあり（頻度は低いが重篤なものもある）	治験データのみ．今後さらに詳細な検討が必要	少ない
肝機能障害	時にあり	少ない[※5]	少ない
血球減少	時にあり	少ない[※5]	少ない
横紋筋融解（CK 上昇）	時にあり	少ない[※5]	稀

※1 テルビナフィンは白癬にはイトラコナゾールより優れる．一方，爪カンジダ症の適応をもつが，カンジダに対してはイトラコナゾールと比較すると効果は低い．
※2 活性本体であるラブコナゾールの抗真菌スペクトラム．保険上の適応菌種は皮膚糸状菌（トリコフィトン属）．
※3 現在データなし．
※4 イトラコナゾールとテルビナフィンは投与前および投与中の定期検査は必須である．測定項目は，血算（分画含む），生化学（GOT，GPT，LDH，ALP，γ-GTP，総ビリルビン，BUN，Cre〔テルビナフィン塩酸塩では CK も〕）で，検査間隔はイトラコナゾールパルス療法では，各サイクル前に検査する．各サイクルの終了時は不要である．連続投与ではいずれの薬剤も，投与開始前とはじめの 2 回は毎月検査を行い，データに変動がなければその後は 2 カ月ごとでよい．なお，ホスラブコナゾール投与中，規定上は定期検査は必須ではないが，肝機能検査を行うことが望ましい．当面の検査項目はイトラコナゾールと同様でよいと考えられる（ただし，検査項目や検査間隔については今後使用経験が増える中での検討事項である）．
※5 治験データのみ．今後さらに詳細な検討が必要である．

Essence 皮膚科診療で必須のスキル・アイテム・ツール　　**Practice** 皮膚科診療で必ず遭遇する Common Diseases

足白癬

臨床症状がない部分も含め両足の足底全体，趾間，趾背，足縁，土踏まず，踵上方まですき間なく塗布する．症状消失後も最低 1 カ月は塗り続ける．クリームが頻用される．

・小水疱型，趾間型

抗真菌薬外用を行う．ただし，べたつきを嫌う患者では，外用液を使用するとよい．使用感がよくアドヒアランスが向上する．ただし，外用液を使用する際には，刺激性皮膚炎を起こしやすい状態でないことを必ず確認する．

　1）ルリコナゾール（ルリコン®）クリーム　1 日 1 回塗布
　2）ラノコナゾール（アスタット®）クリーム　1 日 1 回塗布
　3）アモロルフィン（ペキロン®）クリーム　1 日 1 回塗布
　4）リラナフタート（ゼフナート®）クリーム　1 日 1 回塗布
　5）テルビナフィン（ラミシール®）クリーム　1 日 1 回塗布
　6）ブテナフィン（メンタックス®）クリーム　1 日 1 回塗布

・べたつきを嫌う患者

　1）ルリコナゾール（ルリコン®）液 1 日 1 回塗布
　2）ラノコナゾール（アスタット®）外用液　1 日 1 回塗布
　3）リラナフタート（ゼフナート®）外用液　1 日 1 回塗布
　4）テルビナフィン（ラミシール®）外用液　1 日 1 回塗布
　5）ブテナフィン（メンタックス®）外用液　1 日 1 回塗布

・角質増殖型

外用のみでは難治で，外用抗真菌薬に加え，経口抗真菌薬を併用する．「小水疱型，趾間型」で述べた外用抗真菌薬に加え，「頭部白癬」で述べた経口抗真菌薬を併用する．

・軽度の浸軟や亀裂などを有する症例

特に趾間型で軽度の浸軟や亀裂を有する症例では外用抗真菌薬の刺激性皮膚炎を避けるため軟膏基剤の外用薬を用いる．また趾間にガーゼを挟むなど湿度を下げる工夫を行う．

　1）ルリコナゾール（ルリコン®）軟膏　1 日 1 回塗布
　2）ラノコナゾール（アスタット®）軟膏　1 日 1 回塗布

・びらんや亀裂，強い浸軟，湿疹，二次感染症などの合併症がある場合

合併症のある状態で外用抗真菌薬を使用すると高率に刺激により増悪させるため，合併症を先に治療してから外用抗真菌薬による治療を開始する．びらんや亀裂，浸軟には亜鉛華軟膏を塗布し，趾間ではガーゼを挟んで，乾燥，上皮化させる．湿疹ではステロイドの外用を行い，二次感染には抗菌薬内服を行う．ただし，経口抗真菌薬の内服は可能であるので，併用すると真菌に対する治療も初期から開始できる．

爪白癬

抗真菌薬内服が基本である．楔形の混濁や爪甲剥離のある場合，肥厚が強い場合には難治であるから，物理的に削るなどの処置を併用する．DLSO 型の軽症〜中等症であれば爪白癬用外用抗真菌薬を検討してもよいが，治療期

間が長期に及ぶため，患者への十分な説明が大切である．SWO 型は爪白癬用外用抗真菌薬を使用する．経口抗真菌薬の効果は低い．楔形に混濁する病型にも外用抗真菌薬が有効であるといわれ始めており，今後の知見の蓄積が待たれる．また，合併症や併用薬によって経口抗真菌薬が使用できない症例でも爪白癬外用抗真菌薬を使用する．

- 経口抗真菌薬
    1) テルビナフィン（ラミシール®）　1 回 125 mg　1 日 1 回　食後内服
    2) ホスラブコナゾール（ネイリン®）　ラブコナゾールとして 1 回 100 mg*
    　　1 日 1 回（食事とは関係なく投与可能）　12 週間連日投与
    　　*ネイリン®カプセル 100 mg　1 カプセル
    3) イトラコナゾール（イトリゾール®）　1 回 200 mg　1 日 2 回　朝夕食直後内服を 1 週間行い，3 週間休薬する．これを 3 回繰り返す（パルス療法）．
- 外用抗真菌薬
    4) ルリコナゾール（ルコナック®）爪外用液　1 日 1 回　塗布
    5) エフィナコナゾール（クレナフィン®）爪外用液　1 日 1 回　塗布

▶ 生活指導

- 足はごしごし強く洗わないで，石鹸を泡立てて，やさしく指の間まで洗う．
- 足水虫の塗り薬は，入浴後にしっかりと水分を拭き取って，症状がない部分も含め両足の足の裏全体，指の間，指全体，足の側面，土踏まず，踵の上方まですき間なく塗り薬を塗る．症状が消えてもすぐに中止しないで，最低 1 カ月は塗り続けさせる．
- 足の指の間がふやけると治療がうまくいかなかったりかえって悪化したりするので，5 本指靴下の着用をお勧めする．
- 水虫の塗り薬を塗っていて症状が悪化した場合，かぶれている可能性があるため，塗り薬を中止して，受診してもらうようにする．
- プールや温泉などの床には他の人の足から剥がれた白癬菌を含んだ鱗屑（剥がれ落ちた角質）が落ちている．それを踏んで足の裏に付着したままにすると白癬菌が感染する．感染成立までには半日程度かかるので，それまでに足を洗えば感染を防ぐことができる．
- 自宅にも治療を始めるまでに落とした白癬菌を含んだ鱗屑が落ちているため，患者自身や家族に感染させてしまうことがある．洗えるものは洗い，床などは掃除をしてもらうようにする．

文献

1) 常深祐一郎．白癬菌．感染症内科．2014; 2: 626-33.
2) 常深祐一郎．皮膚真菌感染症―白癬・カンジダ症・マラセチア感染症・深在性真菌症―．整形・災害外科．2015; 58: 1593-602.
3) Noriki S, Ishida H. Production of an anti-dermatophyte monoclonal antibody and its application: immunochromatographic detection of dermatophytes. Med Mycol. 2016; 54: 808-15.

4) Wakamoto H, Miyamoto M. Development of a new dermatophyte-detection device using immunochromatography. J Med Diagn Meth. 2016; 5: 216. doi:10.4172/2168-9784.1000216

5) Tsunemi Y, Takehara K, Miura Y, et al. Screening for tinea unguium by Dermatophyte Test Strip. Br J Dermatol. 2014; 170: 328-31.

6) Tsunemi Y, Takehara K, Miura Y, et al. Diagnosis of tinea pedis by the Dermatophyte Test Strip. Br J Dermatol. 2015; 173: 1323-4.

7) Tsunemi Y, Hiruma M. Clinical study of Dermatophyte Test Strip, an immunochromatographic method, to detect tinea unguium dermatophytes. J Dermatol. 2016; 43: 1417-23.

8) Tsunemi Y, Takehara K, Miura Y, et al. Specimens processed with an extraction solution of the Dermatophyte Test Strip can be used for direct microscopy. Br J Dermatol. 2017; 177: e50-1.

9) 常深祐一郎. 白癬菌抗原キット. Med Mycol J. 2017; 58J: J51-4.

10) 常深祐一郎. 爪白癬: 白癬菌抗原キット. 皮膚臨床. 2017; 59: 1039-43.

〈常深祐一郎〉

XIII 真菌感染症

2 ▶ カンジダ症

■POINT

● カンジダ症は *Candida* 属による真菌症であり，あらゆる臓器に病変をつくるが，皮膚科外来診療において重要なのは皮膚カンジダ症，口腔カンジダ症，陰部カンジダ症である．

● *Candida* は皮膚や粘膜，便中に存在する常在菌であるので，培養のみでは診断できず，鏡検検査が必須である．

● 治療はイミダゾール系の抗真菌薬の外用を行う．病型によっては抗真菌薬の内服が必要となる．

▶ 病態

• *Candida* は皮膚・粘膜の常在真菌であるが，宿主の免疫力の低下，湿潤などの生育環境の変化により増殖しカンジダ症を発症させる．

• 宿主の免疫力の低下の原因としては，加齢，妊娠，ステロイドの外用・内服や抗がん剤投与，糖尿病，AIDS，悪性腫瘍の合併などがあげられる．

• 環境の変化としては，水仕事や発汗などによる局所の湿潤，抗菌薬投与による菌交代現象などがある．これらの要因は単独でカンジダ症を発症させることもあるが，複数の因子が関与することも多い．

▶ 分類

• 皮膚科外来診療においては，皮膚カンジダ症，口腔カンジダ症，陰部カンジダ症に分類することが有用である．

• 皮膚カンジダ症にはカンジダ性間擦疹，乳児寄生菌性紅斑，カンジダ性指趾間びらん症，カンジダ性爪囲炎，カンジダ性爪甲剥離が含まれる．陰部カンジダ症には外陰・膣カンジダ症とカンジダ性亀頭包皮炎などがある．カンジダ症にはこれ以外，多数の病型が存在するが，一般皮膚科外来で遭遇することは稀である．

▶ 診断

皮膚の鱗屑や膿疱，口腔内の偽膜などを採取し KOH を用いて鏡検する．顕微鏡下で胞子のみではなく，増殖型である仮性菌糸を確認できれば診断が確定する 図1a ．

▶ 臨床症状

代表的な皮膚カンジダ症の病型を解説する．

• カンジダ性間擦疹は腋窩，乳房下，臀裂部などの皮膚が擦れる部位に生ずるカンジダ症である．肥満や多汗，ステロイドの使用などによって誘発される．皮疹としては紅斑と水疱，膿疱が認められる．紅斑は拡大しつつびらんを形成する．

383

JCOPY 498-06364

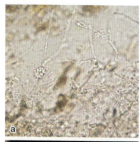
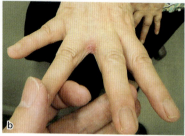
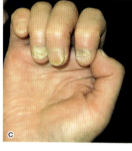

図1 カンジダの鏡検像と臨床症状
a) カンジダの鏡検像. 胞子と仮性菌糸が確認できる. b) カンジダ性指趾間びらん症. 指間部に紅斑と浅いびらんがあり, 病変の辺縁を縁取る鱗屑を伴う. c) カンジダ性爪甲剝離症. カンジダ感染により爪床に過角化が起こり, 爪甲が剝離している. カンジダの侵入により, 混濁した爪甲も認められる.

- カンジダ性指趾間びらん症は水仕事が多い女性や飲食業者, 医療や介護従事者に発症しやすい. 小紅斑として生じ, 次第に拡大し境界明瞭なびらんを伴う紅斑となる. 辺縁には襟飾り状の鱗屑がみられる 図1b.
- カンジダ性爪囲炎は水仕事の多い人の指に出現する. 爪囲の発赤・腫脹で初発するが, 長期間持続すると爪甲は波状に変形し混濁する. 細菌性の爪囲炎に比べ痛みは軽度である.
- カンジダ性爪甲剝離症はカンジダが爪床に侵入して爪甲下角質増殖を引き起こした状態である 図1c.

▶ 治療

- 皮膚カンジダ症, 口腔カンジダ症, 陰部カンジダ症ではイミダゾール系の抗真菌薬の外用を行う. 治療によく反応し皮疹は速やかに改善するが, 再発を繰り返す場合には, 宿主の免疫低下などの発症因子がないか検索する.
  処方例 皮膚カンジダ症　ルリコン®クリーム　1日1〜2回外用
  　　　　 口腔カンジダ症　フロリード®ゲル　1日4回外用
- 爪囲炎や爪甲剝離などで爪が混濁・変形している場合には抗真菌薬の内服が必要となる. テルビナフィンはカンジダに対して抗真菌活性が弱いので, イトラコナゾールを投与する. 爪白癬専用の外用抗真菌薬も有用であるが, 保険適応がない.

XIII 真菌感染症

処方例 イトリゾール®カプセル（50 mg）
1日1回2カプセル食直後内服

内服抗真菌薬には併用禁忌薬があるので投与時に患者の内服歴を必ず確認する．また，血液検査を定期的に行い，肝機能をチェックする．

▶ 生活指導

- カンジダ性指趾間びらん症やカンジダ性爪囲炎は水仕事が発症に重要であり，局所の乾燥が必要であることを説明する．
- 腟カンジダ症とカンジダ性亀頭包皮炎は性行為感染症としての側面ももつ．パートナーの治療も必要となることを患者に理解させる．

〈原田和俊〉

Essence 皮膚科診療で必須のスキル・アイテム・ツール　　**Practice** 皮膚科診療で必ず遭遇する Common Diseases

3 ▶ 皮膚マラセチア症

■POINT
- 常在真菌であるマラセチア属真菌の過剰増殖による皮膚真菌症である.
- マラセチアは脂質好性酵母であり胸背部, 顔面などの脂漏部皮膚に常在する.
- マラセチアが原因と確定される皮膚感染症は癜風, マラセチア毛包炎である.
- ステロイド痤瘡とマラセチア毛包炎とは, ステロイド使用の有無が鑑別点である[1,2].
- 治療はイミダゾール系外用抗真菌薬もしくはイトラコナゾール内服を行う.

▶ 病因・病態
- 癜風は主な原因菌 *Malassezia globosa* が, 湿潤や温暖などの条件下に酵母型から菌糸型に形態を変えて生じる.
- 癜風の発生要因は, 高温多湿, 多汗, 油性製品の使用などである.
- マラセチア毛包炎は, マラセチアの脂質分解により生成された脂肪酸により毛包炎が惹起されると考えられている. 鏡検では酵母型を認める.
- マラセチア毛包炎の発生因子は, 局所または経口の抗生物質やコルチコステロイド治療, および免疫抑制状態である.
- ステロイド痤瘡の皮疹からマラセチアは検出され, 皮疹の形状からステロイド痤瘡とマラセチア毛包炎とは病態は同じと考えられる[2].
- アトピー性皮膚炎や脂漏性皮膚炎など他の皮膚疾患の病態への関与が論じられている.

▶ 皮膚所見・臨床症状
- 癜風は, 成人の体幹上部の種々の大きさの淡褐色斑もしくは不完全脱色斑で, 淡い鱗屑を伴う 図1 . 夏季に多く瘙痒は乏しい.
- マラセチア毛包炎は, 成人男子の胸部背部に多発する面皰のない瘙痒を伴う痤瘡様丘疹であり, 通常の痤瘡の治療が奏効しない 図2 .

▶ 診断
- 癜風の診断は皮疹の鱗屑を採取しそれを KOH 直接鏡検し, マラセチア独特の菌糸および胞子集団を形態的に確認する.
- マラセチア毛包炎の診断には直接鏡検と病理組織検査は有用である. 直接鏡検は KOH 液なしでインクやメチレンブルー染色液単独の方がよい.
- 診断には真菌培養よりも直接鏡検が有用である.

▶ 治療
　　癜風の治療: アゾール系外用抗真菌薬の局所単純塗布を約 2〜4 週間で改善するが, 再発例や難治例にはイトラコナゾール 100〜200 mg/日を約 1 週間投与する.

XIII 真菌感染症

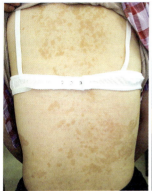

図1 25歳女性，背部の癜風
夏に自覚症状のない褐色斑が背部胸部に多発した．ナイロンタオル使用．

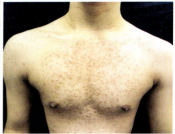

図2 14歳男性，マラセチア毛包炎
アトピー性皮膚炎で胸にステロイド外用し悪化した．

マラセチア毛包炎：アゾール系外用抗真菌薬単独でも可能だが，毛包内に存在する菌の駆逐目的にはイトラコナゾールの内服を約2週間投与する．

処方例 癜風
ニゾラール®クリーム 10 g 1日1〜2回塗布，難治例にはイトリゾール®カプセル 100 mg/日×7日間

処方例 マラセチア毛包炎
ニゾラールクリーム 10 g＋アクアチム®クリーム 10 g．難治例ではイトリゾールカプセル 100 mg/日×2〜4週

▶ 予後

- 治療によく反応し改善がみられる．夏季の再発例やステロイド外用薬の誤用により再発例はある．
- 難治再発例では免疫機能をチェックする．

▶ 生活指導

- 汗対策とともにステロイド外用薬の誤用を修正し，ナイロンタオルの使用中止などスキンケアを指導する．
- ミコナゾール含有ボディーシャンプーでの洗浄は予防に有用である．

Essence 皮膚科診療で必須のスキル・アイテム・ツール　　**Practice** 皮膚科診療で必ず遭遇する Common Diseases

> **One Point Advice**
>
> ### マラセチア毛包炎の直接鏡検の方法
>
> マラセチア毛包炎ではマラセチアの胞子は KOH 直接鏡検では確認できないため，パーカーインクや簡易なメチレンブルー（エオジノステイン・トリイなど）により染色後に 1,000 倍（油浸）で鏡検する．検体に KOH 液はかけず染色液だけの方が胞子は視認しやすい．
>
> 検体は病変部の膿疱内容もしくは丘疹の毛包開口部を強く擦過した鱗屑を採取する．

文献

1) Yu HJ, Lee SK, Son SJ, et al. Steroid acne vs. Pityrosporum folliculitis: the incidence of Pityrosporum ovale and the effect of antifungal drugs in steroid acne. Int J Dermatol. 1998; 10: 772-7.

2) 清　佳浩. マラセチア毛包炎は夏季痤瘡，ステロイド痤瘡と一緒か. In: 望月　隆，他編. 1 冊でわかる皮膚真菌症. 東京: 文光堂; 2008. p.151.

〈田邉　洋〉

XⅢ 真菌感染症

4 ▶ 深在性真菌症

■POINT

● 真菌が外傷などにより真皮や皮下組織に接種されて生じるものと，免疫不全患者に生じる播種性真菌感染の皮膚症状として生じるものとがある.

● スポロトリコーシスが最も多いが，他に，黒色分芽菌症（chromoblastmycosis），黒色菌糸症（phaeohyphomycosis），無色菌糸症，皮膚クリプトコッカス症，皮膚アスペルギルス症などがある.

● 近年，免疫不全患者に生じる深在性真菌症の報告が増えている.

● 臨床だけでは診断が困難で，組織培養による菌の証明が必要である.

● 抗真菌剤の内服が必要であるが，温熱療法や手術療法が有効な症例もある.

● 免疫不全患者に生じた場合は，予後不良のことが多い.

▶ 病因・病態・疫学

- 皮膚原発の場合，外傷により接種されると考えられるが，外用の自覚のある症例は少なく，スポロトリコーシスで，4割程度である. 他の疾患では，外傷の既往は自覚されないことが大多数を占める. スポロトリコーシスでは,農作業やガーデニングの既往が多い.

- スポロトリコーシスは，関東地方，九州地方からの報告例が多い.

- 原因菌は，スポロトリコーシスは *Sporothrix globosa* である. 黒色分芽菌症は *Fonsecaea monophora*，黒色菌糸症は *Exophiala jeanselmei* が多く報告されている. 無色菌糸症は. *Acremnium*, *Fusarium*, *Penicillium* など多くの原因菌が報告されている. なお，以前は，スポロトリコーシスは *Sporothrix Schenckii*，黒色分芽菌症は *Fonsecaea pedrosoi* が原因菌とされていたが，分子生物学的な手法を用いた再同定の結果，前述のように変更されてきている.

- スポロトリコーシス，黒色分芽菌症は健常者に生じるが，他の疾患は，免疫不全患者や原疾患のある患者に生じることが多い.

- 近年，スポロトリコーシス，黒色分芽菌症の報告は減少傾向であり，黒色菌糸症や皮膚クリプトコッカス症の報告例が増加している.

- いずれの疾患も高齢者に生じることが多いが，スポロトリコーシスでは 10 歳代以下の報告もみられている.

▶ 皮膚所見・臨床症状

- スポロトリコーシスは，固定型 **図 1a** とリンパ管型 **図 1b** に分けられる. 固定型では，顔面や上肢に無痛性の丘疹や結節を生じる. リンパ管型では，手や前腕に同様の症状が生じ，徐々にリンパ管に沿って上行し，複数の同様の病変を形成する. いずれの型でも，徐々に増大し，膿疱や潰瘍を形成する.

- 黒色分芽菌症は，四肢や臀部に，鱗屑や痂皮を伏す淡紅色から暗紅色局面を形成する. 中央は自然治癒傾向があり，辺縁が堤防状に隆起し，環状を呈す

389

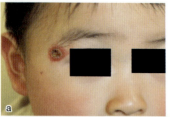

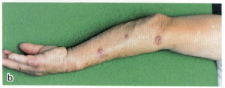

図1 スポロトリコーシス
a) 固定型．b) リンパ管型

ることがある．時に疣状の腫瘤を形成する．黒色菌糸症では，主に上肢に，無痛性の皮下膿瘍を生じる．
- その他の深在性真菌症では，発赤・紅斑，丘疹・結節，潰瘍，膿疱・膿瘍などさまざまな症状を呈するが，有痛性の場合が少なくない．

▶ 診断

- 臨床症状だけでは確定診断に至らないため，皮膚生検および組織培養を行う．他の疾患と診断され治療されている場合もあるので，通常の治療で難治の場合，深在性真菌症も疑う．
- スポロトリコーシスでは，痂皮や滲出液の培養でも，高確率で真菌の検出が可能である．

▶ 治療

- スポロトリコーシスでは，ヨードカリやイトラコナゾールの内服が行われる．ヨードカリは 0.3 g/日から開始する．徐々に増量し 1.0 g を維持量とするとされているが，より少ない量でも効果がみられる症例も多い．イトラコナゾールは，100～200 mg/日とする．テルビナフィンはスポロトリコーシスには有効率が低く，あまり用いられていない．
- 局所温熱療法も有効であり，使い捨てカイロを 1 日 2～3 時間程度，患部に当てておく．低温熱傷に注意が必要である．内服療法との併用も有効である．また，小病変では，手術療法も有効である．
- 黒色分芽菌症や黒色菌糸症では，イトラコナゾールやテルビナフィンの内服療法と手術療法が，症例により，単独もしくは併用で用いられる．他の深在性真菌症では，他の抗真菌剤（フルコナゾール，アンホテリシン，ボリコナ

XII 真菌感染症

ゾールなど）も，症例に合わせて使用されている.

▶ 予後

- スポロトリコーシス，黒色分芽菌症，黒色菌糸症の予後は良好である．無色菌糸症，皮膚クリプトコッカス症，皮膚アスペルギルス症では，治療反応性は良好とは言いがたく，治療中に原疾患の増悪により不幸な転帰をとることも少なくない.

〈竹中　基〉

1 ▶ 皮膚結核

■POINT
- 通常治療で反応がない場合は皮膚結核を鑑別に入れる.
- 病理で肉芽腫所見があるときは皮膚結核を鑑別に入れる.
- 必ず肺結核などの内臓結核の検索を行う.

▶ 病因・病態

- *Mycobacterium tuberculosis* 感染症
- 感染様式は血行性(尋常性狼瘡など), 内臓結核などから連続性(皮膚腺病など), 皮膚へ直接接種(皮膚いぼ状結核), 内臓結核の反応(id疹, バザン硬結性紅斑など).
- 病理像は乾酪壊死を伴う類上皮細胞肉芽腫.

▶ 皮膚所見・臨床症状

- 紅色結節, 瘻孔を伴う紅褐色結節など多彩.
- 皮膚腺病は主に頸部, 頸部リンパ節に連続して膿瘍, 瘻孔, 排膿, 潰瘍, 瘢痕など. 膿瘍の場合は冷膿瘍という 図1 .
- 尋常性狼瘡は顔面に多く, metastatic tuberculous abscess は生物学的製剤投与患者に起こることがある膿瘍である.
- (バザン)硬結性紅斑は下腿に多い. 皮下結節, 紅色硬結, 潰瘍などになる 図2 .

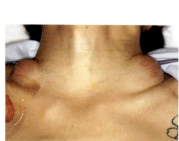

図1 AIDS 患者の両頸部に発症した冷膿瘍

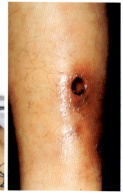

図2 下腿の(バザン)硬結性紅斑

抗酸菌感染症

▶ 検査

- ツベルクリン反応
- IFN-γ産生を検査する QFT-3G と ELISPOT（T-スポット®．TB）
- 塗抹抗酸菌染色/蛍光染色
- 抗酸菌培養検査
- PCR 検査
- 薬剤感受性検査

▶ 治療

- 肺結核などと同じ多剤での結核治療を行う．

  処方例 リファジン® 600 mg×1 回/朝食前を 6 カ月，イスコチン® 100 mg×3 回/日を 6 カ月，ピラマイド® 500 mg×3 回/日を 2 カ月，エサンブトール® 750 mg×1 回/日を 2 カ月（さらに 4 カ月追加も可）

- 皮疹は清潔にすること．

▶ 予後

- 内服治療で徐々に改善する．
- 瘢痕などは整容的な対応をする．

▶ 生活指導

- 過労をせず，規則正しい生活をする．
- 内服薬を忘れずに服用する．

One Point Advice

結核患者は減少傾向で，2016 年には 17,625 人であり，高齢者や在日外国人労働者に多い．そのため，皮膚結核も一定数あり（約 100 人），治りにくい皮膚病の場合は，皮膚生検や培養（細菌，真菌，抗酸菌）など行い，肉芽腫像があるかを詳しく検索する．

〈石井則久〉

2 ▶ 非結核性抗酸菌症

■POINT
- 非結核性抗酸菌（NTM）は土壌や水などの環境中に多く，外傷部位などから感染することが多い．
- 手術器具などが NTM に汚染されて，医療事故につながることが散見される．
- 治療では 2 剤以上の抗菌剤を用い，耐性菌出現を防ぐ．

▶ 病因・病態
- ブルーリ潰瘍（BU）の原因菌は *M. ulcerans* ないし *M. ulcerans* subsp. *shinsuense* である．深掘れの皮膚潰瘍を主症状とする．
- BU の菌が産生する脂質毒素，マイコラクトン（mycolactone）は局所壊死，アポトーシスを引き起こし，皮膚潰瘍を形成する．免疫抑制作用をもつ．
- *M. marinum* 感染症は海水や魚に関連した職業や趣味をもつ人に多い．
- *M. chelonae*，*M. avium*，*M. abscessus*，*M. haemophilum* などによる感染症もみられる．

▶ 皮膚症状・臨床症状
- 外傷を受けやすい手，前腕，下腿，足などに多く認められ，結節，潰瘍，紅斑など多彩で，リンパ行性に複数個播種することもある 図1．
- BU では深掘れする潰瘍になる 図2．

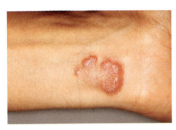

図1 前腕部の環状を呈する結節局面（*M. peregrinum* 症）

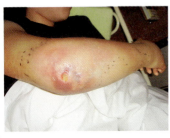

図2 肘部の潰瘍局面（ブルーリ潰瘍）

▶ 検査

- スメア検査，培養，DDH 検査，遺伝子検査（*M. avium*, *M. intracellulare* では検査室で実施可）など．

▶ 治療

- 抗菌薬内服が主となるがクラリスロマイシン（CAM）が感受性高いので，CAM を含めて 2〜3 剤併用治療し，耐性菌が出現しないようにする．
- NTM 症では治療終了の判断が難しい．皮膚症状治癒後 1 カ月程度で治療を終了することが多いようである．

  処方例 BU：リファジン® 600 mg×1 回/日＋クラリス® 400 mg×2 回/日＋クラビット® 500 mg×1 回/日を 8 週間内服し，経過をみて継続するか判断する．

▶ 予後

- 治療に徐々に反応する．

▶ 生活指導

- 特になし．

One Point Advice

生活に密着した環境で NTM 症が起こっている．
眼科医院での *M.chelonae* 院内感染は菌が付着した機材の滅菌操作の不備，24時間風呂との関連を示唆する報告（*M. avium*），熱帯魚飼育者の手の病変（*M. marinum*），垢すり従業員の手の病変（*M. abscessus* subsp. *massiliense*）などが報告されている．

〈石井則久〉

3 ▶ ハンセン病

■POINT

- 痛覚，温度覚，触覚が低下し，外傷や火傷を繰り返す．
- 治りにくい皮疹，環状の皮疹などではハンセン病を鑑別に入れる．
- ハンセン病患者の多い途上国出身の在日外国人の皮膚病ではハンセン病を鑑別に入れる．

▶ 病因・病態

- 原因菌ははらい菌（*M. leprae*）で，現在まで人工培地による培養に成功していない．
- 至適発育温度は31℃前後で，皮膚と表在末梢神経を中心に障害が起こる．
- らい菌に対する免疫状態を指標にした分類（Ridley-Jopling分類）と，治療に重点をおいた分類（WHO分類，多菌型［MB］と少菌型［PB］）がある．

▶ 皮膚所見・臨床症状

- 気づかずの熱傷や外傷，知覚（触覚，温冷覚，痛覚）障害を伴う環状の紅斑，結節など多彩 図1．
- 手足などの知覚障害や運動障害，表在末梢神経の肥厚や圧痛など 図2．
- 治療中，あるいはその前後に起こる反応をらい反応といい，1型反応（境界反応）と2型反応（らい性結節性紅斑 ENL）に分類する．
- 境界反応は既存皮疹の発赤・腫脹・隆起・浸潤増強，新規に皮疹出現，圧痛

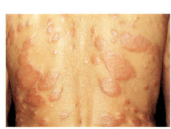

図1 中心治癒傾向のみられる隆起性紅色局面．皮疹部の知覚は軽度低下．

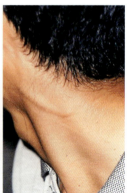

図2 頸を90°回すことによって大耳介神経の肥厚を観察できる．

XⅢ 抗酸菌感染症

などを起こす.

- ENL は全身に結節性紅斑が散在し，膿疱・潰瘍を伴うことがあり，発熱，全身倦怠感，関節痛，神経痛などを起こす.

▶ 検査

- らい菌の検出には，皮膚スメア検査，病理抗酸菌染色，生検皮膚を用いた PCR 検査がある.

▶ 治療

- WHO の推奨する多剤併用療法（multidrug therapy：MDT）が用いられ，リファンピシン（RFP），ダプソン（DDS），クロファジミン（CLF）の 3 剤である.
- MB では 1〜3 年，PB では 6 カ月の内服治療を行う.

  処方例 リファジン® 600 mg×1 回/月，レクチゾール® 100 mg×1 回/日，ランプレン® 50 mg×1 回/日（月 1 回は 300 mg）

▶ 予後

- 早期発見・早期治療で後遺症なく治癒する.
- 後遺症については，早期に形成外科などで対応する.
- 治療終了後もらい反応が起こることがあるので，3 年間程度は定期的に経過を観察する.

▶ 生活指導

- 知覚低下部位は外傷や火傷に注意すること.

One Point Advice

初診患者の高齢化が目立つ．日本人の新規患者は毎年 0〜1 名程度で沖縄県出身者が多いものの，70 歳以上の高齢者がほとんどである．在日外国人新規患者は若者が多かったが，近年では 40〜50 歳代と高齢化が進んでいる．

〈石井則久〉

1 ▶ 梅毒

POINT

- 近年，患者数が著増している．
- 梅毒の皮疹は the great imitator とよばれるほど多彩であり，常に疑うことが重要．
- 梅毒血清反応には用手法と自動化法があり，血清抗体による診断では判定を誤らないように注意が必要である．
- 治療には耐性の報告がないペニシリンを第1選択にする．

▶ 病因・病態

- 梅毒とは，梅毒トレポネーマ（*Treponema pallidum* subsp. *pallidum*：T.p.）によって起こされる慢性の全身感染症である．
- 多くは性交など濃厚な接触により感染する．
- 梅毒患者数は 2012 年には 800 名台であったが，2013 年から増加し，2016 年では 4,518 名，2017 年では 5,000 名を超える報告がみられる．
- 母子感染による先天梅毒も年に数例報告されている．
- 皮疹や臓器症状などを呈する顕症梅毒と，臨床症状は認められないが梅毒血清反応が陽性な無症候梅毒に大きく分けられる．
- 顕症梅毒は感染からの期間，特徴的な臨床症状により第1期から第4期に分類される．

▶ 皮膚所見・臨床症状

- 第1期梅毒では，平均3週間の潜伏期の後，軟骨様硬で紅色局面を呈する初期硬結が生じ，引き続き潰瘍を呈する硬性下疳となる 図1 ．
- 初期硬結，硬性下疳は男性では冠状溝，亀頭に，女性では大小陰唇，子宮頸部など性交での侵入部位に生じる．稀ではあるが口唇，手指などにもみられることがある（陰部外下疳）．

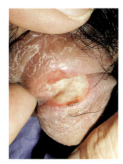

図1 硬性下疳
54歳，男性．

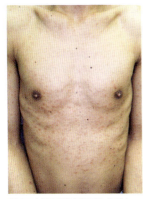

図2a HIV感染症患者に生じた丘疹性梅毒
31歳，男性．

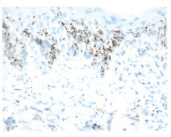

図2b 生検した病理組織
Warthin-Starry染色により表皮，真皮のT.p.が確認できる（褐色の屈曲した線状に染色されている部分がT.p.）．

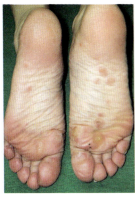

図3a 乾癬性梅毒
56歳，女性．外陰部の病変が出現した後に躯幹，四肢，手掌，足底に紅斑，紅色局面が出現．このような角化を認めるものを乾癬性梅毒という．

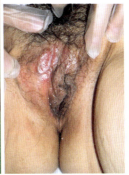

図3b 扁平コンジローマ
外陰部に生じた扁平コンジローマ

- 硬性下疳は性器ヘルペス，ベーチェット病などと鑑別を要することがある．性器ヘルペスは初感染では広範囲に多発し，再発を繰り返すこと，ベーチェット病では疼痛が強いことが多い．最終的な診断は梅毒血清反応を参考にする．
- 第2期梅毒では，T.p.が血行性に全身に散布され皮疹を生じる．
- 丘疹性梅毒疹 図2a， 図2b，乾癬性梅毒 図3a の発症頻度が高い．

Essence 皮膚科診療で必須のスキル・アイテム・ツール　　**Practice** 皮膚科診療で必ず遭遇する Common Diseases

- 他にも，梅毒性バラ疹，扁平コンジローマ **図 3b**，梅毒性アンギーナ，梅毒性脱毛，梅毒性白斑，膿疱性梅毒，爪梅毒，環状を呈する梅毒疹など多彩な臨床症状を呈する．
- 第 2 期梅毒の皮疹は全身にみられることが多く，薬疹，ジベルバラ色粃糠疹，尋常性乾癬などと鑑別を要する．診断には梅毒血清反応，皮膚生検が必要である．
- 皮疹は瘙痒などの自覚症状を伴うことは少なく，逆に自覚症状がない場合，梅毒を疑うきっかけとなる．
- 手掌，足底に皮疹を認める場合も梅毒を疑うきっかけとなる．
- 1 期疹や 2 期疹は無治療でも自然消退するため，患者が皮疹に気づかず，皮膚科を受診しなければ無症候性梅毒となる．
- 無症候性梅毒は手術や妊娠時のスクリーニング採血などにより診断されることが多い．
- 第 3 期梅毒，第 4 期梅毒は晩期梅毒とよばれ，感染後 3～10 年でみられるが，近年報告数は少ない．
- ゴム腫（第 3 期），心血管梅毒，神経梅毒（第 4 期）などの症状を呈する．

▶ 診断

- 確定診断は局所からの T.p. の検出（鏡検），または，梅毒血清反応によりなされる．しかし，鏡検による診断はほとんど行われていない．
- 2 期疹から生検を行った場合，病理組織切片上で Warthin- Starry 染色にて T.p. を検出することができる．
- 梅毒血清反応にはカルジオリピンを抗原とする非特異的な脂質抗原法（serological test for syphilis：STS）と，T.p. を抗原とする特異的な血清反応（T.p. 抗原法）がある．
- 脂質抗原法には，従来から施行されている RPR カードテスト（rapid plasma reagin card test）による用手法と（測定値は 2n 倍の非連続値で示される），ラテックス凝集法を原理とし，自動分析器で測定が可能な自動化法がある．
- T.p. を抗原とする特異的な血清反応（T.p. 抗原法）には，TPHA（赤血球凝集反応），TPLA（ラテックス凝集法），TPPA（人工担体凝集法），FTA-ABS（蛍光抗体法）などがある．STS と同様にラテックス凝集法，化学発光法は脂質抗原法と同様に自動化法によりなされる．
- 両検査で陽性所見が得られれば梅毒と診断する．
- 皮疹などの症状がない不顕性梅毒でも，RPR の倍数希釈法で 16 倍以上，自動化法では 16 単位（試薬のメーカーにより単位は異なる：R.U., U, SU/mL など）以上で治療が必要となる．
- STS は感染後 4～6 週で陽転する．T.p. 抗原法は陽転に 6～8 週を要するとされていたが，近年，自動化法が用いられるようになり，STS よりも早期に T.p. 抗原法による抗体価が上昇する例もみられる．
- T.p. 抗原法のみ陽性の場合，以前では感染の既往と考えていた．
- 感染が強く疑われる患者において，自動化法による T.p. 抗原法のみ陽性の場

XIX 性感染症

合は，2，3週後に再度STSを含めた採血を行い感染の有無を確認する．
- 感染症新法（感染症の予防及び感染症の患者に対する医療に関する法律）では五類感染症に分類され，診断から7日以内に最寄りの保健所長を経由して都道府県知事に報告しなくてはならない全数把握の疾患である．

▶ 治療

- 治療には耐性の報告がないペニシリンを第1選択にする．
- 経験的に合成ペニシリンでないベンジルペニシリンベンザチン水和物が有効とされ，第1選択となる．

  処方例 バイシリン® G　40万単位×3/日

  使用できない場合は，合成ペニシリンであるアモキシシリン水和物を用いる．

  処方例 サワシリン®　500 mg×3/日

- ペニシリンアレルギーの場合には塩酸ミノサイクリンまたはドキシサイクリン，妊婦ではスピラマイシン酢酸エステルを内服する．

  処方例 ミノマイシン®もしくはビブラマイシン®　100 mg×2/日
  処方例 妊婦：アセチルスピラマイシン®　200 mg×6/日

- マクロライドの使用は，本邦でも耐性株が増加しており勧められない．
- 投与期間は，第1期は2～4週間，第2期では4～8週間，第3期以降では8～12週間を要する．
- 治癒の判定はSTSにて行い，用手法では1/4以下，自動化法では16単位未満，もしくは治療前の値の半数未満になることを確認する．

  用手法では適切な治療を行っても稀に8倍以下に低下しないこともある．

- 治癒判定に関しては，同じ検査法を用いて測定することが重要となる．
- 治療後，6カ月を経過してもSTSが16倍（自動化法では16単位）以上を示す場合，再感染もしくは治療が不十分と考え，再度治療を行う．

One Point Advice

次項にも示すHIV感染を伴う患者は，梅毒のみの感染患者と比べ，硬性下疳などの1期疹が2個以上出ることが多く，1期疹と2期疹が混在することが多いなどの特徴を有する．皮疹の形態も壊死性の潰瘍を伴うなど非定型的な臨床像を呈することがあり，診断を困難にする．また，1，2期など早期であっても髄膜炎などの神経梅毒を発症することもあり注意が必要である．

〈松尾光馬〉

Essence 皮膚科診療で必須のスキル・アイテム・ツール　　**Practice** 皮膚科診療で必ず遭遇する Common Diseases

2 ▶ HIV 感染症

■ POINT

- 現時点で HIV 感染症患者の報告数は減少していない.
- 皮膚科で診察する他の疾患から早期診断に至ることもあり, 皮膚科医の果たす役割は大きい.
- 近年, 増加傾向にある梅毒を診察した場合は, 必ず HIV 感染症のスクリーニングを行う.

▶ 病因・病態

- HIV (human immunodeficiency virus) は, そのゲノム構造の違いから HIV-1 と HIV-2 に分類され, HIV-1 が主な原因となる. また, 地域によりそのサブタイプは異なる.
- 主な感染経路は, 性的接触, 母子感染, 輸血など体液や血液を介してであり, 風呂やタオルの共用などの日常生活で感染することはない.
- HIV 感染症の診断の難しさは HIV のウイルス量とともに免疫能が変化し, さまざまな疾患を合併することにある.
- 本邦での HIV 感染症の報告数は, 2007 年以降 1500 名程度と高いまま変化がみられない. そのうち約 500 名が進行したエイズ患者である.
- 男性患者が 95%と多くみられる.
- また, 男性同性間性的接触が全体患者の 70%強を占め, 一定のコミュニティー内での感染の拡大がうかがえる.

▶ 皮膚所見・臨床症状

- HIV 感染症の臨床病期は, 感染初期 (急性期), 次に長期にわたる無症候期, 23 の日和見感染症をもとに診断されるエイズ発症期に分けられる.
- HIV 感染成立の 2, 3 週後に HIV 血症はピークに達し, 発熱, 咽頭痛, 筋肉痛, リンパ節腫脹などインフルエンザ様症状や, 紅斑などの皮疹を呈することがある.
- また, 感染初期には皮膚瘙痒症を認めることがあり治療に難渋する. Pruritic papular eruption とよばれる瘙痒を伴う丘疹が特徴の 1 つである.
- この時期に診断を確定し, 早期に治療することは重要であり, 梅毒, 淋病, 尖形コンジローマ **図 1a**, クラミジアなど他の性感染症を認めた場合には積極的に感染を疑う. また, 小児でよくみられる伝染性軟属腫 **図 1b** を成人で認める場合にも必ずスクリーニング検査を行う.
- 数年から 10 年ほどの無症候期を過ぎると, 発熱, 倦怠感, リンパ節腫脹などが出現し帯状疱疹を発症しやすい. 他にも頻回な単純ヘルペスの再発, 結核, 口腔カンジダ, 赤痢アメーバなどの感染症もみられる.
- 脂漏性皮膚炎もエイズ患者に好発し, 皮疹は重症かつ慢性化することが多い.

XIX 性感染症

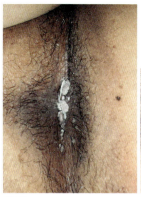
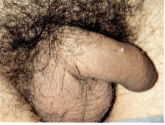

図1a 30歳，MSM (men who have sex with men) の患者に生じた肛門部の尖形コンジローマ

図1b 同一患者の陰茎部の伝染性軟属腫

▶ 診断

- HIV 感染症の診断は，検出感度の高いスクリーニング検査を行い，陽性であれば特異性の高い確認検査を行う．
- スクリーニング検査が陰性であっても，感染初期では陽性とならないこともあるため，数週間後に再検査を行う．
- 確認検査ではウエスタンブロット法（WB法）を用いるが，感度が劣るため，陰性時には核酸増幅検査を行う．ただし，偽陽性もあり，WB法が陽性となるまでフォローする．

▶ 治療

- 異なる作用機序をもつ3剤以上の抗HIV薬を組み合わせて服用する多剤併用療法（Combination Antiretroviral Therapy：cART）が標準治療となる．
- 近年では多剤が1錠となった合剤も使用され，治療の成功率も向上している．薬剤投与が開始となれば，ほぼ100％近くウイルスを測定感度以下に抑制することができる．
- ただし，最新の治療を行い，継続してもウイルスを排除することはできない．

▶ 予後

- 新薬の投与によりエイズに伴う感染症による死亡率は減少し生存率は伸びている．
- 持続するウイルス感染は慢性の炎症を惹起し，感染症以外にもさまざまな疾患が合併していく．
- 慢性炎症は心血管系疾患，がんの発症リスクを上昇させ，骨代謝異常，高血

圧，脂質異常，HAND（HIV-Associated Neurocognitive Dysfunction）
とよばれる認知機能低下を認めることがある．

> **One Point Advice**
>
> MSM で感冒様症状，皮膚疾患などを認める場合は，HIV 感染症を想定しスク
> リーニング検査を行う．陽性であれば早期に機関病院に紹介し確認検査を依頼
> する．報告数では東京都，大阪府，愛知県，神奈川県が多くを占める．

〈松尾光馬〉

XX 虫による皮膚疾患

1 ▶ 虫刺症・毛虫皮膚炎・線状皮膚炎

■POINT

- 広義の虫刺症は有害節足動物の吸血，刺咬，接触によって生じる皮膚炎の総称である．
- 病態の基本は刺激性，またはアレルギー性の炎症反応で，皮膚症状は体質と感作状態による個人差が大きい．
- 病歴と臨床像，個々の虫の生態的特徴から原因虫を推定する．
- 治療はステロイド外用薬が主体となるが，ハチ刺症やムカデ咬症ではアナフィラキシー症状の出現に注意が必要．

▶ 病因・病態

- 広義の虫刺症は有害節足動物の吸血・刺咬・接触によって生じる皮膚炎を包括した概念．
- 吸血性節足動物の代表はカ，ブユ，アブ，ノミ，ダニなどで，口器で吸血する際に唾液腺物質を注入する．
- 刺咬性節足動物の代表はハチ，アリ，ムカデ，クモなどで，毒針や毒牙による刺咬の際に有毒物質を注入する．
- 毛虫皮膚炎の主な原因はドクガ類，イラガ類，カレハガ類の幼虫で，体表の毒針毛や毒棘が皮膚に触れることで有毒物質が注入される．
- 有毒物質の直接的な刺激反応と，唾液腺物質や有毒物質に対するアレルギー反応が基本的な病態であり，アレルギー反応には即時型反応と遅延型反応がある．
- 個々の体質や節足動物由来物質に対する感作状態によって，皮膚症状の現れ方には個人差が大きい．

▶ 皮膚所見・臨床症状

- アブ刺症，ハチ刺症，ムカデ咬症，イラガ幼虫刺症では刺咬直後に疼痛を生じる．
- 即時型反応では吸血，刺咬，接触の直後から 15 分以内にかゆみを伴う膨疹，紅斑を生じ，1〜2 時間で消退する．
- 遅延型反応では吸血，刺咬，接触の 1〜2 日後にかゆみを伴う紅斑，丘疹，水疱などを生じる 図1 ．
- ハチやムカデの場合は刺咬直後に全身の蕁麻疹や悪心，嘔吐，呼吸困難，気分不良などのアナフィラキシー症状が出現することがある．
- ドクガ類の幼虫による毛虫皮膚炎では瘙痒を伴う紅斑性丘疹が多発し，左右非対称性に分布する 図2 ．
- アオバアリガタハネカクシに接触して虫体を潰すと，体液中のペデリンの作用で線状の紅斑や膿疱を生じ，線状皮膚炎とよばれる．

JCOPY 498-06364

405

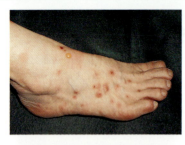

図1 ネコノミ刺症（一部に水疱を認める）

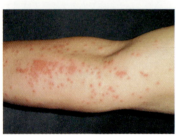

図2 チャドクガ幼虫による毛虫皮膚炎

▶ 治療

- アレルギー反応による皮膚炎に対してはステロイド外用薬を処方.
    - **処方例** アンテベート®クリーム，フルメタ®クリームなど
      1日2回，外用
- 瘙痒が強い場合は非鎮静性抗ヒスタミン薬を併用する.
    - **処方例** タリオン®（10 mg）2錠/日，デザレックス®（5 mg）1錠/日
- ハチ，ムカデ，クモなどによる刺咬直後の疼痛に対しては，保冷剤による局所冷却.
- アナフィラキシー症状に対しては救急搬送し，アドレナリンの筋肉内注射を行う.

▶ 生活指導

- ハチによる被害を防ぐため野外活動の際に，ハチの巣に近付かないよう注意する
- ハチやムカデによる刺咬症でアナフィラキシーショックを生じる可能性がある場合はアドレナリン自己注射薬（エピペン®）を携行させる.
- 吸血性節足動物の被害を防ぐには，肌の露出を避け，忌避剤（ディートやイカリジン）を配合した虫除けスプレーや携帯式蚊取りなどを活用する.
- 有毒の毛虫が生息する植物（チャドクガ：ツバキ，サザンカなど，イラガ類：サクラ，カキノキなど）に近づかない.
- ドクガ類の毛虫に触れた場合，早期に粘着テープで皮膚に付着する毒針毛を

XX 虫による皮膚疾患

除去し，石けんと流水で洗浄する.

• 灯火に飛来したアオバアリガタハネカクシに触れない.

One Point Advice

蚊刺過敏症に注意

カに刺されることで一過性に高熱やリンパ節腫脹，肝機能障害などが出現し，刺された部位は紅斑，水疱，壊死から潰瘍化に至る強い局所反応を生じる場合，蚊刺過敏症とよばれる．これは慢性活動性 EB ウイルス感染症で生じる特殊な病態であり，経過中に血球貪食性リンパ組織球症やリンパ腫を発症する.

〈夏秋　優〉

2 ▶ 疥癬

■POINT

- ヒゼンダニが角質層に寄生することで生じる皮膚感染症.
- 瘙痒性丘疹や結節が腋窩,腹部,外陰部などにみられ,手首や手指には疥癬トンネルを認める.
- 治療はフェノトリン外用あるいはイベルメクチン内服のいずれかを行う.
- 感染力の強い角化型疥癬は施設内流行の原因となるため早期発見,早期対応が重要.

▶ 病因・病態

- 疥癬はヒゼンダニ(体長 0.2~0.4 mm)が皮膚の角質層に寄生して生じる感染症である.
- 主に介護行為や性行為などに伴う肌の直接接触によって感染する.
- 虫体や虫卵,糞などに対するアレルギー反応によって激しい瘙痒,丘疹,結節を生じる.

▶ 皮膚所見・臨床症状

- 感染後 4~6 週間の無症状期間(潜伏期間)を経て症状が出現する.
- 上腕,腋窩,腹部,大腿などに紅斑性小丘疹が散在し 図1 ,主に男性の外陰部では赤褐色結節を認める.
- 激しい瘙痒を伴い,夜間に増強することが多い.
- ヒゼンダニの雌が角層下に坑道を作ることで形成される灰白色の線状皮疹(疥癬トンネル)は主に手関節,手掌,指間部に好発する 図2 .
- 高齢者や免疫低下状態で発症する病型である角化型疥癬は手足や臀部などに角質増殖を認め,ヒゼンダニの寄生数がきわめて多いため,感染力が強い.

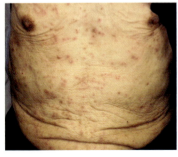

図1 疥癬の皮疹(腹部に丘疹が多発する)

XX 虫による皮膚疾患

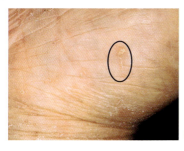

図2 手掌にみられる疥癬トンネル

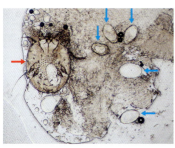

図3 ヒゼンダニ（雌成虫．赤矢印）と虫卵（青矢印）

▶ 診断

- 臨床症状，およびヒゼンダニ（虫体，虫卵など）の検出 図3 によって診断確定．
- 虫体や虫卵は手関節や手掌などの疥癬トンネルから高率に検出され，虫体の確認にはダーモスコープや顕微鏡を用いる．

▶ 治療

- 通常の疥癬ではフェノトリン外用あるいはイベルメクチン内服のいずれかを行い，角化型疥癬ではこれらを併用する．
- フェノトリンは1週間間隔で2回外用．頸部以下の全身に塗布し，指間部，腋窩，外陰部などを塗り残さないようにする．外用後12時間以上が経過してから，入浴して洗浄する．

    処方例 スミスリン®ローション 30 mL ほぼ全身に1回塗布し，1週間後に再度塗布．

- イベルメクチンは200μg/kgを空腹時ないし眠前に1回内服し，1週間後に効果が乏しい場合は同量を再度，投与する．

    処方例 ストロメクトール®（3 mg）4錠 1日1回（眠前）必要あれば1週間後に2回目の処方

- 瘙痒が強い場合は非鎮静性の抗ヒスタミン薬を併用する．

    処方例 タリオン®（10 mg）2錠/日，デザレックス®（5 mg）1錠/日

▶ 生活指導

- 通常の疥癬では感染予防のため寝具の共用や肌の直接的な接触を避ける.
- 感染力の強い角化型疥癬の場合は，病院や介護福祉施設，高齢者施設などでの集団発生のリスクがあるので，原則として個室管理とし，入退室の際にはガウンテクニックによる感染防御を行う.
- 患者の衣類やリネン類の交換の際には鱗屑の飛散を避け，スタッフや家族などの疥癬発症の有無を慎重に監視する.

文献
1) 石井則久，浅井俊弥，朝比奈昭彦，他．疥癬診療ガイドライン（第3版）．日皮会誌．2015; 125: 2023-48.

〈夏秋　優〉

XX 虫による皮膚疾患

3 ► マダニ刺症・ライム病

■POINT
- 野生動物に寄生するマダニがヒトに寄生して吸血した場合，マダニ刺症とよぶ．
- ライム病ボレリアを保有するシュルツェマダニ刺症ではライム病発症の可能性がある．
- ライム病の治療にはテトラサイクリン系，ないしペニシリン系抗菌薬を用いる．
- 皮膚に寄生したマダニは速やかに除去，ないし切除が望ましい．

▶ 病因・病態
- 野外活動の際に，本来は野生動物に寄生するマダニがヒトが寄生して吸血することでマダニ刺症を生じる．
- わが国におけるマダニ刺症の原因種は，北日本，東日本ではシュルツェマダニ，ヤマトマダニ，西日本ではタカサゴキララマダニ，フタトゲチマダニが多い．
- ライム病はシュルツェマダニが保有するライム病ボレリアによる感染症で，主に北海道，本州中部山岳で感染する．
- わが国でのライム病の病原体は *Borrelia bavariensis*（以前は *B. garinii* とされた種）．

▶ 皮膚所見・臨床症状
- マダニに刺されると数日から 2 週間，吸血を続け，徐々に膨大するので皮膚に 2〜20 mm 大の虫体がみられる 図1 ．

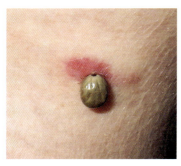

図1 マダニ刺症（タカサゴキララマダニ若虫）

- 自覚症状や皮疹を認めないことが多いが，時に虫体の周囲に紅斑を認める場合がある．
- ライム病ボレリアに感染すると遊走性紅斑 図2 が出現し，随伴症状として

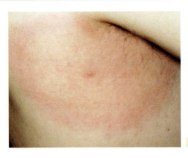

図2 ライム病の遊走性紅斑

筋肉痛や関節痛，頭痛，発熱，全身倦怠感などを伴うことがある．

▶治療

- マダニは異物鑷子やマダニ除去器具で速やかに除去するが，口器が残る可能性があり，局所麻酔下で皮膚と共に切除する方法が確実である．
- ライム病を発症した場合はテトラサイクリン系，ペニシリン系の抗菌薬を投与する．

    処方例　ビブラマイシン®（100 mg）2錠 分2　14日間
    　　　　またはサワシリン®（250 mg）6錠 分3　14日間

▶生活指導

- 野外活動の際には肌の露出の少ない衣類を着用し，イカリジンやディートなどの忌避剤を活用することを指導する．

〈夏秋　優〉

4 ▶ 日本紅斑熱・つつが虫病

■ POINT
- 日本紅斑熱,つつが虫病はダニ媒介性のリケッチア感染症である.
- 野外活動後に高熱,全身に散在する紅斑,刺し口の皮疹が出現する.
- 治療の第1選択薬はテトラサイクリン系抗菌薬である.

▶ 病因・病態

- 日本紅斑熱はマダニが媒介,つつが虫病はツツガムシ幼虫が媒介するリケッチア感染症で,わが国ではそれぞれ年間数百例が報告されている.
- 日本紅斑熱は *Rickettsia japonica*,つつが虫病は *Orientia tsutsugamushi* が病原体.
- 日本紅斑熱は主に西日本にみられ,つつが虫病は北海道を除く全国にみられるが,感染地は山間部が多く,局地的である.

▶ 皮膚所見・臨床症状

- 数日〜2週間の潜伏期の後,38〜40℃の発熱,体幹・四肢に瘙痒感のない淡い紅斑,丘疹が散在性に出現 図1 . 日本紅斑熱では皮疹は四肢末端部に優位.

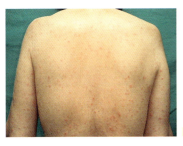

図1 日本紅斑熱の皮疹

- ダニが吸血した部位には刺し口(直径5〜10 mmの黒色痂皮を伴う紅斑)の皮疹が通常は1カ所(時に複数),認められる 図2 .
- 全身症状として頭痛,全身倦怠感,筋肉痛,関節痛,リンパ節腫脹などを伴う.

▶ 検査所見

- CRP上昇,肝機能障害,異型リンパ球,血小板減少などを認める.

▶ 診断

- 病歴,3主徴(高熱,発疹,刺し口)からまずリケッチア感染症を疑う.

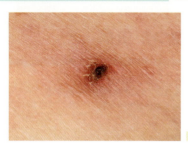

図2 日本紅斑熱の刺し口

- 刺し口の痂皮，皮疹部組織などから PCR でリケッチア DNA の検出，あるいは病初期と回復期のペア血清で特異抗体価の上昇を確認して診断確定．
- 検査は原則として所轄保健所に依頼し，診断すればただちに保健所に報告（4類感染症）．

▶ 治療

- リケッチア感染症と判断すれば，診断確定を待たずにテトラサイクリン系抗菌薬を投与．

  処方例 ミノマイシン®錠（100 mg）2 錠 分2　7〜10 日間

- 日本紅斑熱の重症例ではニューキノロン系抗菌薬の併用を考慮してもよい．
- 診断・治療が遅れると DIC を発症して死に至ることもある．

〈夏秋　優〉

索　引

■あ行

亜鉛欠乏症	225
赤ら顔	85
亜急性硬化性全脳炎	339
亜急性痒疹	99
悪性腫瘍	136
悪性リンパ腫	328
アシクロビル	44
汗	75
アダパレン	251
アトピー性皮膚炎	58, 68, 94, 188
重症度	70
診断基準	69
診断治療アルゴリズム	74
スキンケア	73
臨床症状	69
アドヒアランス	76
アドレナリン	406
アナフィラキシー症状	405
アナフィラキシーショック	406
アメナメビル	45
アリルアミン	41
アレルギー炎症	68
アレルギーマーチ	76
アンギオテンシン変換酵素阻害薬	96
イオントフォレーシス療法	247
異型リンパ球	110
一過性新生児亜鉛欠乏症	225
遺伝	173
遺伝子検査	395
遺伝性血管性浮腫	96
遺伝的相補性	158
遺伝的モザイク	277
伊藤母斑	265
イトラコナゾール	40, 384
イミダゾール	41
イムノクロマト法	375

医療関連機器圧迫創傷	152
陰影細胞	288
インドメタシン	176
院内 MRSA	358
インペアードパフォーマンス	32
インラマゾーム	142
ウイルス疣贅	187
うおのめ	186
うっ滞性潰瘍	242
うっ滞性（硬化性）脂肪織炎	242
うつ熱	248
ウロポルフィリノーゲンデカルボキシラーゼ	160
ウロポルフィリン	160
運動障害	396
エキシマライト	57
液体窒素	60
壊死組織	155, 156
エフィナコナゾール	42
エモリエント	52
エリテマトーデス	125
塩化アルミニウム液	247
円形脱毛症	254
炎症後色素沈着	212
炎症性紫斑	118
炎症性線状疣贅状表皮母斑	267
エンテロウイルス 71	348
黄色腫症	224
黄色爪症候群	261
黄色ブドウ球菌	356
太田母斑	265
太藤病	176
音響陰影	289

■か行

外陰部潰瘍	141
疥癬	5, 17, 408
疥癬トンネル	408

415

外用抗真菌薬	377, 381
角化型疥癬	408
核酸アナログ製剤	44
過誤腫	274
過酸化ベンゾイル	251
下肢静脈瘤	122
苛性カリ	17
学校感染症	
	338, 340, 341, 343, 347, 350
化膿レンサ球菌	356
痂皮性膿痂疹	356
カフェオレ斑	270
カポジ水痘様発疹症	48
カモフラージュ療法	211
カルシニューリン	72
加齢変化	280
眼瞼黄色腫	293
汗管腫	294
カンジダ症	37, 383
間質性腎炎	139
間質性肺炎	139
環状肉芽腫	236
汗疹	245
がん真珠	313
乾癬	58
乾癬性関節炎	192
乾癬性紅皮症	192
感染性心内膜炎	119
汗貯留症候群	245
陥入爪	258
肝斑	212
顔面へのステロイド外用	86
乾酪性類上皮細胞肉芽腫	241
基底細胞癌	305
偽囊腫	285
忌避剤	406, 412
丘疹-紅皮症(太藤)	104
急性感染性蕁麻疹	89
急性ポルフィリン症	159
急性痒疹	98
急速進行性間質性肺炎	137
鏡検	383
凝固壊死	63

強皮症	130
局所性血管内凝固症候群	300
局面状類乾癬	205
巨脳症毛細血管奇形多小脳回	
症候群	298
魚鱗癬	179
魚鱗癬症候群	181
菌状息肉症	205
金属アレルギー	175
筋膜炎	239
菌様モザイク	19
クラーク分類	319
グリケーション	220
クリスマスツリー様皮膚分布	201
グロムス静脈奇形	300
鶏眼	186
経口抗真菌薬	378, 381
経皮感作	76
ケイラー紅色肥厚症	316
外科の切除	369
外科的デブリードマン	155
化粧品(医薬部外品含む)の	
保湿剤	53
血管炎	118
血管脂肪腫	287
血管性浮腫	93, 96
血管内治療	302
血管肉腫	326
結節性硬化症	273
結節性紅斑	141, 239
結節性痒疹	98
血栓性静脈炎	123, 141, 241
血中半減期時間	34
ケトコナゾール	42
ケトコナゾールクリーム	85
ケブネル現象	204
毛虫皮膚炎	405
ケラチン症性魚鱗癬	180
ケラトアカントーマ	315
ケラトアカントーマ型	315
ケロイド	252
抗 ARS 抗体	136
抗 M3 ムスカリン受容体抗体	138

索 引

抗 MDA5 抗体	136
抗 Mi-2 抗体	136
抗 TIF1γ抗体	136
抗 IgE 抗体オマリズマブ	92
後遺症	397
好塩基性細胞	288
硬化剤	302
硬化性脂肪織炎	242
硬化療法	300, 304
硬結性紅斑	240
虹彩状	100
好酸球性筋膜炎	243
好酸球性膿疱性毛包炎	176
抗酸菌培養検査	393
紅色汗疹	245
抗真菌薬	36
口唇ヘルペス	331
光線過敏症	22, 158
光線照射試験	22
後天性真皮メラノサイトーシス	
	212, 266
後天性反応性穿孔性膠原線維症	222
後天性表皮水疱症	167
紅皮症	104
抗ヒスタミン薬	32, 73, 94, 406, 409
抗ヘルペスウイルス薬	44, 343
後方エコー	282
コクサッキーウイルス A6	348
黒色表皮腫	187, 189
個細胞壊死	314
個細胞角化	313
骨髄性プロトポルフィリン症	159
固定薬疹	111
コプロポルフィリン	160
小麦	95
コリン作動性交感神経	246
コリン受容体	248
コリン性蕁麻疹	93
コルヒチン	145
コレステロール結晶塞栓症	122
コンプライアンス	40

■さ行

サーモンピンク	143
最高血中濃度到達時間	34
最少紅斑量	159
在宅光線療法	58
再発抑制療法	46
柵状肉芽腫像	237
匙状爪	261
痤瘡	250
生活指導	253
サブユニットワクチン	50
作用波長	160
サルコイドーシス	233
311 nm ナローバンド UVB	56
ジェネリック薬	36
紫外線療法	210
色素性乾皮症	158
色素性母斑	63, 263
色素性痒疹	99
色素ネットワーク	284
糸球体腎炎	359
シクロスポリン	74
試験切開	370
自己抗体	130
脂質抗原法	400
指尖潰瘍	130
脂腺増殖症	292
脂腺母斑	268
市中型 MRSA	358
指定難病	174
自動化法	400
紫斑	118
ジベル薔薇色粃糠疹	201
脂肪隔壁	287
脂肪腫	287
脂肪織炎	239
雀卵斑	212
酒皶	253
種痘様水疱症	158
ショール徴候	135
掌蹠角化症	182
掌蹠膿疱症	58, 175

417

常染色体劣性遺伝性魚鱗癬	181
小唾液腺	286
静脈奇形	299
初感染	331
褥瘡	152
褥瘡予防・管理ガイドライン	153
食物依存性運動誘発アナフィ	
ラキシー	93, 95
脂漏性角化症	63, 212, 279
脂漏性皮膚炎	37, 42
脂漏部位	84
シロリムス	304
神経線維腫症Ⅰ型	270, 275
深在性汗疹	245
深在性真菌症	389
尋常性乾癬	192
尋常性魚鱗癬	179, 188
尋常性痤瘡治療ガイドライン	251
尋常性天疱瘡	163
尋常性白斑	58, 207
尋常性疣贅	63, 187
尋常性狼瘡	392
診断基準	235
水晶性汗疹	245
水痘・帯状疱疹ウイルス	45, 342
水痘ワクチン	49, 343
水疱性膿痂疹	356
水疱性類天疱瘡	167
水疱様外観	289
スキンタッグ	291
スクリーニング検査	402
スコッチテープ	17
ステロイド・パルス療法	249
ステロイド外用薬	24, 71, 88, 406
希釈	30
混合	28
塗り方	26
塗る量	27
ステロイド内服療法	297
ステロイドパルス療法	111
スピール膏	187
スポロトリコーシス	389
性器ヘルペス	331

青色母斑	265
生物学的製剤	198
生毛部白癬	373
癌	361, 363
切開	368
石灰化上皮腫	288
石灰沈着	288
積極的無治療	216
癌腫症	363
接触皮膚炎	77
線維脂肪腫	287
尖圭コンジローマ	351
線状の紅斑	135
線状皮膚炎	405
先天性爪甲厚硬症	183
先天性風疹症候群	340
全頭型脱毛症	254
爪囲紅斑	134
爪郭部の毛細血管所見	132
爪甲横溝	261
爪甲点状凹窩	259
爪甲剥離症	259
爪上皮の出血点	134
爪専用外用薬	37, 42
爪白癬	40, 42, 374, 380
瘙痒	69
塞栓物質	302
足白癬	374, 380
側方陰影	282

■た行

ターゲット型光線療法	56
ダーモスコピー	2, 280, 284, 306, 320
体圧分散	155
帯状疱疹	48, 334
帯状疱疹後神経痛	48, 334
耐性株	401
体部白癬	373, 378
多汗症	246
タクロリムス軟膏	72
多形紅斑	100
多形滲出性紅斑	100
多形性細胞脂肪腫	288

索引

多形日光疹	158
多形慢性痒疹	98
たこ	186
多臓器性の血栓症	139
脱色素性母斑	208
炭酸ガスレーザー	63, 213
単純ヘルペス	331
男性型脱毛症	254
チールニールセン染色	21
知覚障害	396
虫刺症	405
中毒性表皮壊死症	107
超音波検査	282, 287, 289
腸性肢端皮膚炎	225
直接鏡検	17, 374
つつが虫病	413
手足症候群	112
滴状乾癬	192
滴状類乾癬	205
鉄棒まめ様皮疹	135
デブリードマン	371
デュタステリド	256
デュピュイトラン拘縮	218
テルビナフィン	40, 384
デルマドローム	236
電撃性紫斑	119
点状集簇性母斑	270
伝染性軟属腫	351
伝染性膿痂疹	356
癜風	386
道化師様魚鱗癬	181
動静脈奇形	301
糖尿病	236
糖尿病性壊疽	122
糖尿病性水疱	221
糖尿病性浮腫性硬化症	222
頭部白癬	373, 378
動脈硬化性血管閉塞症	218
特発性血管性浮腫	97
特発性後天性全身性無汗症	248
特発性色素性紫斑	120
ドライスキン	87
ケア	88

トラネキサム酸内服	215
トリコスコピー	255
トリコチロマニア	254
ドレッシング材	155

■な行

内臓悪性腫瘍	190
内分泌疾患	189
生ワクチン	50
二次性腫瘍	268
日光（光線）角化症	309, 312
日光蕁麻疹	158
日本紅斑熱	413
ニューモシスティス肺炎	36
乳児血管腫	296
乳房外パジェット病	325
尿素	52
熱中症	248
粘液囊腫	285
脳腱黄色腫症	227
囊腫型	315
膿疱症	175
膿疱性乾癬	192

■は行

パーカー KOH 法	20
敗血症	118, 119, 372
梅毒血清反応	398
梅毒トレポネーマ	398
稗粒腫	63, 292
白癬	37, 373
白癬菌抗原キット	375
バザン硬結性紅斑	392
ばち状指	261
パッチテスト	11, 80
パッチテストパネル S	12
バラシクロビル	44
バリア破壊	215
パルス可変式色素レーザー	299
瘢痕	252
瘢痕型	316
瘢痕浸潤	231
パンチ生検	8

ハント症候群	48, 335
汎発性環状肉芽腫	220
汎発性帯状疱疹	335
晩発性皮膚ポルフィリン症	160
非炎症性紫斑	118
光接触皮膚炎	158
光内服テスト	161
光パッチテスト	23, 161
ピコ秒レーザー	214
皮脂欠乏性湿疹	87
ヒスタミン	89
ヒゼンダニ	408
非鎮静性抗ヒスタミン薬	89
ヒトヘルペスウイルス6	108
皮膚アミロイドーシス	224
皮膚潰瘍二次感染	366
皮膚硬化	130
皮膚サルコイド	233
皮膚糸状菌症	37
皮膚スメア検査	397
皮膚生検	8
皮膚線維腫	284
皮膚腺病	392
皮膚瘙痒症	402
皮膚T細胞性リンパ腫	58
皮膚動脈炎	116
皮膚バリア	68
皮膚ポルフィリン症	159
皮膚マラセチア症	386
肥満	189
肥満細胞	89
びまん性脂肪腫症	287
ヒューメクタント	52
病巣感染	175
標的状病変	100
表皮水疱症	174
表皮囊腫	281
表皮母斑	267
表皮融解性魚鱗癬	180
病理組織	120
ファムシクロビル	44
フィールドがん化	311
フィナステリド	256

風疹ウイルス	340
フェノール法	259
フェロケラターゼ	159
副腎皮質ホルモン	238
部分切除生検	8
ブルーリ潰瘍	394
プロアクティブ療法	73
プロトポルフィリン	160
プロプラノロール内服療法	296
蚊刺過敏症	407
分子標的薬	112
ベッカー母斑	270
ペニシリン	401
ヘパリン類似物質	52, 54
ペラグラ	225
ヘラルドパッチ	201
ヘリオトロープ疹	134
ヘリカーゼ・プライマーゼ阻害薬	44
ベンジルアミン	41
胼胝	186
変動性進行性紅斑角皮症	184
扁平苔癬	203, 260
扁平母斑	270
ボーエン病	312
ボーエン病様丘疹症	312
乏汗症	94
放射線皮膚炎型	316
房状血管腫	297
膨疹	89
紡錘細胞脂肪腫	287
墨汁法	21
保湿剤	52
ホスラブコナゾール	40
保存的治療	215
補体	97
母斑細胞母斑	263
ポルフィリン症	158, 225
ポルフィリン体	160

■ま行

マイコプラズマ感染	108
マイコラクトン	394
巻き爪	258

索 引

麻疹ウイルス	338
マダニ刺症	411
末梢動脈疾患	121, 153
マラセチア	20
マラセチア毛包炎	386
慢性活動性 EB ウイルス感染症	407
慢性光線過敏性皮膚炎	158
慢性蕁麻疹	89
ミノキシジル	256
ミルメシア	187
無汗症	248
無菌性膿疱	109
ムチン沈着症	224
メカニクスハンド	135
メス生検	8
メラニン	3
メラニン爪	261
メラノーマ	319
免疫グロブリン大量静注療法	111
免疫チェックポイント阻害薬	323
面皰	250
モイスチャライザー	52
毛孔性紅色粃糠疹	184
毛孔性苔癬	187
蒙古斑	266
毛細血管奇形	298
網状皮斑	113
毛包炎	361
毛母腫	288
モザイク菌	19
モルフォリン	41

■や行

薬剤性過敏症症候群	107
薬剤性光線過敏症	158
薬剤誘発性リンパ球刺激試験	111
薬疹	107
有害事象確率	42
有棘細胞癌	281
疣状型	316
疣状母斑	267
疣贅	61, 351
遊走性紅斑	411

癘	361, 363

■ら・わ行

らい菌	396
らい性結節性紅斑	396
ライム病	411
落葉状天疱瘡	163
リケッチア感染症	413
リベド	113
リポイド類壊死症	238
良性対側性脂肪腫症	287
リンゴ病	346
リンパ管炎	366
リンパ管奇形	303
リンパ管静脈吻合術	302
類乾癬	204
類上皮細胞肉芽腫	235
ルリコナゾール	42
レーザートーニング	215
レイノー現象	130
レックリングハウゼン病	270, 275
列序性母斑	267
レミケード	145
老人性色素斑	212
老人性紫斑	118
露光部位	158
ロドデノール関連白斑	209
ワイヤー法	259

■A

ACE 阻害薬	97
acoustic shadow	289
AGEP	109
AIGA	248
aneurysmal benign fibrous histiocytoma	284
annular elastolytic giant cell granuloma	237
Artz の基準	146
atypical benign fibrous histiocytoma	284

■ B・C

β_2 グリコプロテイン 1	139
Beau's line	261
Blaschko 線	267, 277
BRAF 阻害薬	323
Burn Index（BI）	147
B リンパ腫	138
CA6	348
cellular type	284
comedo-like openings	280

■ D

Darier 病	184
DDH 検査	395
DDS	145
deck-chair sign	105
Deep tissue pressure injury	157
DESIGN-R	154
diffuse cutaneous SSc（dcSSc）	130
DLE	125
drug-induced hypersensitivity syndrome（DIHS）	107, 344
drug-induced lymphocyte stimulation test（DLST）	111
dupilumab	75
Dupuytren 拘縮	218
dyskeratotic cells	314

■ E

EASI	70
EB ウィルス感染	160
ENL	396
eosinophilic pustular folliculitis（EPF）	176
epidermal keratinization	282
episodic therapy	46
EV 71	348

■ F

fibrous type	284
field cancerization	311
finger tip unit	71

FLT4/VEGFR3	302

■ G

ganglion type	285
Glomulin	301
glomus cell	300
GLUT-1	296
Gottron 丘疹	134
Gottron 徴候	134
groove サイン	243
GVHD	103

■ H

HAE	96
HHV-6 variant B	344
HHV-7	344
HPV	351
HSV	331
human herpesvirus 6（HHV）	108
human immunodeficiency virus（HIV）	176, 402
human parvovirus B19（HPV-B19）	346
Hunt 症候群	48, 335

■ I・J

IFN-γ 産生	393
IgA 血管炎	114, 118
IVIg	111
Japanese standard allergens（JSA）	11

■ K

Kasabach-Merritt 現象（KMP）	298
keratoacanthoma	315
Klippel-Trenaunay 症候群	298
KOH 法	17
Koplik 斑	338

■ L

Leser-Trélat 徴候	281
limited cutaneous SSc（lcSSc）	130